Condutas em Anestesia

Procedimentos Diagnósticos e Terapêuticos

Série Condutas em Anestesia

Coordenadores: Professora Dra. Maria José Carvalho Carmona
Professor Dr. José Otávio Costa Auler Junior

- Condutas em Anestesia: Obstetrícia
- Condutas em Anestesia: Trauma
- Condutas em Anestesia: Avaliação Pré-operatória
- Condutas em Anestesia: Reações Alérgicas e Hipertermia Maligna

Condutas em Anestesia
Procedimentos Diagnósticos e Terapêuticos

COORDENADORES

MARIA JOSÉ CARVALHO CARMONA
Professora-Associada da Disciplina de Anestesiologia da Faculdade de Medicina da Universidade de São Paulo (FMUSP). Diretora da Divisão de Anestesia do Instituto Central do Hospital das Clínicas da Faculdade de Medicina da Universidade de São Paulo (ICHC-FMUSP).

JOSÉ OTÁVIO COSTA AULER JUNIOR
Diretor da Faculdade de Medicina da Universidade de São Paulo (FMUSP). Professor Titular da Disciplina de Anestesiologia da FMUSP.

EDITORES

RICARDO ANTONIO GUIMARÃES BARBOSA
Médico Supervisor do Serviço de Anestesia do Instituto de Radiologia do Hospital das Clínicas da Faculdade de Medicina da Universidade de São Paulo (FMUSP). Doutor em Ciências pela FMUSP e Professor Doutor da Faculdade de Medicina da UNILUS Santos.

JOSE REINALDO FRANCO AZEVEDO
Médico Assistente da Divisão de Anestesia do Instituto Central e do Serviço de Anestesia do Instituto de Radiologia do Hospital das Clínicas da Faculdade de Medicina da Universidade de São Paulo (HC-FMUSP). Coordenador do Serviços de Apoio Diagnósticos e Terapêuticos (SADT) do Instituto Central do HC-FMUSP.

DOMINGOS DIAS CICARELLI
Médico Assistente da Divisão de Anestesia do Instituto Central do Hospital das Clínicas da Universidade de São Paulo (HC-FMUSP). Doutor em Ciências pela FMUSP.

MEDICINA USP

Atheneu

EDITORA ATHENEU

São Paulo —	*Rua Avanhandava, 126 – 8º andar* *Tel.: (11)2858-8750* *E-mail: atheneu@atheneu.com.br*
Rio de Janeiro —	*Rua Bambina, 74* *Tel.: (21)3094-1295* *E-mail: atheneu@atheneu.com.br*

CAPA: Equipe Atheneu

PRODUÇÃO EDITORIAL: Jaqueline Santos

EDITORAÇÃO ELETRÔNICA: Elza Ramos

Dados Internacionais de Catalogação na Publicação (CIP)
(Câmara Brasileira do Livro, SP, Brasil)

C285p

Carmona, Maria José Carvalho

Procedimentos diagnósticos e terapêuticos / Maria José Carvalho Carmona, José Otávio Costa Auler Junior; editores Ricardo Antonio Guimarães Barbosa, Jose Reinaldo Franco Azevedo, Domingos Dias Cicarelli. - 1. ed. - Rio de Janeiro: Atheneu, 2021.

(Condutas em anestesia)

Inclui bibliografia e índice

ISBN 978-85-388-1064-3

1. Anestesiologia. 2. Anestesia. 3. Anestesia - Diagnóstico cirúrgico. I. Auler Junior, José Otávio Costa. II. Barbosa, Ricardo Antonio Guimarães. III. Azevedo, Jose Reinaldo Franco. IV. Cicarelli, Domingos Dias. V. Título. VI. Série.

20-62986 CDD: 617.96
CDU: 616-089.5

Leandra Felix da Cruz Candido - Bibliotecária - CRB-7/6135

CARMONA, M. J. C.; AULER JUNIOR, J. O. C. (coords.)
BARBOSA, R. A. G.; AZEVEDO, J. R. F; CICARELLI, D. D. (eds.)
Procedimentos Diagnósticos e Terapêuticos (Série Condutas em Anestesia)

COLABORADORES

ADMILSON MAXIMO DOS SANTOS

Médico Assistente da Divisão de Anestesia do Instituto Central e do Serviço de Anestesia do Instituto de Radiologia do Hospital das Clínicas da Faculdade de Medicina da Universidade de São Paulo (HC-FMUSP).

ÁGABA EULÁLIA SERRÃO DE MEDEIROS

Médica Assistente do Serviço de Anestesia do Instituto de Radiologia do Hospital das Clínicas da Faculdade de Medicina da Universidade de São Paulo (HC-FMUSP). Título Superior em Anestesiologia pela Sociedade Brasileira de Anestesiologia (SBA).

ALEX CHAIN BERNINI

Médico Assistente do Serviço de Anestesia do Instituto de Radiologia do Hospital das Clínicas da Faculdade de Medicina da Universidade de São Paulo (HC-FMUSP).

ANA CRISTINA VARELLA BEVILACQUA

Médica Residente da Disciplina de Anestesiologia do Hospital das Clínicas da Faculdade de Medicina da Universidade de São Paulo (HC-FMUSP).

ANA KAYA DA SILVA SABINO

Médica Residente da Disciplina de Anestesiologia do Hospital das Clínicas da Faculdade de Medicina da Universidade de São Paulo (HC-FMUSP).

ANDRÉ DA COSTA AGUIAR VENTURA

Médico Residente da Disciplina de Anestesiologia do Hospital das Clínicas da Faculdade de Medicina da Universidade de São Paulo (HC-FMUSP).

ANDRÉS DAVID REASCOS TATÉS

Médico Residente da Disciplina de Anestesiologia do Hospital das Clínicas da Faculdade de Medicina da Universidade de São Paulo (HC-FMUSP).

BRUNO STORNIOLI LEMOS

Médico Residente da Disciplina de Anestesiologia do Hospital das Clínicas da Faculdade de Medicina da Universidade de São Paulo (HC-FMUSP).

CARLOS EDUARDO PEREIRA RIOS

Médico Residente da Disciplina de Anestesiologia do Hospital das Clínicas da Faculdade de Medicina da Universidade de São Paulo (HC-FMUSP).

CLÉSIA REZENDE FERNANDES

Médica do Hospital Municipal de Urgências de Guarulhos.

CRISTIANE MARIA FEDERICCI HADDAD

Médica Assistente do Serviço de Anestesia do Instituto Central do Hospital das Clínicas da Faculdade de Medicina da Universidade de São Paulo (HC-FMUSP).

CRISTINA JENI HORITA KATAYAMA

Médica Assistente da Divisão de Anestesia do Instituto Central do Hospital das Clínicas da Faculdade de Medicina da Universidade de São Paulo (HC-FMUSP).

DANIEL DE VASCONCELLOS BAMBIRRA ELIAS

Médico Residente da Disciplina de Anestesiologia do Hospital das Clínicas da Faculdade de Medicina da Universidade de São Paulo (HC-FMUSP).

DANIEL ESPADA LAHOZ

Médico Assistente do Serviço de Anestesia do Instituto Central do Hospital das Clínicas da Faculdade de Medicina da Universidade de São Paulo (HC-FMUSP).

DOMINGOS DIAS CICARELLI

Médico Assistente da Divisão de Anestesia do Instituto Central do Hospital das Clínicas da Faculdade de Medicina da Universidade de São Paulo

(HC-FMUSP). Doutor em Ciências pela FMUSP. Título Superior em Anestesiologia pela Sociedade Brasileira de Anestesiologia.

ELIANA MEISHIN LEE

Médica Residente da Disciplina de Anestesiologia do Hospital das Clínicas da Faculdade de Medicina da Universidade de São Paulo (HC-FMUSP).

ELIANE BORGES DE ARAÚJO

Médica Assistente do Serviço de Anestesia do Instituto de Radiologia do Hospital das Clínicas da Faculdade de Medicina da Universidade de São Paulo (HC-FMUSP).

ELISA SCANAVINI CERQUEIRA

Médica Residente da Disciplina de Anestesiologia do Hospital das Clínicas da Faculdade de Medicina da Universidade de São Paulo (HC-FMUSP).

FERNANDO CHULUCK SILVA

Médico Residente da Disciplina de Anestesiologia do Hospital das Clínicas da Faculdade de Medicina da Universidade de São Paulo (HC-FMUSP).

FERNANDO JOSÉ BIGATON

Médico Residente da Disciplina de Anestesiologia do Hospital das Clínicas da Faculdade de Medicina da Universidade de São Paulo (HC-FMUSP).

FERNANDO RIBEIRO SÁ

Médico Residente da Disciplina de Anestesiologia do Hospital das Clínicas da Faculdade de Medicina da Universidade de São Paulo (HC-FMUSP).

FILOMENA REGINA BARBOSA GOMES GALAS

Médica Supervisora do Serviço de Anestesia e da Unidade de Terapia Intensiva (UTI) Cirúrgica do Instituto do Coração (InCor) e do Hospital das Clínicas da Faculdade de Medicina da Universidade de São Paulo (HC-FMUSP). Professora-Associada da Disciplina de Anestesiologia do Departamento de Cirurgia da FMUSP. Professora Coordenadora da Liga de Anestesia da FMUSP. Médica Coordenadora da UTI do Instituto do

Câncer do HC-FMUSP. Coordenadora da UTI Cardiológica e Anestesiologista do Hospital Sírio-Libanês, SP.

FLÁVIA MURARO BONINI

Médica Residente da Disciplina de Anestesiologia do Hospital das Clínicas da Faculdade de Medicina da Universidade de São Paulo (HC-FMUSP).

FRANCISCO JOSÉ DINIZ NORONHA

Médico Residente da Disciplina de Anestesiologia do Hospital das Clínicas da Faculdade de Medicina da Universidade de São Paulo (HC-FMUSP).

GABRIEL RAGOT DE MELO

Médico Residente da Disciplina de Anestesiologia do Hospital das Clínicas da Faculdade de Medicina da Universidade de São Paulo (HC-FMUSP).

GABRIELA TOGNINI SABA

Médica Residente da Disciplina de Anestesiologia do Hospital das Clínicas da Faculdade de Medicina da Universidade de São Paulo (HC-FMUSP).

GUILHERME RAGOT DE MELO

Médico Residente da Disciplina de Anestesiologia do Hospital das Clínicas da Faculdade de Medicina da Universidade de São Paulo (HC-FMUSP).

GUSTAVO MARQUES DA SILVA

Médico Residente da Disciplina de Anestesiologia do Hospital das Clínicas da Faculdade de Medicina da Universidade de São Paulo (HC-FMUSP).

IONE VASCONCELOS DE ALBUQUERQUE

Médica Assistente do Serviço de Anestesia do Instituto de Radiologia do Hospital das Clínicas da Faculdade de Medicina da Universidade de São Paulo (HC-FMUSP).

ISABELLA CHAER

Médica Residente da Disciplina de Anestesiologia do Hospital das Clínicas da Faculdade de Medicina da Universidade de São Paulo (HC-FMUSP).

JOANA LILLY DWAN

Médica Assistente do Serviço de Anestesia do Instituto de Psiquiatria do Hospital das Clínicas da Faculdade de Medicina da Universidade de São Paulo (HC-FMUSP).

JOÃO FRANCISCO FERREIRA DE SOUZA

Médico Residente da Disciplina de Anestesiologia do Hospital das Clínicas da Faculdade de Medicina da Universidade de São Paulo (HC-FMUSP).

JORGE LUIZ SARAIVA XIMENES

Médico Residente da Disciplina de Anestesiologia do Hospital das Clínicas da Faculdade de Medicina da Universidade de São Paulo (HC-FMUSP).

JOSE REINALDO FRANCO AZEVEDO

Médico Assistente da Divisão de Anestesia do Instituto Central e do Serviço de Anestesia do Instituto de Radiologia do Hospital das Clínicas da Faculdade de Medicina da Universidade de São Paulo (HC-FMUSP).

KAIÊ FERNANDES

Médico Residente da Disciplina de Anestesiologia do Hospital das Clínicas da Faculdade de Medicina da Universidade de São Paulo (HC-FMUSP).

LIVIA FRASSON ARENA

Médica Residente da Disciplina de Anestesiologia do Hospital das Clínicas da Faculdade de Medicina da Universidade de São Paulo (HC-FMUSP).

LUAN DE ASSIS ALMEIDA

Médico Residente de Anestesiologia do Hospital das Clínicas da Faculdade de Medicina da Universidade de São Paulo (HC-FMUSP).

LUCAS DE BRAGANÇA FREIXO

Médico Residente da Disciplina de Anestesiologia do Hospital das Clínicas da Faculdade de Medicina da Universidade de São Paulo (HC-FMUSP).

LUCAS FIGUEIREDO DE ALMEIDA ALVES

Médico Residente da Disciplina de Anestesiologia do Hospital das Clínicas da Faculdade de Medicina da Universidade de São Paulo (HC-FMUSP).

LUCAS MANAF NOLETO

Médico Residente da Disciplina de Anestesiologia do Hospital das Clínicas da Faculdade de Medicina da Universidade de São Paulo (HC-FMUSP).

LUIS ROBERTO SILVESTRINI

Médico Assistente do Serviço de Anestesia do Instituto de Radiologia do Hospital das Clínicas da Faculdade de Medicina da Universidade de São Paulo (HC-FMUSP).

LUIZ GUILHERME THOMAZ ZACHARIAS

Médico Residente da Disciplina de Anestesiologia do Hospital das Clínicas da Faculdade de Medicina da Universidade de São Paulo (HC-FMUSP).

MARCELO FELIPE DE SOUZA BUTO

Médico Residente da Disciplina de Anestesiologia do Hospital das Clínicas da Faculdade de Medicina da Universidade de São Paulo (HC-FMUSP).

MARIA ADALGISA RODRIGUES ARAÚJO

Médica Assistente do Serviço de Anestesia do Instituto de Radiologia do Hospital das Clínicas da Faculdade de Medicina da Universidade de São Paulo (HC-FMUSP).

MARIA JOSÉ CARVALHO CARMONA

Diretora da Divisão de Anestesia do Instituto Central do Hospital das Clínicas da Faculdade de Medicina da Universidade de São Paulo (HC-FMUSP). Professora Livre-Docente da FMUSP. Professora-Associada da Disciplina de Anestesiologia FMUSP.

MATHEUS GESUALDO BARTOLAMEI

Médico Residente da Disciplina de Anestesiologia do Hospital das Clínicas da Faculdade de Medicina da Universidade de São Paulo (HC-FMUSP).

MAURICIO MINAME

Médico Assistente do Serviço de Anestesia do Instituto de Radiologia do Hospital das Clínicas da Faculdade de Medicina da Universidade de São Paulo (HC-FMUSP).

MAURO NAKATANI

Médico Residente da Disciplina de Anestesiologia do Hospital das Clínicas da Faculdade de Medicina da Universidade de São Paulo (HC-FMUSP).

MAYUMI NAKAO

Médica Residente da Disciplina de Anestesiologia do Hospital das Clínicas da Faculdade de Medicina da Universidade de São Paulo (HC-FMUSP).

MIRELLE CAROLINE BLASI MARQUES

Médica Residente da Disciplina de Anestesiologia do Hospital das Clínicas da Faculdade de Medicina da Universidade de São Paulo (HC-FMUSP).

MÔNICA ROBLES GONÇALVES

Médica Residente da Disciplina de Anestesiologia do Hospital das Clínicas da Faculdade de Medicina da Universidade de São Paulo (HC-FMUSP).

PALOMA KIYOMI TAGUCHI

Médica Residente da Disciplina de Anestesiologia do Hospital das Clínicas da Faculdade de Medicina da Universidade de São Paulo (HC-FMUSP).

PAULO DE OLIVEIRA VASCONCELOS FILHO

Médico Assistente do Serviço de Anestesia do Instituto do Coração do Hospital das Clínicas da Faculdade de Medicina da Universidade de São Paulo (HC-FMUSP). Doutor em Ciências pela FMUSP.

PAULO HENRIQUE DE CARVALHO

Médico Assistente da Divisão de Anestesia do Instituto Central do Hospital das Clínicas da Faculdade de Medicina da Universidade de São Paulo (HC-FMUSP). Doutor em Ciências pela FMUSP.

PAULO VITOR FIANI

Médico Residente da Disciplina de Anestesiologia do Hospital das Clínicas da Faculdade de Medicina da Universidade de São Paulo (HC-FMUSP).

PEDRO HENRIQUE MENEGHELLO MILAZZOTTO

Médico Residente da Disciplina de Anestesiologia do Hospital das Clínicas da Faculdade de Medicina da Universidade de São Paulo (HC-FMUSP).

RAFAEL NERY DE OLIVEIRA

Médico Residente da Disciplina de Anestesiologia do Hospital das Clínicas da Faculdade de Medicina da Universidade de São Paulo (HC-FMUSP).

RAFAEL SOUZA FAVA NERSESSIAN

Médico Residente da Disciplina de Anestesiologia do Hospital das Clínicas da Faculdade de Medicina da Universidade de São Paulo (HC-FMUSP).

RICARDO ANTONIO GUIMARÃES BARBOSA

Médico Supervisor do Serviço de Anestesia do Instituto de Radiologia do Hospital das Clínicas da Faculdade de Medicina da Universidade de São Paulo (HC-FMUSP). Doutor em Ciências pela FMUSP. Título Superior em Anestesiologia pela Sociedade Brasileira de Anestesiologia. Professor Doutor da Faculdade de Medicina da UNILUS Santos.

RICARDO VIDEIRA LUIZ DA ROCHA JÚNIOR

Médico Residente de Anestesiologia do Hospital das Clínicas da Faculdade de Medicina da Universidade de São Paulo (HC-FMUSP).

ROBINSON JOSÉ ALVARENGA DA SILVA

Médico Assistente do Serviço de Anestesia do Instituto de Radiologia do Hospital das Clínicas da Faculdade de Medicina da Universidade de São Paulo (HC-FMUSP).

RODRIGO BARBOSA CALLADO

Médico Residente da Disciplina de Anestesiologia do Hospital das Clínicas da Faculdade de Medicina da Universidade de São Paulo (HC-FMUSP).

SÉRGIO HEDWIN AUGUSTO SACHIEPO

Médica Residente da Disciplina de Anestesiologia do Hospital das Clínicas da Faculdade de Medicina da Universidade de São Paulo (HC-FMUSP).

THAMIRES MARQUES DE LIMA

Médica Residente da Disciplina de Anestesiologia do Hospital das Clínicas da Faculdade de Medicina da Universidade de São Paulo (HC-FMUSP).

THAMIRES MARQUES DE LIMA

Médica Residente da Disciplina de Anestesiologia do Hospital das Clínicas da Faculdade de Medicina da Universidade de São Paulo (HC-FMUSP).

THAYLA SORAYA TUMA

Médica Residente da Disciplina de Anestesiologia do Hospital das Clínicas da Faculdade de Medicina da Universidade de São Paulo (HC-FMUSP).

THIAGO PERES MARTINS

Médico Residente da Disciplina de Anestesiologia do Hospital das Clínicas da Faculdade de Medicina da Universidade de São Paulo (HC-FMUSP).

VICTOR MURARI NETO

Médico Residente da Disciplina de Anestesiologia do Hospital das Clínicas da Faculdade de Medicina da Universidade de São Paulo (HC-FMUSP).

VINICIUS DE CARVALHO DINIZ

Médico Residente da Disciplina de Anestesiologia do Hospital das Clínicas da Faculdade de Medicina da Universidade de São Paulo (HC-FMUSP).

VITOR OLIVEIRA ANDRÉ

Médico Residente da Disciplina de Anestesiologia do Hospital das Clínicas da Faculdade de Medicina da Universidade de São Paulo (HC-FMUSP).

WILLIAM SANCHES ZOCOLARO

Médico Residente da Disciplina de Anestesiologia do Hospital das Clínicas da Faculdade de Medicina da Universidade de São Paulo (HC-FMUSP).

PREFÁCIO

Com o avanço da tecnologia, tem aumentado nas últimas décadas a demanda pelo atendimento anestesiológico em locais que não sejam os centros cirúrgicos. Tal fato se deve ao desenvolvimento de procedimentos diagnósticos e terapêuticos mais complexos. Dessa maneira, a realidade impõe desafios constantes aos anestesiologistas e a adoção de protocolos de cuidados que minimizem os riscos para os pacientes.

A participação do anestesiologista em ambientes diferentes dos centros cirúrgicos exige técnica, habilidade e capacidade criativa, além das exigidas no local habitual de trabalho. Isso porque a disposição física do ambiente pode ser inapropriada, já que ele não foi projetado para a realização de anestesias. Pode haver acesso limitado ao paciente ao ter que dividir espaço com outros profissionais e diversos equipamentos.

As técnicas anestésicas incluem anestesia local, sedação e anestesia geral e promovem a abolição da dor, paralisia muscular, abolição dos reflexos, amnésia e, principalmente, inconsciência. A mais comum complicação é respiratória, embora alguns estudos indiquem que complicações cardiovasculares representem a maioria. Além da avaliação pré-anestésica habitual, deve-se detalhar a doença que resultou na indicação do procedimento.

Fora do centro cirúrgico, o especialista não conta com todo o auxílio na monitorização da complexidade do ato anestésico, composto por quatro fases: pré-medicação, indução, manutenção e recuperação do paciente. O risco anestesiológico aumenta com a dificuldade em manter todos os cuidados básicos, a possibilidade de reações alérgicas aos meios de contraste e a ocorrência de complicações específicas do procedimento.

Outro ponto a ser observado é o risco constante de exposição à radiação, contra o qual o anestesiologista deve estar permanentemente vigilante. A anestesia fora do centro cirúrgico pode ser ministrada em procedimentos radiológicos, biópsias, ressonâncias magnéticas, tomografias computadorizadas, ultrassonografias, endoscopias, colonoscopias, radioterapias, ablações por radiofrequência, embolizações entre outros.

As técnicas anestésicas são extremamente seguras quando realizadas por um profissional capacitado, conhecedor das condições de saúde do paciente e do procedimento pelo qual ele terá que se submeter.

José Otávio Costa Auler Junior
Professor Titular do Departamento de Anestesiologia da Faculdade de Medicina da Universidade de São Paulo (FMUSP).

SUMÁRIO

1 Estrutura Física dos Locais de Procedimentos Realizados Fora do Centro Cirúrgico, 1
João Francisco Ferreira de Souza, Thiago Peres Martins, Jose Reinaldo Franco Azevedo

2 Seleção e Avaliação dos Pacientes, 5
João Francisco Ferreira de Souza, Thiago Peres Martins, Jose Reinaldo Franco Azevedo

3 Cuidados e Proteção nos Procedimentos Radiológicos, 11
João Francisco Ferreira de Souza, Thiago Peres Martins, Jose Reinaldo Franco Azevedo

4 Equipamentos de Anestesia, 17
Ana Cristina Varella Bevilacqua, Domingos Dias Cicarelli

5 Monitorização para Procedimentos Anestésicos Fora do Centro Cirúrgico, 21
Marcelo Felipe de Souza Buto, Ricardo Antonio Guimarães Barbosa

6 Meios de Contraste Utilizados nos Procedimentos da Radiologia, 27
Fernando José Bigaton, Ricardo Antonio Guimarães Barbosa

7 Anestesia para Radioterapia e Braquiterapia, 33
Jorge Luiz Saraiva Ximenes, Ricardo Antonio Guimarães Barbosa

8 Anestesia para Tomografia Diagnóstica, 39
Elisa Scanavini Cerqueira, Ágaba Eulália Serrão de Medeiros

9 Anestesia para Biópsia Pulmonar Guiada por Tomografia Computadorizada, 47

Fernando Ribeiro Sá, Ricardo Antonio Guimarães Barbosa

10 Anestesia para Ablação de Tumor Pulmonar Guiada por Tomografia Computadorizada, 53

João Francisco Ferreira de Souza, Ricardo Antonio Guimarães Barbosa

11 Anestesia para Biópsia Renal Guiada por Tomografia, 59

Paulo Vitor Fiani, Ricardo Antonio Guimarães Barbosa

12 Anestesia para Ablação de Tumor Renal Guiada por Tomografia, 65

Lucas de Bragança Freixo, Ricardo Antonio Guimarães Barbosa

13 Anestesia para Biópsia Hepática Guiada por Tomografia, 71

Andrés David Reascos Tatés, Ricardo Antonio Guimarães Barbosa

14 Anestesia para Ablação de Tumor Hepático Guiada por Tomografia, 77

Francisco José Diniz Noronha, Vinicius de Carvalho Diniz, Ricardo Antonio Guimarães Barbosa

15 Anestesia para Biópsia e Ablação por Radiofrequência de Osteoma Osteoide Guiadas por Tomografia, 83

Luiz Guilherme Thomaz Zacharias, Clésia Rezende Fernandes

16 Anestesia para Biópsias Ósseas Guiadas por Tomografia Computadorizada, 87

Livia Frasson Arena, Ricardo Antonio Guimarães Barbosa

17 Anestesia para Angioplastia de Carótida, 91

Thayla Soraya Tuma, Admilson Maximo dos Santos

18 Anestesia para Embolização de Aneurisma Cerebral, 95
Mônica Robles Gonçalves, Ricardo Antonio Guimarães Barbosa

19 Anestesia para Embolização de Má-formação Arteriovenosa Cerebral, 101
Lucas Figueiredo de Almeida Alves, Eliane Borges de Araújo

20 Anestesia em Casos de Má-formação da Veia de Galeno, 107
Bruno Stornioli Lemos, Paloma Kiyomi Taguchi, Ione Vasconcelos de Albuquerque

21 Anestesia para Embolização de Paragangliomas, 111
Rafael Souza Fava Nersessian, Ricardo Antonio Guimarães Barbosa

22 Anestesia para Embolização de Meningiomas, 117
Pedro Henrique Meneghello Milazzotto, Alex Chain Bernini

23 Anestesia para Embolização de Tumores de Cabeça e Pescoço, 121
Kaiê Fernandes, Isabella Chaer, Robinson José Alvarenga da Silva

24 Anestesia para Trombectomia Cerebral, 127
Ricardo Antonio Guimarães Barbosa

25 Anestesia para Embolização de Nasoangiofibromas, 135
Rodrigo Barbosa Callado, Mauricio Miname

26 Anestesia para Colangiografia Transparieto-hepática e Trocas de Dreno, 141
Mayumi Nakao, Ricardo Antonio Guimarães Barbosa

27 Anestesia para Colocação do *Shunt* Portossistêmico Intra-hepático Transjugular, 147
Fernando Chuluck Silva, Ricardo Antonio Guimarães Barbosa

28 Anestesia para Embolização de Mioma Uterino, 153
Daniel de Vasconcellos Bambirra Elias, Ricardo Antonio Guimarães Barbosa

29 Anestesia para Procedimentos na Ressonância Magnética, 157
Vitor Oliveira André, Maria Adalgisa Rodrigues Araújo

30 Anestesia para Biópsia de Próstata Guiada por Ultrassonografia, 163
Mirelle Caroline Blasi Marques, Rafael Nery de Oliveira, Luis Roberto Silvestrini

31 Anestesia para Biópsia de Tireoide Guiada por Ultrassonografia, 167
Carlos Eduardo Pereira Rios, João Francisco Ferreira de Souza, Domingos Dias Cicarelli

32 Anestesia para Estudo Eletrofisiológico, 171
Victor Murari Neto, Filomena Regina Barbosa Gomes Galas, Paulo de Oliveira Vasconcelos Filho

33 Anestesia para Cardioversão Elétrica Sincronizada, 177
Guilherme Ragot de Melo, Paulo de Oliveira Vasconcelos Filho, Domingos Dias Cicarelli

34 Anestesia para Implante de Cardioversor Desfibrilador Implantável, 183
Ana Kaya da Silva Sabino, Filomena Regina Barbosa Gomes Galas, Paulo de Oliveira Vasconcelos Filho

35 Anestesia para Implante de Marca-passo, 187
Victor Murari Neto, Filomena Regina Barbosa Gomes Galas, Paulo de Oliveira Vasconcelos Filho

36 Anestesia para Cateterismo Cardíaco, Angiografia e Angioplastia Coronariana, 193
Paulo de Oliveira Vasconcelos Filho, Filomena Regina Barbosa Gomes Galas, João Francisco Ferreira de Souza

37 Anestesia para Implante Valvar Percutâneo, 199
William Sanches Zocolaro, Filomena Regina Barbosa Gomes Galas, Paulo de Oliveira Vasconcelos Filho

38 Anestesia para Fechamento de Comunicação Interatrial por Via Percutânea, 205
Luan de Assis Almeida, Filomena Regina Barbosa Gomes Galas, Paulo de Oliveira Vasconcelos Filho

39 Anestesia para Implante de Endoprótese Vascular Periférica, 209
João Francisco Ferreira de Souza, Filomena Regina Barbosa Gomes Galas, Paulo de Oliveira Vasconcelos Filho

40 Anestesia para Tratamento Endovascular de Aneurisma de Aorta, 213
Ricardo Videira Luiz da Rocha Júnior, Filomena Regina Barbosa Gomes Galas, Paulo de Oliveira Vasconcelos Filho

41 Anestesia para Angioplastia Ilíaca e Femoral, 225
Gabriel Ragot de Melo, Paulo de Oliveira Vasconcelos Filho

42 Anestesia para Endoscopia Digestiva Alta, 231
Gabriela Tognini Saba, João Francisco Ferreira de Souza, Paulo Henrique de Carvalho

43 Anestesia para Colonoscopia, 237
Lucas Manaf Noleto, Domingos Dias Cicarelli

44 Anestesia para Colangiopancreatografia Retrógrada Endoscópica, 243
André da Costa Aguiar Ventura, Ricardo Antonio Guimarães Barbosa

45 Anestesia para Litotripsia Extracorpórea por Ondas de Choque, 247
Matheus Gesualdo Bartolamei, Jose Reinaldo Franco Azevedo

46 Anestesia para Exame do Potencial Evocado Auditivo do Tronco Encefálico, 253
Mauro Nakatani, Cristina Jeni Horita Katayama, Domingos Dias Cicarelli

47 Anestesia para Captação de Folículos Ovarianos, 257
Domingos Dias Cicarelli

48 Anestesia para Broncoscopia, 263
Eliana Meishin Lee, Gustavo Marques da Silva, Domingos Dias Cicarelli

49 Anestesia para Eletroconvulsoterapia, 271
Flávia Muraro Bonini, Joana Lilly Dwan

50 Anestesia para Procedimentos Oftalmológicos, 277
Thamires Marques de Lima, Daniel Espada Lahoz

51 Prevenção de Queimaduras em Pacientes Submetidos a Procedimentos com Fonte de Oxigênio Suplementar, 287
Thamires Marques de Lima, Sérgio Hedwin Augusto Sachiepo, Fernando Chuluck Silva, Cristiane Maria Federicci Haddad

52 Transporte de Paciente Crítico Fora do Centro Cirúrgico, 291
Fernando Chuluck Silva, Domingos Dias Cicarelli

53 Sedação por Médicos Não Anestesiologistas, 301
Maria José Carvalho Carmona, Ricardo Antonio Guimarães Barbosa

Índice, 309

CAPÍTULO 1

Estrutura Física dos Locais de Procedimentos Realizados Fora do Centro Cirúrgico

João Francisco Ferreira de Souza
Thiago Peres Martins
Jose Reinaldo Franco Azevedo

INTRODUÇÃO

As normas mínimas para o funcionamento de consultórios médicos e dos complexos para procedimentos com internação de curta permanência são descritas neste capítulo. Trata-se da estrutura física mínima necessária, segundo o Conselho Federal de Medicina, para a realização de medidas anestésicas e sedação em procedimentos cirúrgicos, diagnósticos, terapêuticos e de radiologia intervencionista.

CLASSIFICAÇÃO DOS ESTABELECIMENTOS

Os estabelecimentos de saúde que realizam procedimentos clínico-cirúrgicos de curta permanência, com ou sem internação, deverão ser classificados em:

- Unidade tipo I
- Unidade tipo II

- Unidade tipo III
- Unidade tipo IV.

Unidade tipo I

É o consultório médico, independente de um hospital, destinado à realização de procedimentos clínicos ou diagnósticos, sob anestesia local, sem sedação, em dose inferior a 3,5 mg/kg de lidocaína (ou dose equipotente de outros anestésicos locais), sem necessidade de internação.

Unidade tipo II

É o estabelecimento de saúde, independente de um hospital, destinado à realização de procedimentos clínico-cirúrgicos de pequeno e médio portes, com condições para internações de curta permanência em salas cirúrgicas adequadas a essa finalidade. O local deverá contar com as seguintes especificações:

- Salas de recuperação ou de observação de pacientes
- Realização de cirurgias/procedimentos de pequeno e médio portes, sob anestesia locorregional (com exceção dos bloqueios subaracnóideo e peridural), com ou sem sedação; se necessário o pernoite, será feito em hospital de apoio.

É obrigatório garantir a referência para um hospital de apoio.

Unidade tipo III

É o estabelecimento de saúde, independente de um hospital, destinado à realização de procedimentos clínico-cirúrgicos, com internação de curta permanência, em salas cirúrgicas adequadas a essa finalidade. As especificações desse tipo são:

- Deverá contar com equipamentos de apoio e infraestrutura adequados para o atendimento ao paciente
- Realizará cirurgias de pequeno e médio portes, com anestesia locorregional, com ou sem sedação, e anestesia geral com agentes anestésicos de eliminação rápida
- A previsão de internação deverá ser por, no máximo, 24 horas, podendo ocorrer alta antes desse período, a critério médico
- A internação prolongada do paciente, quando necessária, deverá ser feita em hospital de apoio

- Essas unidades obrigatoriamente terão de garantir a referência para um hospital de apoio.

Unidade tipo IV

É a unidade anexada a um hospital geral ou especializado, que realiza procedimentos clínico-cirúrgicos com internação de curta permanência, em salas cirúrgicas da unidade ambulatorial ou do centro cirúrgico do hospital, e que pode utilizar a estrutura de apoio do mesmo (serviço de nutrição e dietética, centro de esterilização de material e lavanderia), além de equipamentos de infraestrutura (central de gases, central de vácuo, central de ar comprimido, central de ar-condicionado, sistema de coleta de lixo). Suas características são:

- Realiza cirurgias com anestesia locoregional, com ou sem sedação, e anestesia geral com agentes anestésicos de eliminação rápida
- Não está prevista a internação do paciente nesta unidade por mais de 24 horas. Nesse caso, a internação ocorrerá no hospital e somente em caso de complicações.

BIBLIOGRAFIA

Brasil. Conselho Federal de Medicina. Resolução CFM nº 1.886, de 21 de novembro de 2008. Dispõe sobre as Normas Mínimas para o Funcionamento de Consultórios Médicos e dos Complexos Cirúrgicos para Procedimentos com Internação de Curta Permanência.

Cangiani LM, Slullitel A, Poterio GMB et al. Tratado de anestesiologia SAESP. 7. ed. São Paulo: Atheneu; 2011.

Park Ridge IL. Guidelines for non-operating room anesthetizing locations. American Society of Anesthesiologists. 2003 (approved by the ASA House of Delegates on october 19, 1994, and last amended on october 16, 2013).

Youn AM, Ko YK, Kim YH. Anesthesia and sedation outside of the operating oom. Korean Journal of Anesthesiology. 2015; 68(4):323-31.

CAPÍTULO 2

Seleção e Avaliação dos Pacientes

João Francisco Ferreira de Souza
Thiago Peres Martins
Jose Reinaldo Franco Azevedo

CRITÉRIOS DE SELEÇÃO DOS PACIENTES

Com o avanço dos métodos diagnósticos e terapêuticos nas diversas áreas de atuação, como na Radiologia (tomografia diagnóstica e radiologia não vascular intervencionista, que são procedimentos guiados por tomografia e ultrassonografia; radiologia vascular intervencionista; neurorradiologia intervencionista; cardiologia intervencionista e hemodinâmica; e ressonância magnética), dos procedimentos urológicos, como litotripsia extracorpórea por ondas de choque (LECO), procedimentos gastrintestinais (endoscopia, colonoscopia e colangiopancreatografia retrógrada endoscópica [CPRE]) e procedimentos na radioterapia e oftalmologia, nota-se maior gravidade dos pacientes que os realizam.

Antes restrito somente a pacientes com classificação da American Society of Anesthesiologists I (ASA-I) e ASA-II, atualmente o atendimento em medicina intervencionista e diagnóstica ampliou-se, possibilitando a assistência a pacientes ASA-III e até mesmo alguns ASA-IV. Assim, a extensão e a localização do procedimento a ser realizado viabilizam o tratamento com internação de curta permanência, segundo as seguintes recomendações:

- Não há necessidade de procedimentos especializados e controles estritos no pós-operatório
- Nas unidades tipos II, III e IV, o paciente deverá estar acompanhado de pessoa adulta, lúcida e responsável
- Aceitação, pelo paciente, do tratamento proposto.

A cirurgia/procedimento com internação de curta permanência será contraindicada quando:

- Os pacientes forem portadores de distúrbios orgânicos graves, avaliados a critério do médico assistente
- Os procedimentos a serem realizados forem extensos
- Houver grande risco de sangramento ou outras perdas de volume que necessitem de reposição importante
- Houver necessidade de imobilização prolongada no pós-operatório
- Os procedimentos estiverem associados a dores que exijam a aplicação de opioides com efeito por tempo superior à permanência do paciente no estabelecimento
- A cirurgia/procedimento deverá ser suspensa se o paciente apresentar-se ao serviço sem uma pessoa que se responsabilize por acompanhá-lo durante todo o tempo da intervenção cirúrgica e no retorno ao lar
- A cirurgia/procedimento também deverá ser suspensa se o estabelecimento não apresentar as condições exigidas, como, por exemplo: falta de luz, de material e de roupa esterilizada; ausência de pessoal de enfermagem no centro cirúrgico; ou outros fatores que possam colocar em risco a segurança do paciente.

AVALIAÇÃO PRÉ-ANESTÉSICA DOS PACIENTES

O médico anestesista responsável pela unidade diagnóstica ou terapêutica deverá realizar avaliação pré-anestésica dos pacientes a serem submetidos aos procedimentos, seja qual for a técnica de anestesia empregada. Os desafios de conduzir um procedimento anestésico em ambiente externo ao centro cirúrgico e os riscos inerentes a essa situação podem ser minimizados com a identificação dos sinais de alerta apresentados já na entrevista que antecede a entrada no setor que realizará o procedimento. Desse modo, os fatores a seguir devem ser avaliados.

Jejum. A rigorosa atenção quanto ao tempo de jejum evita complicações respiratórias graves. Os dados da história clínica são importantes, e alterações da motilidade gastrintestinal, disfunções orgânicas (sobretudo renal), diabetes melito e obesidade devem ser investigadas.

De modo geral, é preconizado jejum de acordo com as recomendações vigentes, descritas a seguir:

- Sólidos que incluam frituras, carnes e gorduras: 8 horas
- Sólidos leves: 6h
- Fórmulas lácteas infantis: 6h
- Leite materno: 4h
- Líquidos claros: 2h
- Manitol (principal componente do preparo para colonoscopia): 4 h.

AVALIAÇÃO CARDIOVASCULAR

Os procedimentos diagnósticos e terapêuticos realizados fora do centro cirúrgico crescem em complexidade, alcançando pacientes com doença coronariana e insuficiência cardíaca. Por isso, a avaliação cardiológica não deve ser subestimada, na medida em que tais pacientes serão submetidos a anestesia geral e sedação com utilização de substâncias cardiodepressoras e hipotensoras. São diversos os critérios de risco cardiológico para cirurgias/procedimentos não cardíacos, sendo que o estado funcional pelo número de equivalentes metabólicos da tarefa (MET, *metabolic equivalente task*) e a análise dos critérios de Lee (Tabela 2.1) são duas possibilidades comumente utilizadas.

Tabela 2.1 Índice de risco cardíaco revisado (critérios de Lee).

CRITÉRIOS	PONTOS
Procedimentos de alto risco/grande porte	1
Doença cardíaca isquêmica	1
Insuficiência cardíaca congestiva	1
Doença cerebrovascular	1
Diabetes melito com uso de insulina	1
Creatinina sérica > 2 mg/dℓ	1
Risco de eventos cardíacos: • Lee 0 – 0,5% • Lee 1 – 1,3% • Lee 2 – 3,6% • Lee ≥ 3 – 9,6%	

AVALIAÇÃO RESPIRATÓRIA

Pacientes com risco aumentado de complicações respiratórias em cirurgias não torácicas incluem a coexistência de doença pulmonar obstrutiva crônica (DPOC), asma, tosse persistente no último mês, idade avançada, apneia obstrutiva do sono e tabagismo. Assim, deve-se considerar a técnica anestésica mais adequada ao risco do paciente.

Outra preocupação deve ser a avaliação apropriada da dificuldade da via aérea. Desse modo, equipamentos de acesso à via aérea difícil devem estar prontamente disponíveis, incluindo *expertise* em abordagem cirúrgica da mesma.

AVALIAÇÃO DA FUNÇÃO HEPÁTICA

Pacientes com potencial risco de disfunção hepática incluem os que são submetidos a embolização de tumores hepáticos, ablação por radiofrequência e biópsias. A classificação mais utilizada em hepatopatas crônicos é a de *Child-Pugh* modificada (Tabela 2.2).

Tabela 2.2 Classificação de *Child-Pugh*: parâmetros avaliados e pontuação correspondente.

CRITÉRIO	PONTOS 1	2	3
Encefalopatia	Ausente	Grau 1 ou 2	Grau 3 ou 4
Ascite	Ausente	Leve ou moderada/ responsiva aos diuréticos	Grave/não responsiva aos diuréticos
INR ou TAP (segundos)	< 1,7 ou < 4	1,7 a 2,3 ou 4 a 6	> 2,3 ou > 6
Bilirrubina (mg/dℓ)	< 2	2 a 3	> 3
Albumina (g/dℓ)	> 3,5	2,8 a 3,5	< 2,8

INR: razão normalizada internacional; TAP: tempo de atividade da protrombina.

AVALIAÇÃO DA FUNÇÃO RENAL

A disfunção renal prévia, sobretudo a nefropatia diabética, é o principal fator de risco para o desenvolvimento de nefropatia induzida pelo contraste, pois, com frequência, pacientes nefropatas são submetidos aos diversos exames com contraste iodado, principalmente aos estudos vasculares angiográficos. Nesse caso, é de vital importância avaliar o risco e o benefício do uso do contraste iodado. Em situações em que ele é imperativo, deve-se proceder à hidratação generosa, com 1 mℓ/kg/h de solução salina por 6 h antes do exame. Recomenda-se ainda a interrupção de fármacos potencialmente nefrotóxicos (diuréticos, metformina) por 24 h antes do exame, quando possível. O uso de bicarbonato de sódio é controverso, mas um regime de 3 mℓ/kg por 1 h antes da injeção de contraste, seguido de 1 mℓ/kg nas 6 h seguintes, pode ser considerado em pacientes de alto risco.

Indivíduos com *clearance* estimado de creatinina (CrCl) < 60 mℓ/min/1,73m^2 devem ter sua função monitorada por até 48 h quando não for possível o emprego de outros métodos diagnósticos que não utilizem contraste.

Além disso, exames de ressonância magnética com utilização de contraste de gadolínio acrescentam risco de desenvolvimento de fibrose sistêmica nefrogênica (FSN) para pacientes com doença renal crônica. Contraindica-se também o emprego do gadolínio em pacientes com CrCl inferior a 30 mℓ/min/1,73m^2 e, portanto, em estágios 4 ou 5 da doença renal.

BIBLIOGRAFIA

Andersen PE. Patient selection and preparation strategies for the use of contrast material in patients with chronic kidney disease. World J Radiol. 2012; 4(6):253-7.

Kaewlai R, Abujudeh H. Nephrogenic systemic fibrosis. American Journal of Roentgenology. 2012; 199:W17-23.

Kelkar KV. Post-operative pulmonary complications after non-cardiothoracic surgery. Indian J Anaesth. 2015; 59(9):599-605.

Lee TH. Derivation and prospective validation of a simple index for prediction of cardiac risk of major noncardiac surgery. Circulation. 1999; 100:1043-9.

Park Ridge IL. Guidelines for non-operating room anesthetizing locations. American Society of Anesthesiologists; 2003 (approved by the ASA House of Delegates on october 19, 1994, and last amended on october 16, 2013).

Practice guidelines for preoperative fasting and the use of pharmacologic agents to reduce the risk of pulmonary aspiration: application to healthy patients undergoing elective procedures. Anesthesiology. 2017; 126:376-93.

CAPÍTULO 3

Cuidados e Proteção nos Procedimentos Radiológicos

João Francisco Ferreira de Souza
Thiago Peres Martins
Jose Reinaldo Franco Azevedo

PROTEÇÃO CONTRA RADIAÇÃO IONIZANTE

Em medicina intervencionista e diagnóstica, há uma série de aparelhos que emitem radiação ionizante (desde os de raios X convencionais até tomógrafos), e a exposição a essa radiação tem um risco inerente que faz com que sejam tomadas medidas de proteção para reduzir a intensidade de exposição, tanto por parte do paciente quanto por parte da equipe profissional e outros indivíduos que estejam em ambientes próximos.

A portaria nº 453 do Ministério da Saúde, de 1 de junho de 1998, estabelece as diretrizes básicas de proteção radiológica em radiodiagnóstico médico e odontológico, e dispõe sobre o uso dos raios X diagnósticos em todo o território nacional e dá outras providências.

No que diz respeito à estrutura física do ambiente de realização dos procedimentos para proteção radiológica, as salas de raios X devem dispor de:

- Paredes, piso, teto e portas com blindagem que proporcione proteção radiológica às áreas adjacentes, de acordo com os requisitos de otimização e de observação dos níveis de restrição de dose estabelecidos. Também devem ser observados os seguintes itens:

- As blindagens devem ser contínuas e sem falhas
- A blindagem das paredes pode ser reduzida, acima de 210 cm do piso, desde que devidamente justificado
- Particular atenção deve ser dada à blindagem da parede com *bucky* mural para exame de tórax e às áreas afetadas pelo feixe primário de radiação
- Toda a superfície de chumbo deve estar coberta com revestimento protetor, como lambris, pintura ou outro material adequado
- Cabine de comando com dimensões e blindagem que proporcionem atenuação suficiente para garantir a proteção do operador. Devem-se observar ainda os seguintes requisitos:
  - A cabine deve possibilitar ao operador, na posição de disparo, eficaz comunicação e observação visual do paciente mediante um sistema de observação eletrônico (televisão) ou visor apropriado com, pelo menos, a mesma atenuação calculada para a cabine
  - Quando o comando estiver dentro da sala de raios X, será permitido que a cabine seja aberta ou que seja utilizado um biombo fixado permanentemente no piso e com altura mínima de 210 cm, desde que a área de comando não seja afetada diretamente pelo feixe espalhado pelo paciente
  - A cabine deve estar posicionada de modo que, durante as exposições, nenhum indivíduo possa entrar na sala sem ser notado pelo operador
  - Deve haver um sistema de reserva ou alternativo para falha eletrônica, no caso de sistema de observação eletrônico

▪ Sinalização visível na face exterior das portas de acesso, contendo o símbolo internacional da radiação ionizante acompanhado das inscrições: “Raios X, entrada restrita” ou “Raios X, entrada proibida a pessoas não autorizadas”

▪ Sinalização luminosa vermelha acima da face externa da porta de acesso, acompanhada do seguinte aviso de advertência: “Quando a luz vermelha estiver acesa, a entrada é proibida.” A sinalização luminosa deve ser acionada durante os procedimentos radiológicos, indicando que o gerador está ligado e que pode haver exposição. Alternativamente, pode ser adotado um sistema de acionamento automático de sinalização luminosa, diretamente conectado ao mecanismo de disparo dos raios X

- Quadro com as seguintes orientações de proteção radiológica, em lugar visível:
  - "Não é permitida a permanência de acompanhantes na sala durante o exame radiológico, salvo quando estritamente necessário e autorizado"
  - "Acompanhante, quando houver necessidade de contenção de paciente, exija e use corretamente vestimenta plumbífera para sua proteção"
- Quadro no interior da sala, em lugar e tamanho visíveis ao paciente, com o seguinte aviso: "Nesta sala somente pode permanecer um paciente de cada vez"
- Vestimentas de proteção individual para pacientes, equipe e acompanhantes, e todos os acessórios necessários aos procedimentos previstos para a sala, conforme mencionado anteriormente. Deve haver suportes apropriados para sustentar os aventais plumbíferos, de modo a preservar a sua integridade.

A sala de raios X deve dispor somente do equipamento radiográfico e de acessórios indispensáveis para os procedimentos radiológicos a que se destina. Não é permitida a instalação de mais de um equipamento de raios X por sala.

PROTEÇÃO NA ÁREA DE RESSONÂNCIA MAGNÉTICA

Apesar de não existir nenhuma norma ou documento oficial que regularize as medidas de proteção mínimas necessárias contra as forças eletromagnéticas, pode ser citada uma série de recomendações dos fabricantes e especialistas para evitar possíveis acidentes e danos causados por esse tipo de radiação, como será visto a seguir.

Quando se fala em força eletromagnética em medicina intervencionista e diagnóstica, significa quase que exclusivamente radiação eletromagnética, e as principais lesões que ela pode causar são as térmicas, físicas (provocadas pela força de atração que os aparelhos exercem sobre materiais metálicos) e sonoras, devido ao intenso ruído produzido pelas máquinas durante seu funcionamento.

Um aspecto importante para proteger os pacientes e indivíduos de acidentes ou lesões relacionados a ressonância magnética (RM) envolve uma compreensão dos riscos associados aos implantes, aparelhos, acessórios ou outros objetos ferromagnéticos. Por isso, durante a anamnese, deve-se questionar se o paciente possui um implante ou dispositivo que possa ser contraindicado ou necessite de uma especial atenção para a realização do procedimento, como grampo de aneurisma ferromagnético, marca-passo ou sistema de neuroestimulação, dentre outros. Além disso, é necessário avaliar se há indicação que requeira uma análise cuidadosa, como, por exemplo, com pacientes grávidas e pessoas com necessidades especiais, história de insuficiência renal, algo estranho metálico no corpo, dentre outros. A triagem preliminar ajuda a impedir que os pacientes agendados possam ser candidatos inapropriados para exames de RM.

Deve-se compreender e enfatizar a todo o pessoal que o campo magnético estático do sistema de RM está sempre ligado. Assim, não se deve permitir que equipamentos e dispositivos que contenham componentes ferromagnéticos adentrem o ambiente de ressonância, a menos que tenham sido testados e rotulados de "Seguro à RM". Além disso, é preciso seguir quaisquer restrições definidas por fornecedores quanto ao uso de equipamentos e dispositivos "Seguro à RM" e/ou "Compatível à RM".

Outras recomendações incluem: levar pacientes ambulatoriais ao ambiente de RM usando uma cadeira de rodas ou maca apropriadas ao ambiente; certificar-se de que nenhum tanque de oxigênio, saco de areia, pedaço de metal ou outro objeto ferromagnético esteja escondido sob cobertores ou lençóis, ou guardado no equipamento de transporte; garantir que todos os indivíduos e pacientes que entram no ambiente de RM não possuam objetos magnéticos em seus corpos, como implantes, balas, estilhaços, grampos de cabelo, sutiãs, botões, zíperes e joias, ou ligados a seus corpos, como *piercings*. Objetos magnéticos ou fixados nos corpos dos pacientes, familiares ou membros da equipe devem ser removidos, se possível antes que adentrem o ambiente de RM. Todos os pacientes devem usar batas hospitalares, esvaziar seus bolsos e remover fechos metálicos para procedimentos de RM, pois o vestuário regular dos pacientes pode conter objetos magnéticos que podem representar um perigo no ambiente de RM.

Existem restrições para o acesso a todos os ambientes de RM, por meio da aplicação do conceito de Quatro Zonas. Esse conceito prevê restrições progressivas, conforme a seguir:

- Zona I: região do público em geral
- Zona II: região de acesso ou contato entre os funcionários com os pacientes e familiares
- Zona III: regiões de perigo, sala de espera próximo ao ambiente de RM
- Zona IV: região da porta de acesso ao equipamento de RM.

Devem-se tomar precauções para evitar queimaduras no indivíduo durante o procedimento e proporcionar a todos os pacientes de RM proteção auditiva, como tampões para os ouvidos. Nunca se pode tentar executar um código de parada cardiopulmonar ou reanimação dentro da Zona IV.

BIBLIOGRAFIA

Andersen PE. Patient selection and preparation strategies for the use of contrast material in patients with chronic kidney disease. World J Radiol. 2012; 4(6):253-7.

Brasil. Ministério da Saúde (MS). Agência Nacional de Vigilância Sanitária (Anvisa). Portaria nº 453, de 1 de junho de 1998. Aprova o regulamento técnico que estabelece as diretrizes básicas de proteção radiológica em radiodiagnóstico médico e odontológico, dispõe sobre o uso dos raios X diagnósticos em todo território nacional e dá outras providências.

Youn AM, Ko YK, Kim YH. Anesthesia and sedation outside of the operating room. Korean Journal of Anesthesiology. 2015; 68(4):323-31.

CAPÍTULO 4

Equipamentos de Anestesia

Ana Cristina Varella Bevilacqua
Domingos Dias Cicarelli

INTRODUÇÃO

Com o avanço em técnicas de diagnóstico e terapêutica minimamente invasivas, vem ocorrendo, nas últimas décadas, maior demanda por procedimentos anestésicos fora do centro cirúrgico. Como exemplos cotidianos, podem ser citados tomografias, procedimentos em radiologia intervencionista, ressonância nuclear magnética, entre outros. Neste capítulo, visa-se à abordagem específica quanto aos equipamentos anestésicos necessários para uma anestesia segura e dentro das normas legais estabelecidas para procedimentos fora do centro cirúrgico.

PADRONIZAÇÃO DOS EQUIPAMENTOS

Antes de realizar uma anestesia fora do centro cirúrgico, é necessário atentar para alguns pontos de extrema importância, como: monitorização adequada; suporte anestésico suficiente, incluindo uma resposta especializada rápida em caso de emergência; local apropriado para realização do ato anestésico e recuperação da anestesia; gases medicinais disponíveis; e parte elétrica, espaço e iluminação adequados.

Com o aumento da demanda de tais procedimentos, houve a necessidade de padronização de equipamentos em ambientes fora do centro cirúrgico. A American Society of Anesthesiologists (ASA) propõe as seguintes recomendações:

- Em cada local deve haver uma fonte confiável de oxigênio adequada ao porte do procedimento, assim como uma fonte auxiliar, caso necessário. Antes do início da anestesia, devem ser avaliados as capacidades, limitações e o acesso às duas fontes de oxigênio. Além disso, uma fonte central abastecendo a área é fortemente recomendável
- Fonte confiável de vácuo em cada local, se possível do mesmo padrão que o das encontradas em centro cirúrgico
- Caso seja administrada anestesia inalatória, deve haver sistema de exaustão de gases para evitar poluição no ambiente
- Em cada local deve haver:
  - Dispositivo bolsa-valva-máscara, capaz de fornecer fração inspirada de oxigênio de no mínimo 90%, caso ocorra mau funcionamento do sistema valvar
  - Medicamentos, dispositivos e equipamentos anestésicos adequados com material específico para a faixa etária pediátrica, o que inclui máscara facial, laringoscópio, máscara laríngea, cânula orofaríngea ou nasofaríngea e tubo traqueal
  - Monitorização adequada, que não difira da utilizada em centro cirúrgico
- Conexões elétricas suficientes para aparelho de anestesia, monitorização, bombas de infusão e outros
- Iluminação adequada do paciente e dos equipamentos anestésicos, tanto para monitorização como para anestesia. Acesso visual ao paciente durante todo o procedimento é imperativo
- Espaço suficiente para equipamentos e profissionais. É necessário acesso fácil ao paciente, aos aparelhos de anestesia e monitores
- Equipamentos de emergência com desfibrilador, medicações e dispositivos necessários para reanimação cardiorrespiratória, além de pessoal treinado para realizar manutenção periódica dos equipamentos

- Equipe treinada para auxiliar o anestesiologista, além de um sistema de comunicação rápida em caso de emergência
- Local adequado para recuperação da anestesia e transporte do paciente até a recuperação.

O Conselho Federal de Medicina (CFM) também redigiu normas sobre esse tema, listando materiais necessários para a realização de qualquer anestesia, como: máscaras faciais; cânulas oronasofaríngeas; máscaras laríngeas; tubos traqueais e conectores; seringas, agulhas e cateteres venosos descartáveis; laringoscópio; guia para tubo traqueal e pinça condutora; dispositivo para cricotiroidostomia; e seringas, agulhas e cateteres descartáveis específicos para diversos bloqueios anestésicos neuroaxiais e periféricos. Além disso, o CFM faz distinção entre tipos de unidades no que se refere a complexidade de procedimentos. Naquelas unidades em que há anestesia geral, todos os equipamentos listados devem estar presentes.

Algumas resoluções do CFM podem ser esclarecedoras e devem ser obedecidas, como: resolução nº 2.174/2017 (anexo I), sobre as condições mínimas para a prática da anestesiologia no país e a atribuição de responsabilidades sobre o ato anestésico; resolução nº 1.409/94 (anexo II), sobre a normatização da cirurgia ambulatorial; resolução nº 1.670/03 (anexo IV), que define normas para sedação e condições mínimas para sua realização; e resolução nº 1.604/02 (anexo V), sobre a prática da eletroconvulsoterapia.

PARTICULARIDADES DAS TÉCNICAS DE IMAGEM | RESSONÂNCIA MAGNÉTICA

Os altos campos magnéticos presentes nas salas de ressonância tornam o processo bastante desafiador ao anestesista, pois interferem diretamente com os monitores eletrônicos e componentes magnéticos dos aparelhos comuns. Além disso, o barulho presente durante o exame também é nocivo, e a exposição a esse nível de intensidade sonora é reduzida a 2 horas por dia.

Contudo, existem aparelhos de anestesia específicos para esse tipo de exame, e a variação deles se mostrou segura ao paciente, sem interferir na qualidade da imagem. Outro desafio foram os laringoscópios; existem variações de plástico e materiais não magnéticos; porém, a bateria ainda é alterada pelo campo.

BIBLIOGRAFIA

American Society of Anesthesiologists. Guidelines for ambulatory anesthesia and surgery. 2003 (última atualização em 2013). Disponível em: http://www.asahq.org/quality-and-practice-management/standards-guidelines-and-related-resources/guidelines-for-ambulatory-anesthesia-and-surgery.

American Society of Anesthesiologists. Statement on non-operating room anesthetizing locations. 1994 (última atualização em 2013). Disponível em: http://www.asahq.org/quality-and-practice-management/standards-guidelines-and-related-resources/statement-on-nonoperating-roomanesthetizing-locations.

Eichhorn V, Henzler D, Murphy MF. Standardizing care and monitoring for anesthesia or procedural sedation delivered outside the operating room Department of Anesthesia, Dalhousie University, Halifax, Nova Scotia, Canada. Current Opinion in Anaesthesiology. 2010; 23:494-9.

Evron S, Ezri T. Organizational prerequisites for anesthesia outside the operating room. Curr Opin Anaesthesiol. 2009; 22:514-8.

Stephen K, Patteson MD, Chesney JT. Anesthetic management for magnetic resonance imaging: problems and solutions. Anesth Analg. 1992; 74:121-8.

Youn AM, Ko YK, Kim YH. Anesthesia and sedation outside of the operating room. Kor J Anesth. 2015; 68:323-31.

CAPÍTULO 5

Monitorização para Procedimentos Anestésicos Fora do Centro Cirúrgico

Marcelo Felipe de Souza Buto
Ricardo Antonio Guimarães Barbosa

INTRODUÇÃO

Nos últimos anos, com o avanço da medicina, novas técnicas para diagnóstico e tratamento de diversas patologias aumentaram o número de procedimentos fora do centro cirúrgico. Em função disso, cada vez mais, as medidas intervencionistas se tornam mais complexas e abrem espaço para abordagem de diversas especialidades. Há um amplo espectro de pacientes que são candidatos, tanto os hígidos como aqueles com comorbidades. Desse modo, torna-se de suma importância a discussão sobre a necessidade de profissionais capacitados e de uma infraestrutura que torne mais segura aos pacientes a realização desses procedimentos.

O anestesiologista se vê diante de um desafio ao lidar com os pacientes em ambientes muitas vezes isolados. Assim, para um ato anestésico mais seguro, a monitorização adequada é fundamental, a fim de reduzir riscos, bem como antecipar e prevenir possíveis complicações.

A American Society of Anesthesiologists (ASA) elaborou diretrizes que padronizam a monitorização necessária para qualquer ato anestésico, estabelecendo como condição mínima a avaliação de: oxigenação por oximetria de pulso; ventilação por meio de capnografia, análise da circulação por aferição de pressão arterial e cardioscopia; e temperatura, quando existir a possibilidade de grandes variações durante o ato anestésico. A monitorização adequada dos pacientes fora do centro cirúrgico pode ser complicada, pelo acesso limitado ao paciente, pelos requisitos inerentes ao próprio procedimento e pela necessidade de monitores compatíveis com o ambiente operacional.

Dados específicos de morbidade e mortalidade sobre anestesia fora do centro cirúrgico são escassos. Entretanto, revisões de literatura mostram que existe uma tendência de mortalidade aumentada se comparado aos atos anestésicos em ambiente convencional de centro cirúrgico, apesar de englobarem procedimentos menos invasivos. As principais complicações nesses locais estão relacionadas à ventilação/oxigenação do paciente e à dificuldade de manejo de vias aéreas. Todos esses eventos podem ser mais bem prevenidos quando se utiliza a monitorização adequada.

O estabelecimento de uma infraestrutura mínima padronizada torna possível lidar com as principais complicações e aumenta a segurança do paciente. Assim, os seguintes itens são fundamentais:

- Fonte confiável de oxigênio e fonte de reserva
- Fonte de sucção apropriada e confiável
- Sistema adequado para a eliminação de resíduos de gases anestésicos
- Dispositivo bolsa-valva-máscara autoinflável para reanimação manual
- Suprimentos, equipamentos e medicamentos para os cuidados da anestesia pretendidos
- Adequado equipamento de monitorização para possibilitar a aderência aos padrões de monitorização básica anestésica sugeridos pela ASA
- Saídas elétricas suficientes para satisfazer os requisitos da máquina de anestesia e do equipamento de monitorização
- Iluminação adequada do ambiente e iluminação alimentada por bateria disponível
- Espaço suficiente para acomodar equipamento, paciente e profissionais necessários, e que viabilize acesso rápido ao paciente, ao aparelho de anestesia e aos equipamentos de monitorização

- Material para reanimação cardiopulmonar prontamente disponível
- Desfibrilador, medicamentos de emergência e outros equipamentos para a reanimação cardiopulmonar
- Equipamentos apropriados disponíveis para transportar com segurança o paciente para uma unidade de cuidados pós-anestésicos

O anestesiologista se torna responsável pela inspeção completa dos equipamentos e do local onde serão realizados os procedimentos. A resolução nº 2.174/2017 do Conselho Federal de Medicina (CFM) reafirma em nosso país as mesmas necessidades e condições básicas estabelecidas pela ASA.

Para alguns procedimentos, a monitorização merece especial atenção devido a suas particularidades. A seguir, será destacada a monitorização para RM, radioterapia e radiologia vascular intervencionista.

CUIDADOS NA MONITORIZAÇÃO DOS PACIENTES NOS PROCEDIMENTOS DE RESSONÂNCIA MAGNÉTICA

Embora a maioria dos pacientes não necessite de anestesia para realizar ressonância magnética (RM), alguns deles, tais como os pediátricos, claustrofóbicos, confusos, agitados ou que colaboram pouco, precisam de auxílio anestésico para manter a imobilidade e prover um exame adequado. A sala de RM costuma ser quase inteiramente ocupada pelo equipamento, onde o paciente fica alocado dentro de um cilindro e distante do anestesista. O campo magnético de forte intensidade cria as imagens e consegue gerar uma força de atração substancial sobre todos os objetos ferromagnéticos. Por isso, são necessários aparelhos de anestesia compatíveis, e os únicos metais seguros são aço inoxidável, níquel e titânio.

Além das dificuldades de acesso e visualização do paciente, os monitores precisam ser adaptados. Hoje em dia, muitos utilizam um sistema de telemetria com transmissão sem fio para um monitor remoto localizado fora da sala de digitalização. Quanto aos parâmetros, oximetria, capnografia e pressão arterial sofrem pouca ou nenhuma influência do campo magnético. Já a cardioscopia sofre maior distorção – alterações em algumas derivações mostram potenciais precoces na onda T e tardios no segmento ST, além de artefatos que se assemelham à onda R. Pacientes coronariopatas apresentam dificuldade na monitorização do segmento ST.

CUIDADOS NA MONITORIZAÇÃO DOS PACIENTES NOS PROCEDIMENTOS DE RADIOTERAPIA

As salas de radioterapia produzem altos níveis de radiação ionizante, o que requer a necessidade de manter o paciente em ambiente isolado e blindado durante as sessões. Parâmetros de monitorização não sofrem influência nesse ambiente.

O método padrão em nossa instituição é por oximetria de pulso contínuo, cardioscopia, capnografia, temperatura e pressão arterial. Os valores são exibidos em um monitor portátil, e o paciente é visualmente monitorado na sala de radioterapia, por intermédio de duas câmeras, uma focada no paciente e a outra focada no monitor. As câmeras podem ser reposicionadas a qualquer instante por controle remoto, o que possibilita a monitorização contínua durante toda a sessão.

CUIDADOS NA MONITORIZAÇÃO DOS PACIENTES NOS PROCEDIMENTOS DE RADIOLOGIA VASCULAR INTERVENCIONISTA

Nas últimas décadas, com a evolução da radiologia intervencionista, muitas patologias vasculares intracranianas e extracranianas passaram a ser tratadas, com alto índice de sucesso, por métodos endovasculares, evitando intervenção cirúrgica aberta. Dentre as intervenções em nosso serviço, estão: embolização de tumores vasculares e malformações arteriovenosas (MAV); tratamento de aneurismas cerebrais e angioplastias; colocação de balão para abordagem de acretismo placentário; embolização de mioma uterino; embolização de nasoangiofibroma; e realização de *shunt* portossistêmico intra-hepático via transjugular (TIPS).

Para a monitorização adequada, devem ser incluídos cardioscopia, oximetria de pulso, pressão arterial não invasiva, temperatura e capnografia. Em determinadas situações, a pressão arterial invasiva e a pressão venosa central são bem indicadas, principalmente quando o procedimento inclui hipotensão controlada ou hipertensão induzida, procedimentos intracranianos ou medulares, pacientes hemodinamicamente instáveis e heparinização com acompanhamento frequente de tempo de coagulação (TCA).

Em nosso serviço, a monitorização da pressão arterial invasiva é rotineiramente utilizada nesses procedimentos, principalmente na área da neurorradiologia e em alguns procedimentos da radiologia intervencionista, como o TIPS. A monitorização neurológica também pode ser aplicada em algumas ocasiões, para avaliar a integridade do sistema nervoso durante o procedimento, com exames como: eletroencefalograma, potencial motor evocado, US Doppler transcraniano e índice biespectral.

BIBLIOGRAFIA

Ahmed A. Anaesthesia for interventional neuroradiology. J Ayub Med Coll Abbottabad. 2007; 19(3):80-4.

Alspach D, Falleroni M. Monitoring patients during procedures conducted outside the operating room. Int Anesthesiol Clinics. 2004; 42:95-111.

Anghelescu DL, Burgoyne LL, Liu W et al. Safe anesthesia for radiation therapy in pediatric oncology: the St. Jude Children's Research Hospital Experience, 2004-2006. International Journal of Radiation Oncology, Biology, Physics. 2008; 71(2):491-7.

Bell C, Sequeira PM. Nonoperating room anesthesia for children. Curr Opin Anaesthesiol. 2005; 18:271-6.

Conselho Federal de Medicina (CFM). Resolução CFM nº 2.174/2017. (Publicado no DOU de 14 de dezembro 2017).

Melloni C. Anesthesia and sedation outside the operating room: how to prevent risk and maintain good quality. Curr Opin Anaesthesiol. 2007; 20:513-9.

Park Ridge IL. Guidelines for non-operating room anesthetizing locations. American Society of Anesthesiologists. 2003 (approved by the ASA House of Delegates on october 19, 1994, and last amended on october 16, 2013).

Park Ridge IL. Standards for basic anesthesia monitoring. American Society of Anesthesiologists. 2003 (approved by the ASA House of Delegates on october 21,1986, last amended on october 20, 2010, and last affirmed on october 28, 2015).

Robbertze R, Posner KL, Domino KB. Closed claims review of anesthesia for procedures outside the operating room. Curr Opin Anaesthesiol. 2006; 19:436-42.

Van de Velde M, Roofthooft E, Kuypers M. Risk and safety of anaesthesia outside the operating room. Current Opinion in Anesthesiology. 2008; 21(4):486-7.

Velde MV. Interventional neuroradiology. Curr Opin Anaesthesiol. 2003; 16:417-20.

Youn AM, Ko YK, Kim YH. Anesthesia and sedation outside of the operating room. Korean Journal of Anesthesiology. 2015; 68(4):323-31.

CAPÍTULO 6

Meios de Contraste Utilizados nos Procedimentos da Radiologia

Fernando José Bigaton
Ricardo Antonio Guimarães Barbosa

INTRODUÇÃO

Os meios de contrate são usados em diferentes procedimentos e áreas da radiologia, tais como: tomografia computadorizada, radiologia vascular intervencionista, ultrassonografia e ressonância magnética. Eles são divididos em dois grupos: iodados que podem ser iônicos (ioxadato de meglumina) e não iônicos (iobitridol, iodixanol) e não iodados (gadolínio de propriedade paramagnética). A utilização relativamente frequente de contrastes radiológicos iodados, que na maioria das vezes são hiperosmolares, está associada a quadros de diurese osmótica, alterações de pressão arterial e até edema pulmonar, bem como ao aparecimento de reações alérgicas (reações anafilactoides com ativação da via alternativa do complemento C3, na maior parte dos casos, e com menor incidência de reações anafiláticas clássicas) de gravidade variável, com incidência de 0,6 a 3%.

Os pacientes de risco para utilização de contrastes iodados são aqueles com:

- Insuficiência cardíaca (sobrecarga de volume)

- Insuficiência renal (lesão renal)
- Desidratação
- Hipertireoidismo (crise tireotóxica)
- Feocromocitoma (descarga de catecolaminas)
- Anemia falciforme (falcização de hemácias)
- Extremos das idades
- Associação com metformina (acidose lática)
- Reações alérgicas prévias ao meio de contraste radiológico (MCR)
- História de asma brônquica ou atopia
- Miastenia *gravis* (insuficiência respiratória).

Por essa razão, a presença do anestesiologista é solicitada, tendo em vista seu treinamento com vias aéreas, distúrbios hemodinâmicos e reanimação cardiorrespiratória e cerebral. Se o paciente tiver histórico de reação alérgica anterior ao contraste iodado, a indicação do exame deverá ser discutida, e medidas profiláticas deverão ser tomadas.

LESÃO RENAL INDUZIDA POR CONTRASTES RADIOLÓGICOS E PROTEÇÃO RENAL

Os MCR podem causar lesão renal aguda (mais comumente considerada como aumento da creatinina sérica maior ou igual a 0,5 mg/dℓ ou 25% do valor basal em 48 horas após exposição, podendo ocorrer até 5 dias depois), principalmente em pacientes já com fatores de risco (doença renal crônica, diabetes melito, hipertensão arterial, insuficiência cardíaca, idade avançada, instabilidade hemodinâmica, uso de substâncias nefrotóxicas e diuréticos, entre outros) e especialmente nos já hospitalizados e naqueles em vigência de jejum, com provável quadro de desidratação. A lesão aguda pode ser decorrente de vasoespasmo arterial renal ou de ação direta nos túbulos renais. Medidas profiláticas para evitar lesão renal são descritas na Tabela 6.1.

Os MCR iodados são comumente usados em tomografia computadorizada e radiologia vascular intervencionista. Eles podem ser de alta osmolalidade, que são aqueles que apresentam dissociação iônica importante, ou de baixa osmolalidade, pouco acima do plasma. Os primeiros são associados a maior incidência de efeitos adversos e, atualmente, são pouco usados.

Meios de contraste contendo gadolínio (do grupo dos não iodados), usados em ressonância magnética, são menos associados a lesão renal aguda que os

Tabela 6.1 Medidas profiláticas para evitar lesão renal.

MEDIDAS FARMACOLÓGICAS (PARA PACIENTES COM RISCO AUMENTADO DE LESÃO RENAL)
• Administrar 1 a 1,5 mℓ/kg/h de solução salina 0,9% pelo menos 1 hora antes da exposição e continuar infusão por 3 a 6 horas depois. Pode ser utilizada solução bicarbonatada isotônica (154 mℓ de bicarbonato de sódio 8,4% diluídos em 846 mℓ de soro glicosado 5%) no mesmo ritmo de infusão, embora a superioridade desta ainda seja controversa na literatura • N-acetilcisteína, 600 mg IV ou VO, 2 vezes ao dia (juntamente com a administração de cristaloides)

IV: via intravenosa; VO: via oral.

contrastes iodados; porém, quando empregados em pacientes com insuficiência renal prévia, permanecem longos períodos no organismo e podem levar ao desenvolvimento de fibrose sistêmica nefrogênica (FSN), uma condição que causa espessamento da pele em diversas regiões do corpo, cursando com sérios problemas de mobilidade, especialmente em áreas de articulações. Também podem ser afetados pulmões, diafragma, esôfago, miocárdio, dura-máter, ossos, entre outros órgãos. Por essa razão, deve-se estimar o *clearance* renal dos pacientes, devendo-se evitar o uso de gadolínio naqueles com insuficiência renal crônica grave (ritmo de filtração glomerular < 30 mℓ/kg/1,73 m^2) e com insuficiência renal aguda, síndrome hepatorrenal e no peroperatório de transplante hepático.

Até o momento, não há consenso sobre o benefício da hemodiálise periprocedimento como prevenção da lesão renal; tendo em vista a logística complexa e os custos, somados aos riscos, ela não está recomendada de rotina. Alguns estudos apontam benefício da hemodiálise para remoção do gadolínio após exames de imagem; entretanto, ainda não há evidência de que essa prática previna a FSN em pacientes com fatores de risco.

REAÇÕES ADVERSAS A CONTRASTES RADIOLÓGICOS

Contrastes radiológicos possivelmente causam reações adversas, as quais podem ser anafilactoides ou quimiotóxicas. As primeiras são relacionadas a diversos fatores, com liberação de compostos vasoativos, ativação do sistema complemento, conversão de L-arginina para óxido nítrico e, mais importante, liberação de histamina de basófilos e eosinófilos. Já as quimiotóxicas (não anafilactoides ou fisiológicas), que são dose-dependentes e têm características influenciadas pelas suas propriedades físico-químicas, provocam distúrbios da homeostase com suas características iônicas, podendo interferir com a sinalização neural e cardíaca e causar efeitos cardiovasculares, como arritmias, edema pulmonar e reações vasovagais, além de outras ações locais, como dor e lesões químicas. As reações adversas e seus respectivos tratamentos são descritos na Tabela 6.2.

Tabela 6.2 Principais reações adversas e os respectivos tratamentos.

REAÇÃO ADVERSA	CONSIDERAÇÕES	TRATAMENTO
Urticária	–	Difenidramina 25 a 50 mg VO ou IV (em 1 a 2 min) Dose pediátrica: 1 mg/kg IV em 1 a 2 min (dose máxima: 50 mg)
Eritema difuso	Se normotensivo, monitorar e observar. Se hipotensivo, instituir tratamento	Administrar 1.000 mℓ IV de cristaloide. Caso não responda, considerar epinefrina 1:10.000, 1 mℓ IV lento, ou 0,3 mg IM. Repetir a cada 5 a 15 min conforme a resposta (dose total máxima: 1 mg) Dose pediátrica: 10 a 20 mℓ/kg de cristaloide. Caso não responda, administrar 0,1 mℓ/kg de epinefrina 1:10.000 (dose máxima por injeção: 1 mℓ). Repetir a cada 5 a 15 min conforme a resposta (dose máxima: 1 mg)
Broncospasmo	Pautar o tratamento com base na gravidade, nas repercussões hemodinâmicas e na responsividade	Beta$_2$-agonista 2 *puffs*, repetir até 3 vezes. Considerar epinefrina 1:10.000, 1 mℓ IV lento, ou 0,3 mg IM. Repetir a cada 5 a 15 min conforme a resposta (dose total máxima: 1 mg) Dose pediátrica: 10 a 20 mℓ/kg de cristaloide. Caso não responda, administrar 0,1 mℓ/kg de epinefrina 1:10.000 (dose máxima por injeção: 1 mℓ). Repetir a cada 5 a 15 min conforme a resposta (dose máxima: 1 mg)
Edema laríngeo	–	Epinefrina 1:10.000, 1 mℓ IV lento, ou 0,3 mg IM. Repetir a cada 5 a 15 min conforme a resposta (dose total máxima: 1 mg) Dose pediátrica: 0,1 mℓ/kg de epinefrina 1:10.000 (dose máxima por injeção: 1 mℓ). Repetir a cada 5 a 15 min conforme a resposta (dose máxima: 1 mg)

(continua)

Tabela 6.2 Principais reações adversas e os respectivos tratamentos. (*continuação*)

REAÇÃO ADVERSA	CONSIDERAÇÕES	TRATAMENTO
Hipotensão (PAS < 90 mmHg)	–	Administrar 1.000 mℓ IV de solução cristaloide. Se associada a bradicardia grave (reação vasovagal), administrar conjuntamente atropina 0,6 a 1,0 mg até o máximo de 3 mg. Se associada a taquicardia (reação anafilactoide), administrar epinefrina 1:10.000, 1 mℓ IV lento, ou 0,3 mg IM. Repetir a cada 5 a 15 min conforme a resposta (dose total máxima: 1 mg) Dose pediátrica: 0,1 mℓ/kg de epinefrina 1:10.000 (dose máxima por injeção: de 1 mℓ). Repetir a cada 5 a 15 min conforme a resposta (dose máxima: 1 mg)
Edema pulmonar	–	Furosemida 20 a 40 mg IV (em 2 min) Dose pediátrica: 0,5 a 1 mg/kg (em 2 min)
Convulsão	Medicar caso se mantenha por período acima de 5 min	Diazepam 5 a 10 mg IV ou IM a cada 5 a 10 min (máximo de 30 mg) Dose pediátrica: 6 meses a 5 anos, 0,2 a 0,5 mg/kg a cada 2 a 5 minutos (dose máxima: 5 mg); maiores de 5 anos, 1 mg IV a cada 2 a 5 min (dose máxima: 10 mg)
Hipoglicemia	–	Glicose 50% 10 mℓ (em 2 min) Dose pediátrica: 2 mℓ/kg (em 2 min)
Para prevenção de reações secundárias, administrar hidrocortisona 5 mg/kg IV (em 1 a 2 min)		

IM: via intramuscular; IV: via intravenosa; PAS: pressão arterial sistêmica.

Adaptada de ACR Committee on Drugs and Contrast Media, 2016.

Pacientes com risco elevado para reações adversas são aqueles que: já apresentaram reação à exposição prévia a contrastes radiológicos, com tendência atópica, asmáticos, com hipertireoidismo (risco de crise tireotóxica pela captação aumentada de iodo livre), com disfunção renal e outras comorbidades graves. Caso seja indispensável o uso de contraste na realização de exames para esses pacientes, algumas medidas profiláticas podem ser tomadas e estão descritas na Tabela 6.3.

Tabela 6.3 Medidas profiláticas para os pacientes com alto risco de reação aos meios de contraste radiológicos

MEDIDAS PROFILÁTICAS PARA PACIENTES DE ALTO RISCO PARA EVENTOS ADVERSOS (CASO SEJA INDISPENSÁVEL O USO DE MEIOS DE CONTRASTE)
• Hidrocortisona 200 mg IV pelo menos 4 a 6 horas antes do procedimento. Repetir a cada 4 horas
• Difenidramina 50 mg IV 1 hora antes do procedimento (ou outro bloqueador H1)
• Omeprazol 40 mg IV 1 hora antes do procedimento (ou outro bloqueador anti-H2)

IV: via intravenosa.

BIBLIOGRAFIA

ACR Committee on Drugs and Contrast Media. ACR manual on contrast media: version. 2016; 10:2. Disponível em: http://www.acr.org/quality-safety/resources/contrast-manual.

Greenberger PA, Halwig JM, Patterson R et al. Emergency administration of radiocontrast media in high-risk patients. J Allergy Clin Immunol. 1986; 77:630e4.

Kidney disease: improving global outcomes (KDIGO) CKD work group (2013) KDIGO 2012 clinical practice guideline for the evaluation and management of chronic kidney disease. Kidney Inter Suppl. 2012; 1-150.

Liccardi G, Lobefalo G, Di Florio E et al. Strategies for the prevention of asthmatic, anaphylactic and anaphylactoid reactions during the administration of anesthetics and/or contrast media. J Investig Allergol Clin Immunol. 2008; 18(1):1-11.

Morzycki A, Bhatia A, Murphy K. Adverse reactions to contrast material: a Canadian update. Can Assoc Radiol J. Published online. 2016.

Van der Molen A, Thomsen H, Morcos S. Effect of iodinated contrast media on thyroid function in adults. Eur Radiol. 2004; 14:902e7.

CAPÍTULO 7

Anestesia para Radioterapia e Braquiterapia

Jorge Luiz Saraiva Ximenes
Ricardo Antonio Guimarães Barbosa

INTRODUÇÃO

A radioterapia tem sido utilizada para tratamentos de diversas patologias, mas sua principal indicação é em neoplasias malignas. Consiste no uso da radiação ionizante com o objetivo de entregar uma dose precisa em determinado volume.

Existem várias técnicas de radioterapia. A externa, ou teleterapia, é a modalidade de tratamento em que a fonte de irradiação é produzida por aparelhos e está a certa distância do paciente. A braquiterapia é definida como a utilização de radioisótopos, em que a fonte de irradiação é colocada em contato ou próximo à área que necessita receber o tratamento.

A radioterapia consiste em algumas etapas. Inicia-se com a simulação do tratamento, na qual é realizada a escolha adequada de acessórios de imobilização, posicionamento e aquisição de imagens para planejamento (tomografia, ressonância, tomografia computadorizada por emissão de pósitrons [PET-CT]). No sistema de planejamento, o médico define a região de tratamento e os órgãos de risco. Se o paciente movimenta-se durante o tratamento, surgem incertezas no plano de radioterapia e, consequentemente, doses diferentes das desejadas, tanto no alvo quanto nos órgãos adjacentes.

O tratamento radioterápico pode ser realizado em dose única ou em diversas aplicações diárias, com até 40 sessões; o posicionamento deve ser reproduzido durante todas elas. Pacientes ansiosos ou claustrofóbicos e crianças podem necessitar de anestesia para suportar a imobilização; além disso, por vezes as posições necessárias são dolorosas devido à doença de base.

Na braquiterapia, usada para tumores ginecológicos, de próstata e alguns de mama e cabeça e pescoço, um dispositivo (sementes, fios ou placas) é implantado na área desejada, sendo acionado em cada sessão. Esse procedimento é doloroso; logo, necessita de anestesia/analgesia para sua realização.

AVALIAÇÃO PRÉ-ANESTÉSICA

Para braquiterapia, é preciso fazer uma avaliação direcionada para alterações cardiovasculares e respiratórias, pois os pacientes, em geral, são idosos. Para radioterapia, a maioria dos pacientes é criança, e a avaliação é direcionada para as condições respiratórias. Em relação aos exames, dependem da idade e de suas condições clínicas, mas é importante avaliar as vias aéreas. Pode ser necessário realizar: radiografia de tórax, eletrocardiograma, exames de laboratório (hemograma, coagulograma, função renal e eletrólitos) e avaliação cardiológica.

INDICAÇÕES DA RADIOTERAPIA

A radioterapia é indicada para tratamento de neoplasias malignas, seja de maneira curativa (adjuvante ou neoajduvante) ou paliativa (controle álgico ou contenção de sangramento tumoral), e para tratamento de patologias benignas, como ginecomastia, oftalmopatia de Graves, malformações arteriovenosas e meningiomas.

CONTRAINDICAÇÕES DA RADIOTERAPIA

Devem ser avaliadas pelo radioterapeuta antes da indicação. Além disso, cabe ao anestesista analisar contraindicações ao ato anestésico, como em qualquer outra anestesia.

MONITORIZAÇÃO

A monitorização do paciente pode ser realizada por:

- Eletrocardiografia contínua
- Oximetria de pulso
- Capnografia
- Pressão arterial não invasiva
- Temperatura
- Utilização de câmeras para visualização do procedimento (como durante o procedimento não é possível permanecer ao lado do paciente devido à radiação, é necessário acompanhar o tratamento com o uso de câmeras com *zoom* e boa resolução de imagens).

ACESSOS VASCULARES

A repetida punção venosa deve ser evitada quando possível, especialmente em crianças. Muitos pacientes submetidos a radioterapia usam cateter de longa permanência para tratamento quimioterápico. Nos outros, em especial nas crianças, pode-se optar por anestesia inalatória para indução e obtenção de acesso venoso.

TÉCNICA ANESTÉSICA

Na escolha da técnica e dos agentes anestésicos para radioterapia, deve-se ter em mente o objetivo principal da anestesia (imobilidade ou analgesia) e levar em consideração algumas peculiaridades:

- Procedimentos curtos (20 a 30 min)
- Exposições repetidas aos agentes e, possivelmente, a procedimentos invasivos (cateterização venosa, obtenção de vias aéreas)
- Isolamento do paciente na sala por minutos durante a emissão de radiação, com monitorização e acompanhamento fora da sala por meio de câmeras com *zoom* e boa resolução de imagens
- Manutenção das vias aéreas em diversas posições
- Necessidade de transporte do paciente sedado/anestesiado (entre sala de tomografia/ressonância, sala de radioterapia e centro cirúrgico em alguns casos)
- Interferência com alimentação/nutrição de pacientes já debilitados pela doença de base.

Logo, deve-se optar por agentes que possibilitem um rápido despertar, não desenvolvam tolerância e não sejam nauseantes. O propofol é o agente venoso de escolha, quando a *performance* cardiovascular do paciente permitir. O sevoflurano tem sido opção inalatória, especialmente em crianças. Quando necessários outros fármacos, relaxantes musculares e benzodiazepínicos de curta duração e com possibilidade de reversão, como rocurônio e midazolam, podem ser associados.

Para radioterapia externa, a anestesia geral ou sedação são as técnicas de escolha. Em crianças, pode-se optar pela anestesia inalatória com sevoflurano ou venosa com propofol. A simulação, quando se define a posição em que serão realizadas as sessões de radioterapia e se confecciona o molde dos dispositivos termoplásticos (como a máscara), é o primeiro e mais demorado procedimento, no qual se percebe o grau de colaboração do paciente e a necessidade de anestesia para imobilidade.

Para braquiterapia, a anestesia regional (raquianestesia) ou a anestesia geral são opções, sendo possível, em alguns casos, a anestesia local, aplicada pelo radioterapeuta ou cirurgião que for implantar o dispositivo.

INDUÇÃO E MANUTENÇÃO DA ANESTESIA

A indução e a manutenção da anestesia devem priorizar agentes de curta duração. Nas primeiras sessões de radioterapia, consegue-se titular as doses de indução e manutenção dos agentes para cada paciente, em geral reduzindo a dose total nas sessões subsequentes.

Para radioterapia externa, pode-se realizar sedação ou anestesia geral, com ventilação espontânea com máscara facial ou cateter nasal de O_2 ou ventilação controlada, tendo preferência para o uso de dispositivo supraglótico (evitar intubação), não sendo estritamente necessário o uso de opioides. A preferência é a utilização de máscara facial, pois é menos invasiva, tendo em vista que o paciente será submetido a 20 a 30 sessões de tratamento. A sedação com propofol preferencialmente utiliza infusão controlada com seringas para anestesia venosa total (TIVA, *total intravenous anesthesia*). Os fármacos mais usados na indução anestésica são:

- Propofol 1,0 mg/kg em bólus até perda da consciência, ou sevoflurano na concentração de 2 a 3%

A manutenção da anestesia pode ser feita com:

- Propofol 25 a 200 mcg/kg/min, ou sevoflurano na concentração de 1 a 2%.

Para a braquiterapia, adjuvantes podem ser utilizados, especialmente pensando no pós-anestésico, como antieméticos.

COMPLICAÇÕES DESCRITAS NA LITERATURA

Em geral, quando bem aplicadas em termos de doses e fracionamento, as ações das radiações são bem toleradas; entretanto, efeitos colaterais imediatos (em tecidos mais proliferativos) e tardios podem ocorrer e ser potencializados por quimioterapia e cirurgia concomitantes. Os efeitos imediatos podem manifestar-se por anovulação ou azospermia, epitelites, mucosites e mielodepressão. Já os tardios são pouco comuns e manifestam-se por atrofias e fibroses, sendo as alterações genéticas e o desenvolvimento de outros tumores malignos mais raros. As complicações mais frequentes na anestesia são respiratórias e cardiovasculares.

BIBLIOGRAFIA

Anghelescu DL, Burgoyne LL, Liu W et al. Safe anesthesia for radiation therapy in pediatric oncology: the St. Jude Children's Research Hospital Experience, 2004-2006. International Journal of Radiation Oncology, Biology, Physics. 2008; 71(2):491-7.

Bussolotti RM, Boscariol MJ, Giroud EHJ. Anestesia ambulatorial para radioterapia em paciente portador de miastenia gravis: relato de caso. Revista Brasileira de Anestesiologia. 2006; 56(4):419-25.

Casey WF, Price V, Smith HS. Anesthesia and monitoring for paediatric radiotherapy. Journal of the Royal Society of Medicine. 1986; 76:444-6.

Halpern H, Sendacz AM, Takaoka F. Anestesia para radioterapia. Rev Bras Anestesiol. 1999; 49:4:288-91.

Isoyama-Shirakawa Y, Nakamura K, Abe M et al. Caudal epidural anesthesia during intracavitary brachytherapy for cervical cancer. Journal of Radiation Research. 2015; 56(3):583-7.

Jeffrey C, Buchsbaum KP, McMullen JG et al. Repetitive pediatric anesthesia in a non-hospital setting. International Journal of Radiation Oncology Biology Physics. 2013; 85(5):1296-300.

Kamata K, Hayashi M, Nagata O et al. Inicial experience with the use of remote control monitoring and general anesthesia during radiosurgery for pediatric patients. Pediatr Neurosurg. 2011; 47:158-66.

McMullen et al. Parameters of anesthesia/sedation in children receiving radiotherapy. Radiation Oncology. 2015; 10:65.

Owusu-Agyemang P, Grosshans D, Arunkumar R et al. Non-invasive anesthesia for children undergoing proton radiation therapy. Radiotherapy and Oncology. 2014; 111(1):30-4.

Pereira AMSA, Gonçalves TAM, Cangiani LM. Anestesia fora do centro cirúrgico e para procedimentos diagnósticos e terapêuticos. Rev Bras Anestesiol. 2000; 50:2:149-66.

Rubin D. Anesthesia for ambulatory diagnostic and therapeutic radiology procedures. Anesthesiology Clinics. 2014; 32(2):371-80.

Strnad V, Potter R, Kovács G. Pratical handbook of brachytherapy: pre and postoperative supportive care in brachytherapy. Bremen: UNI-MED; 2014. p. 102-9.

Verma V, Beethe AB, LeRiger M et al. Anesthesia complications of pediatric radiation therapy. Practical Radiation Oncology. 2016; 6(3):143-54.

Vigneron C, Schwartz É, Trojé C et al Anesthésie générale en radiothérapie pédiatrique. Cancer/Radiothérapie. 2013; 17(5-6):534-7.

CAPÍTULO 8

Anestesia para Tomografia Diagnóstica

Elisa Scanavini Cerqueira
Ágaba Eulália Serrão de Medeiros

INTRODUÇÃO

A tomografia computadorizada (TC) vem sendo solicitada com crescente frequência como ferramenta de auxílio diagnóstico há alguns anos. O manejo anestésico de pacientes submetidos a tal procedimento apresenta riscos inerentes ao próprio aparelho, como radiação e acesso difícil ao paciente e ao ambiente em que é realizado, normalmente distante do centro cirúrgico. Visando superar desafios, é importante que se considerem três aspectos principais: paciente, tipo de procedimento e ambiente em que será realizada a intervenção.

INDICAÇÕES DE TOMOGRAFIA COM ANESTESIA

A anestesia em procedimentos de TC é indicada para pacientes que não conseguem ficar imóveis durante o procedimento, como:

- Pacientes pediátricos
- Pacientes com doenças psiquiátricas

- Pacientes com déficit cognitivo
- Pacientes claustrofóbicos
- Pacientes em ventilação mecânica.

Avaliação pré-anestésica

Deve-se realizar avaliação pré-anestésica completa, incluindo antecedentes anestésicos, jejum, história de síndrome da apneia obstrutiva do sono (SAOS), entre outros. Conforme o tipo de anestesia a ser executada (escolhida após a avaliação anestésica e de acordo com o procedimento ao qual o paciente será submetido), determinados parâmetros de monitorização deverão ser implementados. O padrão recomendado pela American Society of Anesthesiologists (ASA) consiste em: eletrocardiografia (ECG), oximetria de pulso, pressão arterial não invasiva e capnografia (em caso de anestesia geral).

Sedação ou anestesia geral pode ser necessária em pacientes que por diversos motivos não tolerem realizar o exame e, principalmente, em crianças quando incapazes de colaborar durante o procedimento.

Tipo de procedimento

O anestesista deve estar ciente do posicionamento do paciente durante o exame e do tempo de duração deste, para ser capaz de prover a melhor assistência possível.

A TC apresenta como risco inerente a exposição à radiação ionizada, o que requer proteção pela equipe de profissionais trabalhando no setor. Por isso, é recomendado que o anestesista se mantenha o mais distante possível do aparelho de TC (fonte de radiação) enquanto presta assistência ao paciente. Sempre que possível, ele deve estar posicionado atrás de anteparo e munido de colar protetor de tireoide, avental de chumbo e proteção ocular adequada.

Ambiente

Deve estar organizado da melhor maneira, de modo a facilitar o acesso do anestesista ao paciente em caso de emergência ou imprevistos. Além disso, deve conter os seguintes recursos, conforme padronização da ASA para anestesia fora do ambiente de centro cirúrgico:

- Fonte de oxigênio e cilindro extra completamente preenchido
- Fonte de vácuo para aspiração
- Sistema de exaustão em caso de uso de agentes inalatórios

- Equipamento anestésico: dispositivo bolsa-valva-máscara, fármacos e materiais anestésicos adequados, aparelho anestésico equivalente àqueles utilizados em salas cirúrgicas, equipamento de monitorização apropriado, conforme padrão estabelecido pela ASA
- Fornecimento de energia elétrica suficiente aos aparelhos de anestesia e monitorização com recursos de segurança (fio-terra, por exemplo)
- Espaço suficiente para pessoal e equipamentos
- Material para reanimação cardiopulmonar prontamente disponível
- Equipe treinada para auxiliar o anestesista em caso de necessidade
- Disponibilidade para solicitar e receber assistência de outros setores do hospital conforme padrões locais (código amarelo ou azul, por exemplo)
- Local e recursos adequados para recuperação pós-anestésica e para transporte seguro até unidade de terapia intensiva (UTI).

MANEJO ANESTÉSICO DO PACIENTE ADULTO

Monitorização

Conforme padrão recomendado pela ASA, citado anteriormente.

Técnicas anestésicas

Pode ser utilizada a sedação leve, moderada ou anestesia geral, dependendo do caso.

Sedação

Poderá ser realizada pela infusão intravenosa de midazolam e fentanil, propofol ou dexmedetomidina em doses que preservem a ventilação espontânea e, ao mesmo tempo, garantam imobilidade do paciente.

Anestesia geral

Poderá ser realizada tanto com agentes inalatórios (sevoflurano, anestésico mais utilizado) quanto intravenosos (propofol), ou ainda com uma combinação destes. Nos pacientes adultos utiliza-se mais o propofol.

A TC é um procedimento normalmente rápido e sem estímulos dolorosos; por isso, não há necessidade de se manter plano anestésico profundo. Em caso de tosse ou movimentação do paciente, bloqueadores neuromusculares poderão ser utilizados visando garantir a imobilidade desejada.

Monitorização

Conforme padrão recomendado pela ASA para todos os pacientes.

Indução (e recuperação) da anestesia

Pacientes pediátricos normalmente requerem sedação profunda ou anestesia geral para garantir a imobilidade necessária à realização da TC. Indução e recuperação anestésicas podem ocorrer tanto na própria sala do exame quanto em local próximo a ela, a depender do hospital. É importante ressaltar que, no segundo caso, deve haver recursos disponíveis para a realização de transporte seguro (monitores de transporte, equipamentos para garantia de via aérea, substâncias anestésicas e de emergência e fonte de oxigênio).

Técnicas anestésicas

Crianças menores de 6 meses

Anestesia geral ou sedação são técnicas comumente utilizadas em crianças mais novas; porém, tais intervenções implicam efeitos adversos e riscos desnecessários ao se considerar um simples exame de TC. Desse modo, podem ser utilizados anestésicos gerais inalatórios como o sevoflurano.

A técnica do *feed and swaddle* é uma ótima opção para esses casos. Ela consiste em deitar a criança no aparelho de TC em decúbito dorsal após ter sido amamentada pela mãe, envolvida por um cobertor dobrado de maneira a enfaixar seu tronco, posicionando sua cabeça com a face voltada para cima. Acalma-se a criança até que ela durma naturalmente e, então, tem início o exame.

Crianças maiores de 5 anos

Após os 5 anos de idade, as crianças já podem ser capazes de entender e colaborar com a realização de um exame rápido sem necessidade de intervenção anestésica. Táticas como manter um dos pais acompanhando o paciente durante a TC podem auxiliar.

Sedação

Alguns pacientes conseguem completar o exame apenas com uma sedação leve (p. ex., midazolam, 1 mg/kg, via oral); outros, incluindo adolescentes, requerem pequenas doses de midazolam e/ou fentanil intravenosos para tolerarem exames mais prolongados. Deve-se manter ventilação espontânea sempre que possível.

Anestesia geral

Indicada para aqueles pacientes incapazes de tolerar o exame, incluindo também prematuros (mais sensíveis à depressão respiratória causada por hipnóticos e com tendência à apneia), crianças com síndrome de apneia obstrutiva do sono (SAOS), aquelas com refluxo gastroesofágico sintomático ou adolescentes com atraso no desenvolvimento.

MANEJO DE VIA AÉREA

O manejo da via aérea pode ser realizado utilizando:

- Cânula orofaríngea ou nasofaríngea: usada em casos em que houver necessidade, para melhorar abertura da via aérea
- Máscara laríngea (dispositivo supraglótico): é outra boa opção para pacientes sem alteração de vias aéreas e que não apresentem risco de aspiração
- Tubo endotraqueal: deve ser usado em casos de alteração das vias aéreas ou paciente com risco de aspiração.

MANEJO DE VENTILAÇÃO

A TC consiste em exame de rápida execução; por isso, é possível manter a maioria dos pacientes em ventilação espontânea durante sua realização. Nos casos de pacientes muito novos, ou ainda aqueles com tônus neuromuscular reduzido, que podem ser incapazes de vencer a resistência do circuito de ventilação em vigência do modo espontâneo, deve-se instituir ventilação mecânica controlada.

AGENTES ANESTÉSICOS

Volátil

Sevoflurano. Normalmente utilizado para indução e manutenção anestésicas graças a sua potência e eliminação rápida. É praticamente o único anestésico inalatório disponível em aparelhos próprios para ambiente de TC e/ou ressonância nuclear magnética.

Intravenosos

Propofol. Bastante utilizado em indução e manutenção anestésicas, tanto em adultos quanto em crianças, por ter início de ação e recuperação rápidos, propriedades antieméticas e efeitos colaterais pouco danosos.

Pode ser usado como agente anestésico único na dose de 100 a 300 mcg/kg/min por via intravenosa, a ser titulado conforme efeito sobre a estabilidade hemodinâmica do paciente.

Dexmedetomidina. Normalmente utilizada em associação a outros medicamentos intravenosos, como midazolam e propofol ou cetamina.

Hidrato de cloral. Com dose hipnótica correspondente a 40 a 75 mg/kg, o uso desse agente é contraindicado em caso de procedimento rápido com alta para casa, devido à possibilidade de sonolência após alta hospitalar. Esse evento ocorre por conta de a meia-vida de eliminação do metabólito ativo ser muito longa, correspondendo a um período de 8 a 12 horas, podendo estender-se até 35 horas em casos de doses mais altas.

BIBLIOGRAFIA

Anastasian ZH, Strozyk D, Meyers PM et al. Radiation exposure of the anesthesiologist in the neurointerventional suite. Anesthesiology. 2011; 114:512.

Barash PG et al. Clinical anesthesia. 7. ed. Philadelphia: Lippincott Williams & Wilkins; 2013.

Frölich MA. The "sniffing position" is not an anatomic myth. Anesthesiology. 2001; 95:1044.

Heller BJ, Yudkowitz FS, Lipson S. Can we reduce anesthesia exposure? Neonatal brain MRI: swaddling vs. sedation, a national survey. J Clin Aneseth. 2017; 38:119.

Jenkins E, Hebbar KB, Karaga KK et al. Experience with the use of propofol for radiologic imaging in infants younger than 6 months of age. Pediatr Radiol. 2017; 47:974.

Jöhr M, Berger TM, Burki S et al. The use of remifentanil for inducing apnea during diagnostic imaging in sedated pediatric patients. Paediatr Anaesth. 2008; 18:1221.

Mahmoud M, Jung D, Salisbury S et al. Effect of increasing depth of dexmedetomidine and propofol anesthesia on upper airway morphology in children and adolescents with obstructive sleep apnea. J Clin Anesth. 2013; 25:529.

Schulte-Uentrop L, Goepfert MS. Anaesthesia or sedation for MRI in children. Curr Opin in Anaesthesiol. 2010; 23:513.

CAPÍTULO 9

Anestesia para Biópsia Pulmonar Guiada por Tomografia Computadorizada

Fernando Ribeiro Sá
Ricardo Antonio Guimarães Barbosa

INTRODUÇÃO

A biópsia pulmonar guiada por imagem é uma ferramenta diagnóstica válida desde sua primeira descrição, em 1965. É utilizada para diagnóstico anatomopatológico e análise molecular de incontáveis doenças torácicas. A tomografia computadorizada (TC) é o método mais utilizado para guiar a punção, seguida pela ultrassonografia (US), em especial para lesões pleurais.

Em metanálise de outubro de 2015, a TC demonstrou ter boa acurácia, com média de 92,1%, além de 92,1% de sensibilidade para detecção de malignidade e aproximadamente 100% de especificidade, com raros falso-positivos.

O método é seguro e válido, inclusive em pacientes que já foram submetidos à pneumectomia anteriormente; porém, nesses casos, deve ser realizado por radiologista experiente e com equipe de cirurgia torácica de suporte.

INDICAÇÕES

As indicações para a biopsia pulmonar guiada por TC são:

- Nódulo pulmonar solitário de origem desconhecida
- Tumor irressecável ou não ressecável imediatamente
- Linfonodos suspeitos
- Metástases sólidas
- Diagnóstico de tumor primário periférico ou tumor com extensão pleural ou mediastinal
- Amostras adicionais de tecido de câncer pulmonar conhecido para terapias-alvo.

AVALIAÇÃO PRÉ-ANESTÉSICA

A avaliação antes da anestesia deve abarcar as seguintes etapas:

- Avaliar os testes de coagulação (tempo de protrombina, tempo de tromboplastina parcial ativada, contagem de plaquetas)
- Suspender clopidogrel 5 dias antes; ácido acetilsalicílico (AAS) pode ser mantido
- Em pacientes que utilizam anticoagulantes orais, a razão normalizada internacional (INR) deve ser menor que 1,5
- Heparina de baixo peso molecular deve ser suspensa antes do procedimento
- Avaliar a função pulmonar
- Realizar avaliação cardiológica com ecocardiografia em caso de suspeita de hipertensão pulmonar.

CONTRAINDICAÇÕES ABSOLUTAS

As contraindicações do procedimento são:

- Coagulopatia significativa que não possa ser corrigida adequadamente
- Insuficiência respiratória grave com baixa tolerância a pneumotórax
- Inexistência de acesso percutâneo seguro à lesão
- Hipertensão pulmonar grave.

MONITORIZAÇÃO

A monitorização pode ser feita por:

- Eletrocardiografia contínua

- Oximetria de pulso
- Pressão arterial não invasiva
- Capnografia (em caso de anestesia geral).

ACESSOS VASCULARES

O acesso venoso a ser garantido é periférico, de calibre suficiente para permitir a injeção de contraste em casos selecionados.

TÉCNICA ANESTÉSICA

Anestesia local com sedação consciente é a técnica mais utilizada para o procedimento.

No caso de pacientes pouco cooperativos, como na população pediátrica, o procedimento pode ser realizado sob anestesia geral com intubação traqueal.

Existe o relato da utilização de bloqueio do nervo frênico homolateral a lesões próximas ao diafragma como artifício para facilitação técnica da biópsia, por eliminar a movimentação diafragmática a cada ciclo respiratório.

INDUÇÃO E MANUTENÇÃO DA ANESTESIA

Na maioria dos casos, o procedimento deve ser realizado sob sedação consciente, em virtude da necessidade de colaboração do paciente no momento da inserção da agulha de biópsia.

Nos casos em que seja indicada a anestesia geral, deve ser realizada com intubação traqueal, pelo risco de complicações hemorrágicas, principalmente na população pediátrica. Muitos procedimentos são realizados em posição pronada, o que indica o uso de tubos aramados nesses casos. Dependendo do tipo de lesão pulmonar, pode ser necessária a intubação seletiva com ventilação monopulmonar, devido ao grande risco de sangramento durante o procedimento.

Os pacientes de maior risco são: com baixa imunidade, coagulopatia, disfunção pulmonar, infecção fúngica e lesões de difícil acesso. Os fármacos usados na indução anestésica são:

- Fentanil, 2 a 3 mcg/kg
- Propofol, 2,0 a 2,5 mg/kg, ou etomidato, 0,2 a 0,3 mg/kg
- Cisatracúrio, 0,15 mg/kg em casos selecionados.

A manutenção da anestesia pode ser feita com:

- Sevoflurano na concentração de 2% associado ou não a fentanil (se utilizar fentanil, a dose vai depender de cada paciente) e cisatracúrio
- Dor pós-operatória:
    - Dipirona, 1 a 2 g por via intravenosa (IV)
    - Anti-inflamatórios não esteroidais (cetoprofeno, 100 mg, quando não há contraindicação)
    - Opioides (morfina, dose variável)
- Controle de náuseas e vômitos:
    - Dexametasona, 4 mg
    - Ondansentrona, 4 a 8 mg
- Proteção gástrica: omeprazol, 40 mg.

COMPLICAÇÕES DESCRITAS NA LITERATURA

É preciso tomar cuidado no caso de pacientes com lesões cavitárias, pela maior incidência de complicações, como: pneumotórax, hemorragia pulmonar moderada e hemoptise.

COMPLICAÇÕES MAIS RARAS DESCRITAS NA LITERATURA

- Hemotórax
- Embolia aérea
- Implante tumoral no trajeto da agulha.

BIBLIOGRAFIA

Carrero et al. Ultrasound-guided phrenic nerve block for CT-guided percutaneous pulmonary fine-needle aspiration biopsy. JVIR. 2015; 26:597-9.

Cronin CG et al. Percutaneous lung biopsy after pneumonectomy: factors for improving success in the care of patients at high risk. AJR. 2011; 196:929-34.

Di Bardino et al. Transthoracic needle biopsy of the lung. J Thorac Dis. 2015; 7(S4):S304-16.

Gupta S, Seaberg K, Wallace MJ et al. Imaging-guided percutaneous biopsy of mediastinal lesions: different approaches and anatomic considerations. Radio Graphics. 2005; 25:763-88.

Kjaergaard et al. CT-guided needle lung biopsy is possible during apneic oxygenation: a case series. Multidisciplinary Respiratory Medicine. 2013; 8:73.

Margerie-Mellon C et al. Image-guided biopsy in primary lung cancer: why, when and how. Diagnostic and Interventional Imaging. 2016; 97:965-72.

Naumann H et al. CT-guided percutaneous lung biopsy under general anesthesia: a pediatric case series and literature review. Pediatric Anesthesia. 2012; 22:469-75.

Yeow KM, I-Hao S, Kuang-Tse P et al. Risk Factors of pneumothorax and bleeding: multivariate analysis of 660 CT-guided coaxial cutting needle lung biopsies CHEST. 2004; 126:748-54.

CAPÍTULO 10

Anestesia para Ablação de Tumor Pulmonar Guiada por Tomografia Computadorizada

João Francisco Ferreira de Souza
Ricardo Antonio Guimarães Barbosa

INTRODUÇÃO

A ablação por radiofrequência (RFA) causa necrose de coagulação focal no tecido. Sua primeira aplicação clínica foi relatada em 2000, e ela tem sido usada comumente em câncer de pulmão primário e metastático. O procedimento é realizado usando orientação por tomografia computadorizada, e as técnicas para introdução do eletrodo no tumor são simples, semelhantes àquelas usadas na biópsia pulmonar percutânea. A complicação mais comum é o pneumotórax, que ocorre em até 50% dos procedimentos; a colocação de dreno torácico para o pneumotórax é necessária em até 25% dos casos. Outras complicações graves, como o derrame pleural, que exige a colocação do dreno torácico, infecção e lesão nervosa, são raras.

A eficácia local depende do tamanho do tumor, e a progressão local após a RFA, cuja taxa é particularmente alta para tumores maiores que 3 cm, não é rara, ocorrendo em 10% ou mais dos pacientes. A RFA pode ser usada para tratar a progressão local.

As vantagens notáveis da RFA são que ela é simples e minimamente invasiva; além disso, preserva a função pulmonar, pode ser repetida e é aplicável independentemente dos tratamentos anteriores. Sua limitação mais substancial, porém, é a eficácia local limitada, embora a cirurgia ainda seja o método de escolha para o tratamento com intenção curativa.

INDICAÇÕES

É indicada para:

- Tumores pulmonares
- Metástases pulmonares.

AVALIAÇÃO PRÉ-ANESTÉSICA

Deve ser realizada conforme as seguintes recomendações:

- Avaliar os testes de coagulação (tempo de protrombina, tempo de tromboplastina parcial ativada, contagem de plaquetas)
- Suspender clopidogrel 5 dias antes; ácido acetilsalicílico (AAS) pode ser mantido
- Em pacientes que utilizam anticoagulantes orais, a razão normalizada internacional (INR) deve ser menor que 1,5
- Heparina de baixo peso molecular deve ser suspensa antes do procedimento
- Avaliar a função pulmonar
- Realizar avaliação cardiológica com ecocardiografia em caso de suspeita de hipertensão pulmonar.

CONTRAINDICAÇÕES ABSOLUTAS

O procedimento está contraindicado nos casos de:

- Coagulopatia significativa que não possa ser corrigida adequadamente
- Insuficiência respiratória grave com baixa tolerância a pneumotórax (VEF1 < 35%)
- Inexistência de acesso percutâneo seguro à lesão.
- Hipertensão pulmonar grave.

MONITORIZAÇÃO

A monitorização pode ser realizada por;

- Eletrocardiografia contínua
- Oximetria de pulso
- Pressão arterial não invasiva
- Capnografia.

ACESSOS VASCULARES

O acesso venoso a ser garantido é periférico, de calibre suficiente para permitir a injeção de contraste em casos selecionados.

TÉCNICA ANESTÉSICA

Anestesia geral é a técnica mais utilizada para o procedimento.

INDUÇÃO E MANUTENÇÃO DA ANESTESIA

O procedimento deve ser realizado com anestesia geral e intubação traqueal, pelo risco de complicações hemorrágicas. Dependendo do tipo de lesão pulmonar, pode ser necessária a intubação seletiva com ventilação monopulmonar, devido ao grande risco de sangramento durante o procedimento. Os pacientes de maior risco para o tratamento de ablação guiada por tomografia são: com baixa imunidade, coagulopatia, disfunção pulmonar, infecção fúngica e lesões de difícil acesso.

Muitos procedimentos são realizados em posição pronada, o que indica o uso de tubos aramados nesses casos. Os fármacos usados na indução anestésica são:

- Fentanil, 2 a 5 mcg/kg
- Propofol, 2,0 a 2,5 mg/kg, ou etomidato, 0,2 a 0,3 mg/kg
- Cisatracúrio, 0,15 mg/kg em casos selecionados.

A manutenção da anestesia pode ser feita com:

- Sevoflurano na concentração de 2% associado ou não a fentanil (se utilizar fentanil, a dose vai depender de cada paciente) e cisatracúrio
- Dor pós-operatória:

    - Dipirona, 1 a 2 g por via intravenosa (IV)
    - Anti-inflamatórios não esteroidais (cetoprofeno, 100 mg, quando não houver contraindicação)
    - Opioides (morfina, dose variável)
- Controle de náuseas e vômitos:
    - Dexametasona, 4 mg
    - Ondansentrona, 4 a 8 mg
- Proteção gástrica: omeprazol, 40 mg.

COMPLICAÇÕES DESCRITAS NA LITERATURA

Tomar cuidado com pacientes com lesões cavitárias, em função da maior incidência de complicações, como:

- Sangramento no local da punção
- Hemoptise
- Hemorragia alveolar
- Pneumotórax
- Dor pós-operatória.

COMPLICAÇÕES MAIS RARAS DESCRITAS NA LITERATURA

- Hemotórax
- Embolia aérea.

BIBLIOGRAFIA

Carrero et al. Ultrasound-guided phrenic nerve block for CT-guided percutaneous pulmonary fine-needle aspiration biopsy. JVIR. 2015; 26:597-9.

Cronin CG et al. Percutaneous lung biopsy after pneumonectomy: factors for improving success in the care of patients at high risk. AJR. 2011; 196:929-34.

Di Bardino et al. Transthoracic needle biopsy of the lung. J Thorac Dis. 2015; 7(S4):S304-16.

Gupta S, Seaberg K, Wallace MJ et al. Imaging-guided percutaneous biopsy of mediastinal lesions: different approaches and anatomic considerations. Radio Graphics. 2005; 25:763-88.

Kashima M, Yamakado K, Takaki H et al. Complications after 1000 lung radiofrequency ablations sessions in 420 patients: a single center's experiences. AJR Am J Roentgenol. 2011; 197:W576-80.

Kjaergaard et al. CT-guided needle lung biopsy is possible during apneic oxygenation: a case series. Multidisciplinary Respiratory Medicine. 2013; 8:73.

Margerie-Mellon C et al. Image-guided biopsy in primary lung cancer: why, when and how. Diagnostic and Interventional Imaging. 2016; 97:965-72.

Naumann H et al. CT-guided percutaneous lung biopsy under general anesthesia: a pediatric case series and literature review. Pediatric Anesthesia. 2012; 22:469-75.

Sano Y, Kanazawa S, Gobara H et al. Feasibility of percutaneous radiofrequency ablation for intrathoracic malignancies: a large single-centre experience. Cancer. 2007;109: 1397-405.

Simon CJ, Dupuy DE, Di Petrillo TA et al. Pulmonary radiofrequency ablation: long term safety and efficacy in 153 patients. Radiology. 2007; 243:268-75.

Vogl TJ, Naguib NN, Gruber-Rouh T et al. Microwave ablation therapy: clinical utility in treatment of pulmonary metastases. Radiology. 2011; 261:643-51.

Yeow KM, I-Hao S, Kuang-Tse P et al. Risk factors of pneumothorax and bleeding: multivariate analysis of 660 CT-guided coaxial cutting needle lung biopsies. CHEST. 2004; 126:748-54.

CAPÍTULO 11

Anestesia para Biópsia Renal Guiada por Tomografia

Paulo Vitor Fiani

Ricardo Antonio Guimarães Barbosa

INTRODUÇÃO

A biópsia renal guiada por imagem é considerada uma técnica segura e bem estabelecida que pode ser usada para definição de diagnóstico no caso de lesões parenquimatosas ou massas que não são bem caracterizadas por exames de imagem e testes laboratoriais.

Cerca de 20 a 30% das massas renais menores que 4 cm apresentam comportamento benigno; porém, exames como tomografia computadorizada e ressonância magnética frequentemente são incapazes de predizer o comportamento maligno ou benigno dessas lesões, principalmente quando são menores que 3 cm.

Diante disso, a nefrectomia tem sido o tratamento de escolha indicado para massas renais suspeitas, o que chama a atenção para a ocorrência de tratamentos agressivos desnecessários. Sendo assim, a biópsia renal constitui uma técnica diagnóstica útil e que pode fornecer preditores de comportamento maligno ou diagnóstico definitivo de carcinoma de células renais para guiar o tratamento correto.

INDICAÇÕES

No passado recente, as indicações de biópsia de massa renal estavam limitadas à suspeita diagnóstica de linfoma, metástases e infecções renais (diagnósticos que raramente necessitavam de tratamento cirúrgico), ou à suspeita de recidiva local de tumor renal após nefrectomia. No entanto, as indicações estão se expandindo para massas renais menores que 4 cm com suspeita de malignidade, devido ao grande número de nefrectomias e outros procedimentos, como termoablação percutânea para lesões que na verdade eram benignas.

As doenças renais parenquimatosas também consistem em uma indicação relativa de biópsia que deve ser bem avaliada pelo médico nefrologista, o qual deverá interpretar os resultados juntamente com o contexto clínico do paciente. Nos casos de indivíduos com nefrite lúpica ou que apresentam síndrome nefrítica ou nefrótica sem doença sistêmica, a biópsia renal pode ser útil para definição de diagnóstico, prognóstico e tratamento.

Por fim, disfunção de rins transplantados também constitui uma indicação de biópsia do enxerto, para confirmação de hipótese diagnóstica de rejeição.

CONTRAINDICAÇÕES

As contraindicações consistem basicamente em coagulopatias e hipertensão arterial grave mal controlada. Esses problemas, no entanto, podem ser manejados no período pré-procedimento, com correção dos parâmetros da coagulação e controle pressórico adequado.

AVALIAÇÃO PRÉ-ANESTÉSICA

A avaliação da história clínica e o exame físico devem ser realizados em primeiro lugar. Além disso, no caso de massas renais, os exames de imagem têm papel muito importante no planejamento do procedimento, pois direcionam a posição do paciente e o local da biópsia, bem como avaliam o risco por proximidade a outras estruturas anatômicas, como vísceras abdominais e vasos sanguíneos.

Exames laboratoriais, como hemograma, função renal, eletrólitos e coagulograma, devem ser solicitados e interpretados pelo médico antes do procedimento, conforme situação clínica do paciente.

O uso de medicações anticoagulantes e antiplaquetárias deve ser descontinuado antes da anestesia, conforme o tempo recomendado pelo médico radiologista que realizará a biópsia renal. No caso de pacientes de alto risco para fenômenos tromboembólicos, como portadores de valva cardíaca metálica e *stent* coronário, a interrupção das medicações anticoagulantes pode ser perigosa e representar um risco maior do que realizar o procedimento em vigência de anticoagulação. Nesses casos, a medicação anticoagulante pode ser alterada no período próximo à biópsia renal, e a avaliação de um médico hematologista pode ser necessária.

MONITORIZAÇÃO

A monitorização pode ser realizada por:

- Eletrocardiografia contínua
- Oximetria de pulso
- Capnografia
- Pressão arterial não invasiva
- Temperatura.

ACESSOS VASCULARES

O acesso venoso deve ser garantido por cateter periférico.

POSICIONAMENTO

O posicionamento é realizado conforme a necessidade do médico radiologista que fará a biópsia, de modo a garantir o melhor acesso ao local que será biopsiado. O uso de coxins é recomendado para pacientes em decúbitos ventral e lateral, para evitar lesões nervosas e oculares.

TÉCNICA ANESTÉSICA

A escolha da técnica anestésica está relacionada com o posicionamento dos pacientes para o procedimento e com a dor intra e pós-operatória.

Na maioria dos casos de biópsia renal, o paciente é posicionado em decúbito ventral ou lateral, sendo frequente a necessidade de mudanças de decúbito durante o procedimento. Isso faz da anestesia geral com intubação traqueal a técnica mais segura para adequada ventilação dos pacientes, bem como para o controle da dor.

A sedação com propofol, 0,5 a 1 mg/kg, e fentanil, 1 mcg/kg, associada a anestesia local pode ser realizada no caso de o paciente permanecer em decúbito dorsal durante o procedimento, como ocorre em biópsia de rim transplantado. Para realizar uma sedação segura, é importante que o paciente não apresente preditores de ventilação e intubação difícil.

No caso de anestesia geral com intubação traqueal, a indução pode ser realizada com propofol 2 mg/kg ou etomidato 0,3 mg/kg, fentanil 3 mcg/kg e succinilcolina (se não houver contraindicação) 1 mg/kg ou rocurônio 0,6 a 1,0 mg/kg ou cisatracúrio 0,15 mg/kg. Deve ser feita intubação traqueal para controle adequado das vias aéreas na mudança de decúbito, de preferência com cânula aramada. A anestesia pode ser mantida com propofol em infusão contínua ou sevoflurano. O paciente deve ser mantido em ventilação mecânica durante o procedimento.

O uso de medicações adjuvantes é indicado para controle da dor pós-operatória e prevenção de náuseas e vômitos. Analgésicos como dipirona e antieméticos como ondansetrona podem ser utilizados. Em alguns casos, a utilização de morfina pode ser necessária.

- Dor pós-operatória:
  - Dipirona, 1 a 2 g, por via intravenosa (IV)
  - Anti-inflamatórios não esteroidais (cetoprofeno, 100 mg, quando não houver contraindicação)
  - Opioides (morfina, dose variável)
- Controle de náuseas e vômitos:
  - Dexametasona, 4 mg
  - Ondansentrona, 4 a 8 mg
- Proteção gástrica: omeprazol, 40 mg.

COMPLICAÇÕES DESCRITAS NA LITERATURA

A principal complicação é sangramento, principalmente em pacientes com coagulopatia prévia ou hipertensão arterial mal controlada. A compressão do local de punção deve ser realizada por 10 min após o procedimento, para minimizar o risco dessa complicação. O paciente deve ter os sinais vitais monitorados por pelo menos 6 horas após o procedimento, para que, no caso de sangramento, o diagnóstico e as medidas terapêuticas possam ser realizados o mais rápido possível.

Pneumotórax e lesão de vísceras abdominais são complicações que podem ser evitadas com exames de imagem para determinação adequada do ponto de punção e do trajeto da agulha de biópsia. Hematúria pode ocorrer após o procedimento, sendo geralmente autolimitada. Outras complicações mais raras incluem pseudoaneurisma e fístula arteriovenosa por lesão de vasos sanguíneos. Psoíte por lesão do músculo psoas pode acontecer, causando dor pós-operatória importante. Por fim, pode ocorrer a formação de abscesso.

É necessária a analgesia pós-operatória, podendo-se utilizar dipirona, cetoprofeno (se não houver contraindicação) e morfina, se necessário.

BIBLIOGRAFIA

Clark TWI, Millward SF, Gervais DA et al. Reporting standards for percutaneous thermal ablation of renal cell carcinoma. J Vasc Interv Radiol. 2006; 17:1563-70.

Dobut J, Kastler B, Delabrousse E et al. CT-guided paravertebral block for microwave ablation of kidney tumors: a new technique. Abdom Radiol. 2016; 41:1197-202.

Park S, Cadeddu JA. Outcomes of radiofrequency ablation for kidney cancer. Cancer Control. 2007; 14(3):205-10.

Regier M, Chun F. Thermal ablation of renal tumors: indications, techniques and results. Dtsch Arztebl Int. 2015; 112(24):412-8.

Sharma KV, Venkatesan AM, Swerdlow D et al. Image-guided adrenal and renal biopsy. Techniques in Vascular and Interventional Radiology. 2010.

CAPÍTULO 12

Anestesia para Ablação de Tumor Renal Guiada por Tomografia

Lucas de Bragança Freixo
Ricardo Antonio Guimarães Barbosa

INTRODUÇÃO

A nefrectomia parcial é o tratamento padrão para a maioria dos pacientes que apresentam carcinomas de células renais pequenos. No entanto, o porte cirúrgico e a ressecção de parênquima renal limitam seu uso em determinados grupos de pacientes, que se beneficiam de procedimentos menos invasivos, tais como a ablação por radiofrequência ou crioablação. Estes consistem em punções percutâneas guiadas por tomografia, nas quais se utilizam, respectivamente, calor e frio para induzir morte celular e necrose tecidual na área tumoral.

INDICAÇÕES

A ablação é indicada em:

- Comorbidades graves, que contraindicam a cirurgia
- Disfunção renal
- Idade > 80 anos

- Expectativa de vida > 1 ano, mas < 10 anos
- Rim único
  - Carcinoma de células renais multifocal, como na doença de Von Hippel-Lindal ou carcinoma familiar.

CONTRAINDICAÇÕES

A proximidade do tumor ao sistema coletor central (junção ureteropélvica ou ureter), intestino, pâncreas, adrenal, fígado ou vesícula biliar é uma contraindicação relativa, já que existe risco de lesão de estruturas adjacentes pelo calor durante a ablação.

CONTRAINDICAÇÕES ABSOLUTAS

As contraindicações do procedimento são:

- Coagulopatia significativa que não possa ser corrigida adequadamente
- Insuficiência respiratória grave
- Inexistência de acesso percutâneo seguro à lesão e hipertensão pulmonar grave.

AVALIAÇÃO PRÉ-ANESTÉSICA

É importante atentar-se ao fato de que os pacientes com indicação de ablação podem ser idosos ou ter diversas comorbidades, o que os impede de serem submetidos a uma abordagem mais conservadora. Portanto, faz-se necessária uma avaliação cardiológica, além de função renal, já que é comum que esses pacientes sejam indicados à ablação por disfunção renal ou rim único.

A reserva de sangue e hemoderivados geralmente não é necessária, pois o risco de sangramento importante no intraoperatório é baixo.

MONITORIZAÇÃO

A monitorização pode ser realizada por:

- Eletrocardiografia contínua
- Oximetria de pulso
- Capnografia
- Pressão arterial não invasiva

- Pressão arterial invasiva: deve ser reservada aos pacientes que apresentam doenças cardiovasculares ou instabilidade hemodinâmica
- Temperatura.

ACESSOS VENOSOS

Acesso venoso periférico de grosso calibre.

POSICIONAMENTO DO PACIENTE

A maior parte dos procedimentos é realizada na posição prona, exigindo intubação traqueal com tubo aramado, além de atenção às possíveis lesões decorrentes dessa posição.

TÉCNICA ANESTÉSICA

A técnica anestésica utilizada é a anestesia geral com intubação traqueal.

INDUÇÃO E MANUTENÇÃO DA ANESTESIA

A indução da anestesia deverá adaptar-se às características clínicas do paciente. Deve-se considerar indução em sequência rápida para pacientes com insuficiência renal ou urêmicos, dada a gastroparesia associada a essas condições. O manejo dos medicamentos de indução deve ser adaptado às condições hemodinâmicas do paciente. Os fármacos comumente utilizados são:

- Fentanil, 2 a 3 mcg/kg
- Propofol, 2,0 a 2,5 mg/kg, ou etomidato, 0,2 a 0,3 mg/kg
- Succinilcolina, 1 a 1,5 mg/kg, ou rocurônio, 0,6 a 1,0 mg/kg, ou cisatracúrio, 0,15 mg/kg.

A manutenção da anestesia pode ser feita com:

- Sevoflurano na concentração de 1 a 2% associado ou não a fentanil (se utilizar fentanil, a dose vai depender de cada paciente) e cisatracúrio.

Também é possível optar-se pela manutenção com anestesia venosa total, podendo-se utilizar propofol e remifentanil em infusão contínua.

- Dor pós-operatória:
  - Dipirona, 1 a 2 g, por via intravenosa (IV)

        - Anti-inflamatórios não esteroidais (cetoprofeno, 100 mg, quando não houver contraindicação)
        - Opioides (morfina, dose variável)
- Controle de náuseas e vômitos:
    - Dexametasona, 4 mg
    - Ondansentrona, 4 a 8 mg
- Proteção gástrica: omeprazol, 40 mg.

COMPLICAÇÕES DESCRITAS NA LITERATURA

As complicações relacionadas ao acesso percutâneo incluem dor, parestesia e pneumotórax no local de punção. Sangramento após o procedimento é incomum, ocorrendo em menos de 2% dos pacientes. Grandes sangramentos perirrenais se manifestam com dor em flanco, queda de hemoglobina e instabilidade hemodinâmica. Raramente transfusão sanguínea é necessária; em casos refratários, a embolização pode ser indicada.

Eventualmente, coágulos podem obstruir o ureter, causando disfunção renal em pacientes com rim único ou mesmo necessidade de diálise, se não resolvido rapidamente.

Lesões de alça intestinal, sistema coletor renal ou outras estruturas adjacentes ao rim são eventos raros e podem ser minimizados se forem evitados procedimentos em massas renais que estejam localizadas a menos de 1 cm de tais estruturas.

Embora rara, pode ocorrer crise hipertensiva grave em caso de lesão acidental de tecido de glândula adrenal. Psoíte com lesão do músculo psoas pode acontecer, causando dor pós-operatória importante. Pode ocorrer também a formação de abscesso.

É necessária a analgesia pós-operatória, na qual pode ser utilizada dipirona, cetoprofeno (se não houver contraindicação) e morfina, se necessário.

BIBLIOGRAFIA

Chini EN, Brown MJ, Farrell MA et al. Hypertensive crisis in a patient undergoing percutaneous radiofrequency ablation of an adrenal mass under general anesthesia. Anesth Analg. 2004; 99:1867-9.

Clark TWI, Millward SF, Gervais DA et al. Reporting standards for percutaneous thermal ablation of renal cell carcinoma. J Vasc Interv Radiol. 2006; 17:1563-70.

Dobut J, Kastler B, Delabrousse E et al. CT-guided paravertebral block for microwave ablation of kidney tumors: a new technique. Abdom Radiol. 2016; 41:1197-202.

Gervais DB, McGovern FJ, Arellano RS et al. Radiofrequency ablation of renal cell carcinoma: part 1, indications, results, and role in patient management over a 6-year period and ablation of 100 tumors. AJR. 2005; 185.

Karam JA, Ahrar K, Martin SF. Ablation of kidney tumors. Surg Oncol Clin N Am. 2011; 20:341-53.

Park S, Cadeddu JA. Outcomes of radiofrequency ablation for kidney cancer. Cancer Control. 2007; 14(3):205-10.

Regier M, Chun F. Thermal ablation of renal tumors: indications, techniques and results. Dtsch Arztebl Int. 2015; 112(24):412-8.

Zurera LJ, López D, Canis M et al. Ablación por radiofrecuencia de tumores renales. Aspectos prácticos y resultados. Radiología. 2010; 52(3):228-33.

CAPÍTULO 13

Anestesia para Biópsia Hepática Guiada por Tomografia

Andrés David Reascos Tatés
Ricardo Antonio Guimarães Barbosa

INTRODUÇÃO

A punção percutânea do fígado guiada por tomografia consiste na introdução de uma agulha no interior de lesões presentes no parênquima hepático a fim de obter material para análise histológica, citológica, microbiológica ou química. O objetivo final da técnica é a obtenção de material suficiente para conseguir diagnosticar a etiologia de uma lesão, o que serve para definir o manejo terapêutico e o prognóstico do paciente.

Existem duas técnicas de biópsia hepática guiada por tomografia:

- Punção com agulha fina: usa agulhas de calibre inferior a 20 *gauge* para obter amostras por aspiração
- Punção com agulha grossa: usa agulhas de calibre superior a 20 *gauge* para obter amostras de tecido.

INDICAÇÕES

O procedimento é indicado para:

- Determinar a malignidade de uma lesão
- Determinar a etiologia de uma lesão
- Realizar estadiamento tumoral
- Obter material para análise
- Obter material para análise microbiológica
- Determinar o grau de lesão orgânica.

CONTRAINDICAÇÕES

O procedimento é contraindicado nos casos de:

- Falta de visualização adequada do órgão e da lesão
- Coagulopatia
- Instabilidade hemodinâmica
- Falta de acesso seguro à lesão.

AVALIAÇÃO PRÉ-ANESTÉSICA

A avaliação pré-anestésica pode ser realizada com:

- Avaliação clínica do paciente. É preciso ter cuidado com os pacientes acometidos de ascite, pelo risco de aspiração; nesse caso, deve-se realizar sequência rápida de intubação traqueal
- Hemograma completo
- Exame de função renal e hepática
- Coagulograma.

A avaliação pré-anestésica deve ser feita com atenção especial ao coagulograma e às plaquetas. O uso de antiagregantes e anticoagulantes deve ser ativamente pesquisado.

De maneira geral, para intervenção em vias biliares, recomenda-se:

- Razão normalizada internacional (INR) corrigida para $< 1,5$
- Transfusão de plaquetas, se contagem $< 50.000/\text{mc}\ell$.

MONITORIZAÇÃO

A monitorização pode ser realizada por:

- Eletrocardiografia contínua
- Oximetria de pulso
- Capnografia
- Pressão arterial não invasiva
- Temperatura.

TÉCNICA ANESTÉSICA

O procedimento de biópsia hepática guiada por tomografia, dependendo da condição clínica do paciente, é realizado com sedação ou anestesia geral com intubação traqueal, para proteção das vias aéreas e conforto do paciente. O acesso à via aérea fica restrito durante todo o procedimento; por isso, os cuidados necessários devem ser tomados para assegurar a permeabilidade dela em todo o processo. A anestesia geral com intubação traqueal é adequada em função do nível de estimulação álgica repetida pela lesão à cápsula de Glisson e da necessidade de apneias durante o procedimento. O posicionamento durante a anestesia pode significar um desafio; dependendo do segmento afetado, poderá ser realizada em decúbito supino ou em posição ligeiramente oblíqua. Massas relacionadas com o retroperitônio podem necessitar de decúbito lateral ou posição ventral.

No caso da anestesia geral, a indução é realizada com fentanil, 2 a 3 mcg/kg; propofol, 2 a 3 mg/kg, ou etomidato, 0,2 a 0,3 m/kg; e rocurônio, 0,6 a 1,0 mg/kg, ou cisatracúrio, 0,15 mg/kg. A manutenção pode ser feita com sevoflurano 1 a 2% ou a associação de propofol (50 a 100 mcg/kg/min) e fentanil (0,02 a 0,1 mcg/kg/min). Em alguns casos, a indução da anestesia deve ser feita com intubação traqueal em sequência rápida, pelo risco de aspiração do conteúdo gástrico, pois muitos pacientes apresentam ascites refratárias e tumores obstrutivos do trato gastrintestinal. Os fármacos mais comumente utilizados são:

- Fentanil, 2 a 3 mcg/kg
- Propofol, 2,0 a 2,5 mg/kg, ou etomidato 0,3 mg/kg
- Succinilcolina, 1,0 mg/kg, ou rocurônio, 0,6 a 1,0 mg/kg.

A manutenção da anestesia deve ser com sevoflurano em concentração de 1 a 2%, associado ou não a fentanil e cisatracúrio:

- Dor pós-operatória:
  - Dipirona, 1 a 2 g, por via intravenosa (IV)
  - Anti-inflamatórios não esteroidais (cetoprofeno, 100 mg, quando não houver contraindicação)
  - Opioides (morfina, dose variável)
- Controle de náuseas e vômitos:
  - Dexametasona, 4 mg
  - Ondansentrona, 4 a 8 mg
- Proteção gástrica: omeprazol, 40 mg.

CONSIDERAÇÕES INTRAOPERATÓRIAS

As intervenções executadas na sala de tomografia têm o inconveniente da exposição à radiação. Além disso, alguns pacientes obesos apresentam dificuldade no posicionamento, sendo necessário material especial para a realização do procedimento, como agulhas mais longas.

O acesso para o procedimento, dependendo do local da lesão, pode ser transpleural, utilizado para lesões próximas do diafragma, que podem ocasionar pneumotórax e hemorragia alveolar.

CUIDADOS APÓS O PROCEDIMENTO

No procedimento que foi realizado sem intercorrências, é conveniente que o paciente permaneça em repouso sobre o ponto de punção, com monitoramento contínuo dos sinais vitais na recuperação pós-anestésica e analgesia adequada. A alta hospitalar em procedimentos ambulatoriais deve responder aos critérios habituais, clínicos e anestésicos.

COMPLICAÇÕES DESCRITAS NA LITERATURA

O procedimento pode ter as seguintes complicações:

- Dor pós-operatória
- Hemorragia hepática
- Pneumotórax
- Abscesso hepático

- Hemorragia peritoneal
- Lesão de ducto biliar
- Perfuração intestinal.

BIBLIOGRAFIA

American College of Radiology. Practice guideline for the performance of image-guided percutaneous needle biopsy (PNB) in adults. American College of Radiology; 2009.

Cardella JF, Bakal CW, Bertino RE et al. Quality improvement guidelines for image-guided percutaneous biopsy in adults: Society of Cardiovascular & Interventional Radiology Standards of Practice Committee. J Vasc Interv Radiol. 1996; 7:943-6.

Del Cura JL, Zabala R. Procedimientos percutáneos con control de imagen. Aspectos técnicos. In: Del Cura JL, Pedraza S, Gayete A. Radiología esencial. Madrid: Editorial Panamericana; 2010. p. 419-28.

Friedman LS. Controversies in liver biopsy: who, where, when, how, why? Curr Gastroenterol Rep. 2004; 6:30-6.

Kliewer MA, Sheafor DH, Paulson EK et al. Percutaneous liver biopsy: a cost-benefit analysis comparing sonographic aid CT guidance. AJR Am J Roentgenol. 1999; 173:1199-202.

CAPÍTULO 14

Anestesia para Ablação de Tumor Hepático Guiada por Tomografia

Francisco José Diniz Noronha
Vinicius de Carvalho Diniz
Ricardo Antonio Guimarães Barbosa

INTRODUÇÃO

Os tumores hepáticos podem ser considerados primários (hepatocarcinoma) ou secundários (p. ex., metástase de câncer colorretal). O tratamento curativo consiste em ressecção primária do tumor; entretanto, em situações especiais, considerando a condição clínica do paciente e fatores tumorais (localização, tamanho e quantidade de lesões, por exemplo), terapêuticas alternativas são utilizadas. Nos tumores hepáticos, pode ser realizada ablação dos tumores, por radiofrequência ou por crioablação, que consiste em destruir os tumores hepáticos sem removê-los. É indicada para tumores pequenos (< 3 cm), mas pode associar-se a embolização para tratamento de tumores maiores (3 a 5 cm). Algumas modalidades para esse tratamento são descritas a seguir:

- Ablação por radiofrequência: ondas de rádio de alta energia são utilizadas através de uma sonda inserida na pele até o tumor, guiada por ultrassom ou tomografia. Uma corrente de alta energia é passada pela sonda, aquecendo o tumor e destruindo as células cancerígenas

- Ablação por etanol: técnica também conhecida como injeção percutânea de etanol. Nesse procedimento, o álcool concentrado é injetado diretamente no tumor para destruir as células cancerígenas
- Termoterapia por micro-ondas: é usada para aquecer e destruir o tecido anormal
- Crioterapia: destruição do tumor por congelamento, utilizando uma sonda de metal fina guiada por ultrassom ou tomografia até o tumor, em que gases frios são inseridos, congelando e, consequentemente, destruindo as células cancerígenas.

Dentre as técnicas expostas, a que apresenta melhores resultados é a ablação por radiofrequência, com estudos prospectivos e retrospectivos demonstrando que uma completa necrose pode ser alcançada em 90% dos tumores medindo até 3 cm, em até duas sessões. A taxa de sucesso cai marcadamente em tumores medindo mais de 3,5 cm, com completa necrose de apenas 50% dos tumores em duas sessões.

O acesso para o procedimento, dependendo do local da lesão, pode ser transpleural, utilizado para lesões próximas do diafragma. Contudo, pode ocasionar pneumotórax e hemorragia alveolar.

AVALIAÇÃO PRÉ-ANESTÉSICA

A avaliação pré-anestésica pode ser realizada com:

- Avaliação clínica do paciente, tomando cuidado com aqueles acometidos de ascite, pelo risco de aspiração. Nesse caso, realizar sequência rápida de intubação traqueal
- Hemograma completo
- Exame de função renal e hepática
- Coagulograma.

A avaliação pré-anestésica deve ser feita com atenção especial ao coagulograma e às plaquetas. O uso de antiagregantes e anticoagulantes deve ser ativamente pesquisado. De modo geral, para intervenção em vias biliares, recomenda-se:

- A razão normalizada internacional (INR) deve ser corrigida para < 1,5
- Transfusão de plaquetas, se contagem < 50.000/mcℓ.

MONITORIZAÇÃO

A monitorização pode ser realizada por:

- Eletrocardiografia contínua
- Oximetria de pulso
- Capnografia
- Pressão arterial não invasiva
- Temperatura.

ACESSOS VASCULARES

São possíveis de duas maneiras, a saber:

- Acesso venoso periférico de moderado a grosso calibre
- Acesso venoso central de acordo com a demanda do paciente, como a necessidade de medicação vasoativa.

TÉCNICA ANESTÉSICA

O procedimento de ablação hepática guiada por tomografia é realizado com anestesia geral e intubação traqueal, para proteção de vias aéreas e conforto do paciente.

O acesso à via aérea fica restrito durante todo o procedimento; por isso, os cuidados necessários devem ser tomados para assegurar a permeabilidade dela. A anestesia geral com intubação traqueal é adequada pelo nível de estimulação álgica repetida pela lesão à cápsula de Glisson e pela necessidade de apneias durante o procedimento. Outro tipo de monitorização pode ser necessário, dependendo das comorbidades do paciente.

O posicionamento durante a anestesia pode significar um desafio. Dependendo do segmento afetado, poderá ser realizada em decúbito supino ou em posição ligeiramente oblíqua. Massas relacionadas com o retroperitônio podem necessitar de decúbito lateral ou posição ventral.

INDUÇÃO E MANUTENÇÃO DA ANESTESIA

No caso da anestesia geral, a indução é realizada com fentanil, 2 a 3 mcg/kg; propofol, 2 a 3 mg/kg, ou etomidato, 0,2 a 0,3 mg/kg; e rocurônio, 0,6 a 1,0 mg/kg, ou cisatracúrio, 0,15 mg/kg. A manutenção pode ser feita com sevoflurano 1 a 2% ou a associação de propofol (50 a 100 mcg/kg/min) e remifentanil (0,02 a 0,1 mcg/kg/min). Em alguns casos, a indução da anestesia deve ser feita com intubação traqueal em sequência rápida, pelo risco de aspiração do conteúdo gástrico, pois muitos pacientes apresentam ascites refratárias e tumores obstrutivos do trato gastrintestinal. Os fármacos mais comumente utilizados são:

- Fentanil, 2 a 3 mcg/kg
- Propofol, 2,0 a 2,5 mg/kg, ou etomidato, 0,3 mg/kg
- Succinilcolina, 1,0 mg/kg, ou rocurônio, 1,0 mg/kg.
- Dor pós-operatória:
  - Dipirona, 1 a 2 g, por via intravenosa (IV)
  - Anti-inflamatórios não esteroidais (cetoprofeno, 100 mg, quando não houver contraindicação)
  - Opioides (morfina, dose variável)
- Controle de náuseas e vômitos:
  - Dexametasona, 4 mg
  - Ondansentrona 4 a 8 mg
- Proteção gástrica: omeprazol, 40 mg.

COMPLICAÇÕES DESCRITAS NA LITERATURA

As complicações do procedimento são:

- Dor pós-operatória
- Hemorragia hepática
- Pneumotórax
- Abscesso hepático
- Hemorragia peritoneal
- Lesão de ducto biliar
- Perfuração intestinal.

BIBLIOGRAFIA

Del Cura JL, Zabala R. Procedimientos percutáneos con control de imagen: aspectos técnicos. In: Del Cura JL, Pedraza S, Gayete A. Radiología esencial. Madrid: Editorial Panamericana; 2010; 1419-28.

Ferenci P, Fried M, Labrecque D et al. World gastroenterology organization guideline. Hepatocellular carcinoma (HCC): a global perspective. J Clin Gastroenterol. 2010; 44:239-45.

Ferlay J, Shin HR, Bray F et al. Estimates of World Wide Burden of Cancer in 2008: GLOBOCAN 2008. Int J Cancer. 2010; 127:2893-917.

Lai R et al. The effects of anesthetic technique on cancer recurrence in percutaneous radiofrequency ablation of small hepatocellular carcinoma. Anesth Analg. 2012; 114:290e6.

Yuan-Hung K et al. The impact of general anesthesia on radiofrequency ablation of hepatocellular carcinoma. Kaohsiung Journal of Medical Sciences. 2014; 30:559-65.

CAPÍTULO 15

Anestesia para Biópsia e Ablação por Radiofrequência de Osteoma Osteoide Guiadas por Tomografia

Luiz Guilherme Thomaz Zacharias
Clésia Rezende Fernandes

INTRODUÇÃO

O osteoma osteoide é o terceiro tumor ósseo benigno mais comum, sendo mais prevalente em pessoas do sexo masculino de 5 a 25 anos (80% dos casos). Os locais mais comumente acometidos são os membros inferiores, sendo tíbia e fêmur responsáveis por mais de 50% dos casos. Quando acomete os membros superiores, o úmero é o local mais frequente. Cerca de 10 a 20% dos osteomas osteoides ocorrem na coluna, sendo a região lombar a mais afetada. Em 16% dos casos, a lesão é intrarticular, e o quadril é a articulação mais acometida. De modo geral, em nível ósseo, aproximadamente 70% são corticais, cerca de 20% das lesões são medulares e 5% são subperiostais ou endosteais. A lesão típica compreende o *nidus* (tumor propriamente dito) e uma área de esclerose circundante ao *nidus*.

O quadro clínico típico é de dor local intermitente e progressiva, podendo tornar-se intensa, mais comum à noite. Podem ocorrer edema e eritema locais. O uso de anti-inflamatórios não esteroidais (AINE) e analgésicos simples alivia os sintomas. Quando a doença acomete uma articulação, os sintomas podem ser confundidos com os de artrite, o que dificulta o diagnóstico. Se a coluna é acometida, pode ocorrer desvio similar à escoliose.

Radiografia, tomografia computadorizada (TC) ou ressonância magnética (RM) podem ser utilizadas na avaliação da lesão e sugerem o diagnóstico de osteoma osteoide, que é confirmado com a biópsia guiada por TC.

Os osteomas osteoides podem apresentar regressão espontânea após alguns anos de sintomas. Pacientes jovens ou muito sintomáticos dificilmente toleram apenas o tratamento dos sintomas; nesses casos, é empregada a ablação por radiofrequência, com uma taxa de sucesso de 95%. A ressecção cirúrgica, que historicamente foi o tratamento padrão para esse tipo de lesão, atualmente fica reservada para casos recidivantes.

INDICAÇÃO

A ablação por radiofrequência é indicada para confirmação do diagnóstico de osteoma osteoide após exame radiológico com imagem sugestiva, descartando outros tumores ósseos primários e lesões metastásticas.

CONTRAINDICAÇÕES

O procedimento é contraindicado nos casos de:

- Infecção de pele e tecidos moles no local da biópsia
- Distúrbios de coagulação.

AVALIAÇÃO PRÉ-ANESTÉSICA

Devido ao risco de sangramento, deve-se questionar o paciente quanto a história sugestiva de distúrbios da coagulação. Dentre os exames laboratoriais de rotina, devem ser solicitados o nível de hemoglobina, a contagem de plaquetas e o coagulograma.

MONITORIZAÇÃO

A monitorização pode ser realizada por:

- Eletrocardioscopia contínua
- Oximetria de pulso

- Capnografia
- Pressão arterial não invasiva
- Temperatura.

ACESSOS VASCULARES

Utiliza-se o acesso venoso periférico na anestesia para o procedimento.

TÉCNICA ANESTÉSICA

A técnica anestésica é escolhida baseando-se no local a ser biopsiado, podendo-se optar por anestesia geral, bloqueios de neuroeixo ou bloqueios de nervos periféricos.

INDUÇÃO E MANUTENÇÃO DA ANESTESIA

A escolha da técnica anestésica deve basear-se na localização do tumor. Como a mais comum é em membros inferiores, o bloqueio de neuroeixo é frequentemente empregado, e a raquianestesia é a mais utilizada. Vale lembrar que, no pós-operatório imediato, a dor local é importante, sendo recomendável a utilização de morfina para a analgesia, especialmente nos casos de ablação por radiofrequência. Na raquianestesia, comumente se utiliza bupivacaína hiperbárica 0,5% ou isobárica 0,5% associada a fentanil, 20 mcg, e morfina, 80 a 100 mcg.

No caso de biópsia em membros superiores, pode-se optar pela realização de bloqueios de nervos periféricos guiados por ultrassonografia e/ou neuroestimulação, utilizando como anestésico local a ropivacaína a 0,5%.

Tumores cuja localização não permita a abordagem anestésica por bloqueio de neuroeixo ou por bloqueios de nervos periféricos, ou no caso de o paciente apresentar alguma contraindicação a alguma dessas técnicas, deve-se optar pela anestesia geral com intubação traqueal ou máscara laríngea.

Na indução, geralmente são utilizados fentanil (2 a 3 mcg/kg), propofol (2,0 a 2,5 mg/kg) e um bloqueador neuromuscular (cisatracúrio 0,15 mg/kg).

A manutenção pode ser realizada com agente halogenado (isoflurano, sevoflurano ou desflurano) ou propofol em infusão contínua para hipnose, associado com fentanil ou remifentanil para analgesia.

- Dor pós-operatória:
  - Dipirona, 1 a 2 g, por via intravenosa (IV)

- AINE (cetoprofeno, 100 mg, quando não houver contraindicação)
- Opioides (morfina, dose variável)

- Controle de náuseas e vômitos:
  - Dexametasona, 4 mg
  - Ondansentrona, 4 a 8 mg
- Proteção gástrica: omeprazol, 40 mg.

COMPLICAÇÕES DESCRITAS NA LITERATURA

As complicações que podem ocorrer são:

- Sangramento no local do procedimento
- Lesão térmica
- Infecção local
- Lesão nervosa
- Lesão de órgãos e estruturas adjacentes ao tumor (especialmente em tumores toracoabdominais)
- Dor pós-operatória (mais pronunciada nos casos de ablação por radiofrequência).

BIBLIOGRAFIA

Boscainos P, Cousins G, Kulshreshtha R et al. Osteoid osteoma. Orthopedics. 2013; 36:792-800.

Endo RR, Gama NF, Nakagawa SA et al. Osteoid osteoma – radiofrequency ablation treatment guided by computed tomography: a case series. Rev Bras Ortopedia. 2017; 52(3):337-43.

Motamedi D, Learch TJ, Ishimitsu DN et al. Thermal ablation of osteoid osteoma: overview and step-by-step guide. Radiographics. 2009; 29(7):2127-41.

CAPÍTULO 16

Anestesia para Biópsias Ósseas Guiadas por Tomografia Computadorizada

Livia Frasson Arena
Ricardo Antonio Guimarães Barbosa

INTRODUÇÃO

Biópsias percutâneas de lesões ósseas podem ser guiadas por diversas modalidades de exames de imagem, mas a tomografia computadorizada (TC) é capaz de mostrar mais precisamente a posição da agulha e, assim, possibilitar maior segurança no procedimento, tornando a técnica mais segura e diminuindo o risco de lesões adjacentes ao local a ser biopsiado. A TC tem sido a técnica de escolha para guiar biópsias de lesões espinhais, além de outras lesões ósseas a serem diagnosticadas; entretanto, um bom planejamento e uma boa execução da biópsia são essenciais para um diagnóstico mais preciso. O tratamento de osteoma osteoide, por exemplo, pode ser feito guiado por tomografia.

INDICAÇÕES

O procedimento é indicado nos seguintes casos:

- Confirmação ou exclusão de metástase em pacientes com tumor primário conhecido
- Determinação da natureza de uma lesão óssea solitária com achados de imagem não específicos
- Exclusão da malignidade de uma compressão de corpo vertebral, especialmente metástases ou mieloma
- Avaliação de recidiva tumoral
- Investigação de infecção para confirmação de diagnóstico e coleta de amostra do organismo, podendo ser indicado em suspeita de discite ou osteomielite.

AVALIAÇÃO PRÉ-ANESTÉSICA

Os pacientes a serem submetidos à biópsia óssea e aos procedimentos intervencionistas guiados por tomografia sempre devem fazer exame de coagulograma (tempo de protrombina e tempo de tromboplastina parcial ativada) e contagem de plaquetas antes do procedimento.

Caso o paciente faça algum tratamento com medicação anticoagulante ou antiplaquetária, ele deve ser suspenso antes do procedimento, de acordo com a orientação do hematologista e/ou cardiologista.

CONTRAINDICAÇÕES

O procedimento é contraindicado para:

- Alterações de coagulação
- Contagem de plaquetas < $50.000/mm^3$
- Suspeita de lesões vasculares, por risco de hemorragia
- Infecção próxima ao local da biópsia.

MONITORIZAÇÃO

Pode ser realizada por:

- Eletrocardiografia contínua
- Oximetria de pulso
- Pressão arterial não invasiva
- Capnografia (em caso de anestesia geral).

ACESSOS VASCULARES

A anestesia é aplicada por acesso venoso periférico.

TÉCNICA ANESTÉSICA

As biópsias ósseas guiadas por TC podem ser realizadas utilizando-se anestesia local com ou sem sedação, bloqueios regionais e anestesia geral.

Para maior conforto do paciente, bem como maior facilidade para realização do procedimento, a anestesia regional ou a anestesia geral são as técnicas de escolha. Para os procedimentos relacionados ao tratamento do osteoma osteoide, a anestesia local com sedação não é feita, pois o procedimento é muito doloroso. É preciso, também, ter cuidado no posicionamento dos pacientes em decúbito ventral.

INDUÇÃO E MANUTENÇÃO DA ANESTESIA

Para pacientes que serão submetidos à sedação, pode-se utilizar fentanil associada a midazolam ou propofol, em infusão alvo-controlada.

Para pacientes submetidos à anestesia geral, a indução pode ser feita com fentanil (2 a 3 mcg/kg), propofol (2,0 a 2,5 mg/kg) e um bloqueador neuromuscular (cisatracúrio 0,15 mg/kg). A manutenção pode ser realizada com anestésico inalatório e/ou venoso.

Os bloqueios regionais podem ser utilizados nos procedimentos em membros inferiores; na maioria dos casos, utiliza-se raquianestesia com bupivacaína a 0,5% associada a morfina, 80 a 100 mcg. Nos membros superiores, podem ser realizados bloqueios com utilização de ropivacaína 0,375 a 0,5%.

- Dor pós-operatória:
  - Dipirona, 1 a 2 g, por via intravenosa (IV)
  - Anti-inflamatórios não esteroidais (cetoprofeno, 100 mg, quando não houver contraindicação)
  - Opioides (morfina, dose variável)
- Controle de náuseas e vômitos:
  - Dexametasona, 4 mg
  - Ondansentrona, 4 a 8 mg
- Proteção gástrica: omeprazol, 40 mg.

COMPLICAÇÕES DESCRITAS NA LITERATURA

As possíveis complicações são:

- Sangramento com necessidade de transfusão sanguínea
- Quebra da agulha
- Infecção
- Sintomas neurológicos como parestesia ou paralisia. Compressão medular raramente ocorre após biópsia de lesão espinhal hipervascularizada, como nos casos de carcinoma de célula renal metastático ou hemangioma
- Pneumotórax
- Disseminação do tumor ao longo do caminho da agulha
- Disseminação da infecção ao longo do caminho da agulha, com formação de seio de drenagem
- Dor pós-operatória.

BIBLIOGRAFIA

Cantwell CP, Obyrne J, Eustace S. Current trends in treatment of osteoid osteoma with an emphasis on radiofrequency ablation. Eur Radiol. 2004; 14:607-17.

Monfardini L, Preda L, Aurilio G. CT-guided bone biopsy in cancer patients with suspected bone metastases: retrospective review of 308 procedures. Radiol Med. 2014; 119:852.

Peh WCG. CT-guided percutaneous biopsy of spinal lesions. Biomed Imaging Interv J. 2006; 2:e25.

Shinozaki T, Sato J, Watanabe H et al. Osteoid osteoma treated with computed tomography guided percutaneous radiofrequency ablation: a case series. Journal of Orthopaedic Surgery. 2005; 13(3):317-22.

CAPÍTULO 17

Anestesia para Angioplastia de Carótida

Thayla Soraya Tuma
Admilson Maximo dos Santos

INTRODUÇÃO

A angioplastia de carótida consiste na colocação de *stents* nos pontos mais afetados por placas ateroscleróticas. Ao longo da artéria, tais pontos consistem em carótida interna e bifurcação carotídea. A escolha entre os diferentes tipos de *stents* é pautada no ponto da obstrução e da angulação entre as lesões.

O procedimento está indicado para casos assintomáticos e sintomáticos em que há maior grau de obstrução da carótida interna (maior que 60 ou 70%). Pacientes considerados sintomáticos são aqueles que tiveram ou têm sintomas neurológicos focais em região irrigada pela área afetada, incluídos um ou mais acidentes isquêmicos transitórios (AIT), caracterizados por disfunções focais ou alterações visuais unilaterais, ou um ou mais microacidentes vasculares cerebrais sem déficits.

É uma técnica menos invasiva em relação à endarterectomia, tanto do ponto de vista cirúrgico quanto do anestésico, para os casos elegíveis. A escolha entre as duas é feita conforme grau de obstrução, idade do paciente, dificuldade de acesso cirúrgico e presença de comorbidades.

CONTRAINDICAÇÕES ABSOLUTAS

O procedimento é contraindicado em casos de:

- Trombo visível em lesão
- Impossibilidade de acesso vascular
- Infecção ativa.

CONTRAINDICAÇÕES RELATIVAS

- Placa com calcificação grave ou circunferencial
- Arco aórtico com calcificação grave
- Tortuosidade acentuada de carótida
- Proximidade de oclusão de carótida (*string sign*)
- Impossibilidade de mecanismo de proteção cerebral.

AVALIAÇÃO PRÉ-ANESTÉSICA

As condições cardiovasculares devem ser avaliadas com o objetivo de minimizar a ocorrência de eventos isquêmicos. Para isso, é necessário um eletrocardiograma (ECG) com 12 derivações e um ecocardiograma transtorácico para avaliação da função miocárdica, verificando o uso de estatinas e betabloqueadores. Além disso, é necessário certificar-se do uso de antiagregantes plaquetários, como ácido acetilsalicílico (AAS) e clopidogrel, que devem ser suspensos, bem como realizar avaliação neurológica (pesquisa de déficits prévios, imagem).

MONITORIZAÇÃO

A monitorização pode ser realizada por:

- Eletrocardioscopia contínua
- Pressão arterial não invasiva: pode haver diferença pressórica entre os braços, devendo-se eleger o de maior valor
- Oximetria de pulso
- Temperatura
- Desfibrilador presente em sala.

ACESSOS VASCULARES

Acesso venoso periférico.

MANEJO DA COAGULAÇÃO

A infusão de heparina por via venosa é utilizada (infusão contínua de 1.000 UI/h ou bólus intermitente na dose de 70 a 100 U/kg, com dose de manutenção de 1.000 U por hora) com o objetivo de deixar o tempo de coagulação ativado de 2 a 3 vezes o basal. Pode ser necessária a reversão da heparina, sendo utilizada a protamina na dose de 1 mg (100 U) para cada 100 U de heparina utilizada. Em pacientes com alto risco de trombocitopenia induzida pela heparina, inibidores diretos da trombina (lepirudina e bivalirudina) podem ser usados.

TÉCNICA ANESTÉSICA

A assistência clínica ou sedação consciente, associadas à anestesia local, são as técnicas de escolha. O objetivo é manter o paciente colaborativo e acordado o suficiente para a avaliação do nível neurológico, possibilitando diagnóstico precoce de acidente vascular encefálico (AVE) durante o procedimento.

A anestesia geral pode ser necessária caso haja intercorrências durante o procedimento, como: agitação severa, convulsões ou instabilidade hemodinâmica. O tempo de internação em unidade de terapia intensiva (UTI) e desfechos pós-operatórios como *delirium* e instabilidade são mais frequentes em pacientes submetidos a anestesia geral.

Durante o procedimento, devem ser evitadas as variações de pressão arterial e frequência cardíaca. O balonamento carotídeo, realizado durante o procedimento, provoca uma diminuição da atividade simpática, com predomínio da parassimpática, causando bradicardia e hipotensão. Para controle de tais sintomas, utiliza-se atropina, 0,5 a 1,0 mg, por via intravenosa (IV), e efedrina, 5 a 10 mg IV.

A pressão arterial sistólica deve ser mantida entre 100 e 150 mmHg. Pode-se utilizar esmolol, 10 a 50 mg IV, ou metoprolol, 2,5 a 5,0 mg IV em bólus ou bomba de infusão contínua. São procedimentos de curta duração, em geral, inferior a 90 minutos.

Para a avaliação neurológica, deve-se solicitar ao paciente elevação de membros superiores. O controle pressórico rigoroso visa evitar a síndrome de hiperperfusão cerebral, que consiste em edema, petéquias, hemorragia cerebral franca e convulsões.

Durante o procedimento, podem ocorrer alterações no segmento ST do ECG relacionadas a maior incidência de isquemia. Assim, Doppler transcraniano pode ser solicitado no intraoperatório para avaliação de vasoespasmo e embolia cerebral.

COMPLICAÇÕES DESCRITAS NA LITERATURA

- Bradicardia
- Hipotensão
- Hematoma femoral
- Crise hipertensiva
- Isquemia miocárdica
- Crises convulsivas
- Alterações respiratórias
- Alterações neurológicas (AIT, AVE).

BIBLIOGRAFIA

Chakravarti S, Manninen P. Carotid artery angioplasty and stenting: anesthetic implications. Canadian Journal of Anaethesia. 2007; 54(S1):44024.

Chanhung Z Lee. Anesthesia for interventional neuroradiology. Rev Colomb Anestesiol. 2015; 43(2):151-5.

Hayman et al. Interventional neuroradiological procedures a review for anaesthetists; Anaesthesia and Intensive Care. 2014; 44(5):525-648.

Kharrazi MR. Anesthesia for carotid stent procedures. J Endovascular Surg. 1996; 3(2):211-6.

Molnar A, Koblos K, Agoston ZS et al. Importance of anaesthesia management in carotid artery stenting. European Journal of Anaesthesiology. 2006; 23:252.

CAPÍTULO 18

Anestesia para Embolização de Aneurisma Cerebral

Mônica Robles Gonçalves
Ricardo Antonio Guimarães Barbosa

INTRODUÇÃO

Aneurismas intracranianos têm prevalência de 0,65 a 3,2% e, em 20% dos casos, são múltiplos. A taxa anual de ruptura desses aneurismas está em torno de 0,5 a 0,95%, com morbidade de 40 a 44% entre os sobreviventes. Um estudo demonstrou que os pacientes submetidos à embolização de aneurismas rotos têm maior sobrevida entre 1 e 7 anos, quando comparados com aqueles submetidos à clipagem neurocirúrgica. Desde então, há crescimento do uso da técnica endovascular em detrimento da neurocirurgia.

Os objetivos da anestesia para procedimentos na neurorradiologia (embolização de aneurisma cerebral, embolização de má-formação arteriovenosa e embolizações de tumores, como meningiomas e tumores de cabeça e pescoço) são:

- Promover imobilidade
- Propiciar um despertar rápido e suave, para possibilitar a rápida avaliação neurológica

- Garantir anticoagulação
- Tratar as complicações (sangramento, oclusão arterial aguda e vasoespasmo)
- Manter os parâmetros hemodinâmicos
- Evitar a diminuição da pressão de perfusão cerebral (PPC) e o aumento da pressão intracraniana (PIC)
- Controlar a temperatura.

AVALIAÇÃO PRÉ-ANESTÉSICA

Os objetivos da avaliação pré-anestésica são o controle da pressão arterial (PA) e a avaliação neurológica (pesquisa de déficits prévios, alterações cognitivas e possíveis complicações das patologias neurológicas). Em casos sintomáticos, deve-se determinar o grau de hipertensão intracraniana e de sangramento por meio de tomografia computadorizada de crânio e/ou ressonância magnética.

MONITORIZAÇÃO

Pode ser realizado por:

- Eletrocardiograma (ECG) contínuo
- Oximetria de pulso
- Capnografia
- PA invasiva, utilizada em função do manejo pressórico com medicações vasoativas em pacientes com instabilidade hemodinâmica
- Temperatura
- Sonda vesical de demora, tanto para monitorização quanto para conforto do paciente.

ACESSOS VASCULARES

São necessários acesso venoso periférico e cateter venoso central nos pacientes com instabilidade hemodinâmica ou com hipertensão intracraniana.

MANEJO DA COAGULAÇÃO

A infusão de heparina por via venosa é utilizada (infusão contínua 1.000 UI/h ou bólus intermitente na dose de 70 a 100 U/kg, com dose de manutenção de 1.000 U/h) com o objetivo de deixar o tempo de coagulação ativado de 2 a 3 vezes o basal. Pode ser necessária a reversão da heparina, sendo utilizada a protamina na dose de 1 mg (100 U) para cada 100 U de heparina utilizada. Em pacientes com alto risco de trombocitopenia induzida pela heparina, inibidores diretos da trombina (lepirudina e bivalirudina) podem ser usados.

TÉCNICA ANESTÉSICA

A técnica de escolha é anestesia geral com intubação traqueal.

INDUÇÃO E MANUTENÇÃO DA ANESTESIA

A intubação traqueal é mandatória neste procedimento, pois garante imobilidade e segurança para o paciente, além de facilitar o tratamento de complicações que possam ocorrer durante a embolização de aneurisma. A tosse e o estímulo simpático durante a manipulação da via aérea devem ser evitados, pois aumentam a chance de ruptura do aneurisma. Portanto, a indução anestésica e a extubação devem ser feitas com cuidado.

Os fármacos mais usados na indução anestésica são:

- Fentanil, 2 a 3 mcg/kg
- Propofol, 2 mg/kg
- Cisatracúrio, 0,15 mg/kg, ou rocurônio, 0,6 a 1,0 mg/kg. Succinilcolina tem contraindicação relativa porque aumenta a PIC.

A manutenção pode ser feita com propofol contínuo associado a opioide (fentanil ou remifentanil) ou anestésico geral inalatório, desde que o paciente não apresente hipertensão intracraniana. Óxido nitroso deve ser evitado por causar aumento importante de PIC. A anestesia geral venosa deve ser realizada nos pacientes com hipertensão intracraniana diagnosticada antes do procedimento.

A manutenção da curarização é desejada para evitar movimentação do paciente, com melhora da qualidade da imagem e segurança para o procedimento.

COMPLICAÇÕES DESCRITAS NA LITERATURA

As maiores complicações estão descritas a seguir.

Ruptura de aneurisma durante o procedimento. A incidência varia de 1,4 a 6,1% para os aneurismas rotos, e de 1,3 a 2,6% para os rotos antes do procedimento.

A mortalidade pode chegar a 40%, e a morbidade, 17 a 50%. Instabilidade cardiovascular (hipertensão e taquicardia) ou extravasamento de contraste durante o exame podem indicar ruptura do aneurisma. A reversão da heparina (1 mℓ de protamina para cada 1.000 unidades de heparina que foi administrada) deve ser feita e informada ao neurorradiologista intervencionista. O tratamento consiste em reduzir a PA com aumento de profundidade da anestesia ou anti-hipertensivos e embolização do aneurisma. Caso não haja sucesso, a neurocirurgia deve avaliar o caso. A manutenção da PPC é extremamente importante com aumento da PA média (PAM), pois a PPC é calculada com a diferença entre a PAM e a PIC (PPC = PAM – PIC).

Vasoespasmo. Leva a déficit neurológico isquêmico. É mais comum na hemorragia subaracnóidea, mas pode ocorrer durante procedimentos sem sangramento. Infusão intra-arterial de nimodipino ou nicardipino demonstra melhora da perfusão cerebral. Angioplastia (para artérias proximais) ou angioplastia com balão (para artérias distais) demonstram melhora radiológica em 98 a 100% dos casos e clínica em 70 a 80% dos casos, se forem feitas em até 2 horas após o início da complicação. Papaverina não é mais utilizada, pois pode causar hipotensão sistêmica e aumento da PIC. Uma PAM 30 a 50% acima do índice basal pode ser utilizada para aumentar a perfusão da área isquêmica; entretanto, se o aneurisma ainda não tiver sido embolizado, esse alvo deverá ser reconsiderado por apresentar risco de ruptura.

Trombose (resultando em acidente vascular isquêmico). Tromboembolismo ocorre em cerca de 8% dos procedimentos, mas somente 5% deles resultam em sintomas. O tratamento constitui em aumentar a PA para elevar a circulação colateral em 33 a 40% acima do nível basal. Pode ser infundido ativador de plasminogênio tecidual intra-arterial (recanalização 40 a 50%) e/ou inibidor da glicoproteína IIb/IIIa intravenoso (0,25 mg/kg).

Migração do material de embolização. Complicação que deve ser visualizada imediatamente pelo médico que está fazendo o procedimento, corrigindo caso isso seja possível, interrompendo o procedimento se julgar necessário, e em raras vezes causando isquemia de outras regiões cerebrais.

Sangramento do aneurisma após o procedimento. Causa mais comum de morte nos pacientes internados após hemorragia subaracnóidea.

Complicações do local da punção. Hematoma, pseudoaneurisma, sangramento retroperitoneal, dissecção.

Os pacientes devem ser encaminhados para unidade de terapia intensiva (UTI). Os cuidados que devem ser observados após procedimentos em neurorradiologia são: acompanhamento dos parâmetros hemodinâmicos, avaliação neurológica continuada e controle adequado da PA.

BIBLIOGRAFIA

De Sloovere VT. Anesthesia for embolization of cerebral aneurysms. Curr Opin Anaesthesiol. 2014; 27(4):431-6.

Hayman MW et al. Interventional neuroradiological procedures – a review for anaesthetists. Anaesthesia and Intensive Care. 2014; 44(5):525-648.

Joung KW et al. Anesthetic consideration for neurointerventional procedures. Neurointervention. 2014; 9:72-7.

Lee CZ. Anesthesia for interventional neuroradiology. Rev Colomb Anestesiol. 2015; 43(2):151-5.

Lee CZ et al. Anesthesia management for endovascular treatment. Curr Opin Anaesthesiol. 2014; 27(5):484-8.

CAPÍTULO 19

Anestesia para Embolização de Má-formação Arteriovenosa Cerebral

Lucas Figueiredo de Almeida Alves
Eliane Borges de Araújo

INTRODUÇÃO

Má-formação arteriovenosa (MAV) é constituída por um emaranhado de finos vasos que conectam um sistema arterial de alta pressão a um sistema venoso de baixa pressão, contornando o sistema arteriolar e capilar normal, o que acarreta síndrome do roubo de fluxo e isquemia. Sua etiologia é congênita e sintomática, quando leva a sangramento intracraniano e convulsão. O tratamento endovascular consiste na colocação de molas metálicas e/ou cola de cianoacrilato dentro da MAV de maneira fracionada, visando evitar edema e sangramento perilesional ao se fechar uma região de hiperfluxo. Na maioria dos casos, o tratamento é feito em várias sessões.

EMBOLIZAÇÃO DE MÁ-FORMAÇÃO ARTERIOVENOSA CEREBRAL

Indicações

Toda MAV cerebral deve ser tratada devido ao risco de sangramento intracraniano e consequente incapacitação do paciente. Os objetivos da anestesia para procedimentos na neurorradiologia (embolização de aneurisma cerebral e de MAV) são:

- Imobilidade
- Despertar rápido e suave, para possibilitar rápida avaliação neurológica
- Anticoagulação
- Tratamento das complicações (sangramento, oclusão arterial aguda e vasoespasmo)
- Manutenção dos parâmetros hemodinâmicos
- Controle da temperatura
- Evitar a diminuição da pressão de perfusão cerebral e o aumento da pressão intracraniana (PIC).

Avaliação pré-anestésica

O objetivo da avaliação pré-anestésica é o controle da pressão arterial e a avaliação neurológica (pesquisa de déficits prévios, imagem). Em casos sintomáticos, deve-se determinar o grau de hipertensão intracraniana e de sangramento por meio de tomografia computadorizada de crânio e/ou ressonância magnética.

Monitorização

A monitorização pode ser realizada por:

- Eletrocardiografia contínua
- Oximetria de pulso
- Capnografia
- Pressão arterial invasiva, utilizada devido a manejo pressórico com medicações vasoativas para hipertensão/hipotensão deliberada e otimização da pressão de perfusão cerebral, além de indução de parada cardíaca com adenosina em alguns casos selecionados e coleta seriada de gasometria
- Temperatura
- Sonda vesical de demora, tanto para monitorização quanto para conforto do paciente.

Acessos vasculares

O acesso venoso periférico deve ser calibroso para infusão rápida de medicamentos e reanimação hemodinâmica no caso de intercorrência intraoperatória; sua via deve ser estendida devido à distância entre o anestesista e o paciente. O acesso venoso central deve ser puncionado caso o paciente apresente instabilidade hemodinâmica e hipertensão intracraniana ou necessite de uso contínuo de medicações vasoativas.

Manejo da coagulação

A infusão de heparina por via venosa é utilizada (infusão contínua de 1.000 UI/h ou bólus intermitente na dose de 70 a 100 U/kg, com dose de manutenção de 1.000 U/h) com o objetivo de deixar o tempo de coagulação ativado de 2 a 3 vezes o basal. Pode ser necessária a reversão da heparina, sendo utilizada a protamina na dose de 1 mg (100 U) para cada 100 U de heparina utilizada. Em pacientes com alto risco de trombocitopenia induzida pela heparina, inibidores diretos da trombina (lepirudina e bivalirudina) podem ser usados.

Os pacientes devem ser encaminhados para unidade de terapia intensiva (UTI). Os cuidados que devem ser observados após procedimentos em neurorradiologia são: acompanhamento dos parâmetros hemodinâmicos, avaliação neurológica continuada e controle adequado da pressão arterial.

Técnica anestésica

A técnica utilizada é anestesia geral com intubação traqueal.

Indução e manutenção da anestesia

A intubação traqueal é mandatória neste procedimento porque garante imobilidade e segurança para o paciente, além de facilitar o tratamento de complicações que possam ocorrer durante a embolização de MAV. A tosse e o estímulo simpático durante a manipulação da via aérea devem ser evitados, já que aumentam a chance de ruptura da MAV; assim, a indução anestésica e a extubação devem ser feitas com cuidado.

Os fármacos mais usados na indução anestésica são:

- Fentanil, 2 a 3 mcg/kg
- Propofol, 2 mg/kg

- Cisatracúrio, 0,15 mg/kg, ou rocurônio, 0,6 a 1,0 mg/kg. Succinilcolina tem contraindicação relativa devido ao aumento da PIC.

A manutenção pode ser feita com propofol contínuo associado a opioide (fentanil ou remifentanil), ou anestésico geral inalatório, desde que o paciente não apresente hipertensão intracraniana. Óxido nitroso deve ser evitado em função de aumento importante da PIC. A anestesia geral venosa deve ser realizada nos pacientes com hipertensão intracraniana diagnosticada antes do procedimento.

A manutenção da curarização é desejada para evitar movimentação do paciente, com melhora da qualidade da imagem e segurança para o procedimento.

Existem algumas particularidades na condução anestésica nos casos de MAV cerebral. São elas:

- MAV intracerebral: é necessária a indução de hipotensão deliberada como maneira de evitar uma possível embolia pulmonar na liberação da cola de cianoacrilato em alguns casos
- MAV durais e craniofaciais: podem comunicar-se com vasos intracerebrais; logo, para que se previna entrada de material esclerosante na circulação intracerebral, é induzida hipercapnia, com pressão arterial de gás carbônico ($PaCO_2$)-alvo entre 50 e 60 mmHg, de duas maneiras:
  - Adição de CO_2 na mistura de gás inspirado
  - Hipoventilação, mas atentando-se para adequar os níveis de saturação de oxigênio.

Complicações descritas na literatura

As complicações mais frequentes da anestesia são:

- Hemorragias: hemorragia subaracnóidea (HSA)
- Vasoespasmo
- Oclusão arterial aguda
- Edema cerebral
- Embolização inadvertida de vasos
- Embolia pulmonar (principalmente em crianças)
- Quadros convulsivos.

BIBLIOGRAFIA

Hayman MW et al. Interventional neuroradiological procedures – a review for anaesthetists; Anaesthesia and Intensive Care. 2014; 44(5):525-648.

Joung KW, Yang KH, Shin WJ et al. Anestetic consideration for neurointerventional procedures. Neurointervention. 2014; 9:72-7.

Lee C, Yong W. Anesthesia for endovascular neurosurgery and interventional neuroradiology. Anesthesiology Clin. 2012; 30:127-47.

Lee CZ et al. Anesthesia management for endovascular treatment. Curr Opin Anaesthesiol. 2014; 27(5):484-8.

CAPÍTULO 20

Anestesia em Casos de Má-formação da Veia de Galeno

Bruno Stornioli Lemos
Paloma Kiyomi Taguchi
Ione Vasconcelos de Albuquerque

INTRODUÇÃO

A má-formação da veia de Galeno (MVG) é rara e constitui 1% de todas as má-formações arteriovenosas (MAV) cerebrovasculares, mas representa 30% de todas as MAV vasculares na população pediátrica. Estas se manifestam precocemente na infância, têm origem congênita e se caracterizam pela dilatação da veia de Galeno, decorrente de grandes aferências arteriais e má-formação do sistema de drenagem venosa.

MÁ-FORMAÇÃO DA VEIA DE GALENO

Quadro clínico

Durante o período neonatal, as múltiplas fístulas arteriovenosas podem representar cerca de 25% do débito cardíaco. Desse modo, a principal manifestação da MVG é a insuficiência cardíaca congestiva (ICC) decorrente do alto débito cardíaco. A sintomatologia, nesse caso, varia de cardiomegalia assintomática a insuficiência cardíaca refratária ao tratamento medicamentoso. Ao estudo eletrocardiográfico, pode haver sinais de isquemia miocárdica.

Os indivíduos com fístulas pequenas tendem a apresentar manifestações clínicas mais tardiamente, com quadros de hidrocefalia e macrocefalia decorrentes do alto fluxo cerebral. No sistema nervoso central, pode haver ainda sequestro de fluxo sanguíneo para a fístula e, com isso, hipoperfusão e áreas de infarto tecidual cerebral. Nesses pacientes, frequentemente há atraso no desenvolvimento neuropsicomotor.

Tratamento

O tratamento cirúrgico, a despeito dos avanços tecnológicos, não apresenta resultados muito melhores que a própria evolução da doença, dada a profundidade e a complexidade das lesões. Dessa maneira, a embolização por via endovascular da má-formação é o padrão-ouro de tratamento.

Avaliação pré-anestésica

O objetivo da avaliação pré-anestésica é o controle da pressão arterial e a avaliação neurológica; em casos sintomáticos, é importante determinar o grau de hipertensão intracraniana e de sangramento por meio de tomografia computadorizada de crânio e/ou ressonância magnética. Devem-se avaliar também as condições cardiovasculares, pois muitos pacientes cursam com insuficiência cardíaca.

Monitorização

Pode ser realizada por:

- Eletrocardiografia contínua
- Oximetria de pulso
- Capnografia
- Pressão arterial invasiva utilizada para manejo pressórico com medicações vasoativas para pacientes com instabilidade hemodinâmica
- Temperatura.

ANESTESIA PARA O PROCEDIMENTO

Acessos vasculares

O acesso venoso periférico deve ser calibroso para infusão rápida de medicamentos e reanimação hemodinâmica no caso de intercorrência intraoperatória; sua via deve ser estendida devido à distância entre o anestesista e o paciente. O acesso venoso central deve ser puncionado caso o paciente apresente instabilidade hemodinâmica e hipertensão intracraniana, ou necessite de uso contínuo de medicações vasoativas.

Manejo da coagulação

A infusão de heparina por via venosa é utilizada (infusão contínua de 1.000 UI/h ou bólus intermitente na dose de 70 a 100 U/kg, com dose de manutenção de 1.000 U/h) com o objetivo de deixar o tempo de coagulação ativado de 2 a 3 vezes o basal. Pode ser necessária a reversão da heparina, sendo utilizada a protamina na dose de 1 mg (100 U) para cada 100 U de heparina utilizada. Em pacientes com alto risco de trombocitopenia induzida pela heparina, inibidores diretos da trombina (lepirudina e bivalirudina) podem ser usados.

Técnica anestésica e avaliação pré-anestésica

Em geral, a MVG é congênita; por isso, na avaliação pré-anestésica, o paciente apresenta ICC grave, hidrocefalia, hipertensão pulmonar e retardo no desenvolvimento neurológico.

Os pilares do manejo anestésico são a manutenção da estabilidade cardiovascular e hemodinâmica e a promoção de condições ótimas para a embolização. Desse modo, deve-se evitar bradicardia, uma vez que o débito cardíaco nesses pacientes é dependente da frequência cardíaca, e hipotensão. Deve se evitar o uso de propofol, pois este promove bradicardia e hipotensão arterial.

A anestesia geral com base em opioides (na maioria dos casos, fentanil, 1,0 a 2,0 mcg/kg) associados ou não a anestésicos gerais inalatórios, como sevoflurano (1,0 a 2,0%), é uma opção atraente devido à cardioestabilidade. É utilizado bloqueador neuromuscular (cisatracúrio na dose de 0,15 mg/kg). Devido ao alto fluxo pulmonar, o controle dos fatores desencadeantes de hipertensão pulmonar é de extrema importância, mantendo, dessa maneira, saturação de oxigênio adequada, normocapnia, normotermia e plano anestésico correto.

Ao término do procedimento, os pacientes são mantidos intubados e sedados para garantir estabilidade cardiovascular e pulmonar. Deve-se evitar hipotensão, sobretudo nas primeiras 48 h, devido ao hiperfluxo cerebral associado.

Complicações descritas na literatura

As complicações associadas ao procedimento endovascular são: hemorragia intracerebral, devido à hipertensão venosa; isquemias neurológicas focais decorrentes da embolização; e embolia pulmonar em função dos agentes utilizados durante a embolização. Pode ocorrer piora da insuficiência cardíaca nos pacientes durante o procedimento, se não for possível realizar a embolização da MVG.

BIBLIOGRAFIA

Ashida Y, Miyahara H, Sawada H et al. Anesthetic management of a neonate with vein of Galen aneurysmal malformations and severe pulmonary hypertension. Paediatr Anaesth. 2005; 15(6):525-8.

Casasco A, Lylyk P, Hodes JE et al. Percutaneous transvenous catheterization and embolization of vein of Galen aneurysms. Neurosurgery. 1991; 28:260-6.

Cognard C, Januel AC, Silva NA Jr. et al. Endovascular treatment of intracranial dural arteriovenous fistulas with cortical venous drainage: new management using Onyx. AJNR Am J Neuroradiol. 2008; 29(2):235-41.

Cumming GR. Circulation in neonates with intracranial arteriovenous fistula and cardiac failure. Am J Cardiol. 1980; 45:1019-24.

Hoffman HJ. Malformations of the vein of Galen. In: Edwards MSB, Hoffmann HJ, (Eds.). Current neurosurgical practice: cerebral vascular disease in children and adolescents. Baltimore: Williams and Wilkins; 1989. p. 239-46.

Kothari SS, Naik N, Juneja R et al. Aneurysm of vein of Galen in the neonates: report of four cases. Indian Heart J. 2001; 53:499-502.

Lasjaunias P, Garcia-Monaco R, Rodesch G et al. Vein of Galen malformation: endovascular management of 43 cases. Childs Nerv Syst. 1991; 7:360-7.

Lasjaunias P, Terbrugge K, Lopez Ibor L et al. The role of dural venous anomalies in vein of Galen aneurysms: report of six cases and review of the literature. AJNR Am J Neuroradiol. 1987; 8:185-92.

Raybaud C, Strother C, Hald J. Aneurysms of the vein of Galen: embryonic and anatomical features relating to the pathogenesis of the malformation. Neuroradiology. 1989; 31:109-28.

CAPÍTULO 21

Anestesia para Embolização de Paragangliomas

Rafael Souza Fava Nersessian
Ricardo Antonio Guimarães Barbosa

INTRODUÇÃO

Paragangliomas são tumores neuroendócrinos raros originados dos paragânglios autonômicos, órgãos derivados da crista neural. Eles fazem parte do sistema nervoso autônomo (SNA) simpático ou parassimpático, podendo ou não ser funcionantes, isto é, secretores de medicações vasoativas (principalmente catecolaminas).

A maioria dos paragangliomas é benigna e de crescimento lento, localizada na cabeça, no pescoço, tórax ou abdômen. Em alguns casos, os tumores podem ser malignos, caracterizando a ocorrência de metástases. A maior parte daqueles localizados na cabeça ou no pescoço faz parte do SNA parassimpático, sendo não funcionantes, enquanto os demais localizados na cadeia de gânglios paravertebral de tórax, abdômen ou pelve pertencem ao SNA simpático. Desses últimos, 5% tendem a ser funcionantes e secretores de catecolaminas.

Sua nomenclatura é base de debate e confusão. Feocromocitomas ou paragangliomas intra-adrenais são tumores do SNA simpático funcionantes localizados na adrenal, ainda que alguns autores incluam como feocromocitomas aqueles tumores secretores da cadeia ganglionar simpática paravertebral. Paragangliomas extra-adrenais ou tumores glômicos (glomo jugular, carotídeo ou timpânico) são denominações utilizadas para os tumores quando localizados em outras partes que não a adrenal, sejam eles pertencentes ao SNA simpático ou parassimpático, funcionantes ou não. Por fim, alguns ainda são chamados de quimiodectomas, uma vez que os paragânglios do corpo carotídeo podem funcionar como quimiorreceptores.

EMBOLIZAÇÃO DE PARAGANGLIOMAS

Apresentação clínica

A maioria dos paragangliomas de cabeça e pescoço é não secretora e pertencente ao SNA parassimpático, envolvendo principalmente o corpo carotídeo, a jugular, o tímpano e ao redor de ramos do vago ou glossofaríngeo. Os sintomas são, portanto, derivados de efeitos de massa, como rouquidão, tosse, disfagia, síndrome de Horner, massas cervicais pulsáteis ou não, perda auditiva com/sem zumbido pulsátil e déficit de pares cranianos.

A maior parte dos paragangliomas de tórax, abdômen e pelve é no SNA simpático, podendo ou não ser secretora de catecolaminas. Massas mediastinais causam dor torácica, dispneia, tosse ou rouquidão, enquanto as abdominais e pélvicas muitas vezes podem ser assintomáticas. A hipersecreção de catecolaminas (norepinefrina, epinefrina e dopamina) provoca, principalmente, hipertensão, taquicardia/palpitação, cefaleia, sudorese, tremores, constipação, febre, hiperglicemia, dentre outros.

Tratamento

O tratamento consiste basicamente na realização de ressecção cirúrgica (com ou sem embolização prévia) e radioterapia.

A embolização pré-operatória de paragangliomas é normalmente realizada 48 h antes da cirurgia, para redução do tamanho do tumor, do sangramento intraoperatório, da secreção catecolaminérgica e de outras complicações. O risco *versus* benefício deve sempre ser levado em consideração, uma vez que se trata de um procedimento invasivo, com efeitos colaterais como: necrose de pele, cegueira, acidente vascular encefálico (AVE) e déficit de pares cranianos. A neurorradiologia faz embolização pré-operatória para diminuir o sangramento durante a cirurgia.

Avaliação pré-anestésica

Antes de qualquer manipulação, exames de imagem intervencionistas, arteriografia ou embolização, necessita-se excluir a secreção de catecolaminas; além disso, se indicado, o paciente deverá receber preparo medicamentoso, cujos alvos são bloqueio alfa-adrenérgico (e possivelmente também beta-adrenérgico) e restabelecimento da normovolemia. Os bloqueios alfa e beta-adrenérgico são o meio pelo qual se busca evitar crises hipertensivas graves e taquiarritmias intraoperatórias.

Manejo da coagulação

A infusão de heparina por via venosa é utilizada (infusão contínua de 1.000 UI/h ou bólus intermitente na dose de 70 a 100 U/kg, com dose de manutenção de 1.000 U/h) com o objetivo de deixar o tempo de coagulação ativado de 2 a 3 vezes o basal. Pode ser necessária a reversão da heparina, sendo utilizada a protamina na dose de 1 mg (100 U) para cada 100 U de heparina utilizada. Em pacientes com alto risco de trombocitopenia induzida pela heparina, inibidores diretos da trombina (lepirudina e bivalirudina) podem ser usados.

Manejo anestésico intraoperatório

A técnica mais utilizada para embolização de paragangliomas é a anestesia geral. No manejo de via aérea, deve-se realizar avaliação criteriosa dos fatores preditivos de dificuldade de ventilação e intubação dos pacientes. Em alguns casos, pode ser necessária a intubação com auxílio da fibroscopia, principalmente em pacientes com massas cefálicas ou no pescoço que levem a déficits de pares cranianos (IX, X e XII). É observado um risco aumentado de aspiração e obstrução aérea, seja por paralisia de cordas vocais com incompetência glótica, seja por alteração sensória local e perda de tônus muscular. Em casos selecionados, pode ser necessária a realização pré-operatória de traqueostomia. Outros pontos gerais são:

- Massas cervicais perivasculares podem raramente dificultar a drenagem venosa do sistema nervoso central, ocasionando um quadro de hipertensão intracraniana
- Durante a ressecção de massas pode ocorrer sangramento abundante, o que não é frequente durante embolizações.

A manipulação de tumores secretores de catecolaminas é considerada um procedimento cirúrgico de alto risco, sendo indicada monitorização invasiva com pressão arterial invasiva, cateter venoso central e sondagem vesical de demora, além de cateter de artéria pulmonar em casos de pacientes com insuficiência cardíaca grave. Deve-se sempre averiguar, antes da indução anestésica, que o alfabloqueio foi correto e eficazmente realizado, assim como o estado volêmico do paciente.

É comum a ocorrência de contração volêmica induzida por catecolaminas, podendo ser necessária uma expansão volêmica para se evitar hipotensão, sobretudo depois de retiradas as massas tumorais. Desse modo, o anestesiologista deverá sempre estar atento à labilidade pressórica, de modo a estar prontamente preparado para reverter quadros de indução alfa e beta-adrenérgica, preferencialmente com uso de fármacos de curta duração, como nitroprussiato de sódio, esmolol, lidocaína etc.

Caso ocorra labilidade pressórica grave durante a ressecção de massas tumorais não sabidamente secretoras, seja no ato cirúrgico ou na indução anestésica, deverá ser considerada a interferência da cirurgia para reavaliação do caso e preparo medicamentoso pré-operatório, uma vez que esses pacientes apresentam alta morbimortalidade peroperatória por crise hipertensiva grave e arritmias malignas.

Durante o procedimento, é sempre aconselhada a comunicação frequente entre o anestesiologista e o cirurgião/radiologista intervencionista para atualização do estado do paciente de ambas as partes.

Monitorização

Pode ser realizada por:

- Eletrocardiograma (ECG) contínuo
- Oximetria de pulso
- Capnografia
- Pressão arterial não invasiva. Pressão arterial invasiva só em tumores secretores de catecolaminas
- Temperatura
- Sonda vesical de demora, tanto para monitorização quanto para conforto do paciente.

ANESTESIA PARA O PROCEDIMENTO

Acessos vasculares

A escolha para o procedimento é o acesso venoso periférico. Acesso venoso central só em tumores secretores de catecolaminas.

Técnica anestésica

É utilizada a anestesia geral com intubação traqueal.

Indução e manutenção da anestesia geral

Após a avaliação de vias aéreas, se existirem fatores preditivos de via aérea difícil, deverá optar-se por intubação guiada por fibroscopia; caso contrário, realiza-se a indução da anestesia, que pode ser feita com opioides, hipnóticos e bloqueadores neuromusculares com que o anestesista estiver mais familiarizado, respeitando as comorbidades do paciente e os efeitos colaterais dos anestésicos. Em nosso serviço, geralmente são utilizados os seguintes fármacos:

- Fentanil, 3 a 5 mcg/kg
- Propofol, 1,5 a 2,5 mg/kg, ou etomidato, 0,2 a 0,3 mg/kg
- Rocurônio, 0,6 a 1,0 mg/kg, cisatracúrio, 0,15 mg/kg, ou succinilcolina, 1,0 a 1,5 mg/kg, em casos de necessidade de sequência rápida
- A manutenção da anestesia durante o procedimento poderá ser intravenosa, com propofol, ou inalatória, com sevoflurano
- Após o procedimento, o anestesista deve analisar a possibilidade de extubação do paciente para avaliação neurológica precoce.

Complicações descritas na literatura

Podem ocorrer complicações como:

- Acidente vascular isquêmico transitório
- Paralisia de nervo craniano
- Hematoma em sítio de punção e hemorragia
- Cefaleia, dor ou dormência facial.

BIBLIOGRAFIA

Barnes L, Tse LL, Hunt JL et al. Tumours of the paraganglionic system: Introduction. In: Barnes L, Eveson JW, Reichart P et al. (Eds.). World Health Organization (WHO) classification of tumours: pathology & genetics head and neck tumours. Lyon, France: IARC Press; 2005. p. 362.

DeLellis RA, Lloyd RV, Heitz PU et al. World Health Organization (WHO) classification of tumours: pathology and genetics of tumours of endocrine organs. Lyon, France: IARC Press; 2004.

Duffis EJ, Gandhi CD, Prestigiacomo CJ et al. Head, neck, and brain tumor embolization guidelines. Journal of Neurointerventional Surgery. 2012; 4:251-5.

Erickson D, Kudva YC, Ebersold MJ et al. Benign paragangliomas: clinical presentation and treatment outcomes in 236 patients. J Clin Endocrinol Metab. 2001; 86:5210.

Lee JA, Duh QY. Sporadic paraganglioma. World J Surg. 2008; 32:683.

McNicol AM. Update on tumours of the adrenal cortex, phaeochromocytoma and extra-adrenal paraganglioma. Histopathology. 2011; 58:155.

Power AH, Bower TC, Kasperbauer J et al. Impact of preoperative embolization on outcomes of carotid body tumor resections. J Vasc Surg. 2012; 56:979.

Rodríguez-Cuevas S, López-Garza J, Labastida-Almendaro S. Carotid body tumors in inhabitants of altitudes higher than 2000 meters above sea level. Head Neck. 1998; 20:374.

Sutton MG, Sheps SG, Lie JT. Prevalence of clinically unsuspected pheochromocytoma: review of a 50-year autopsy series. Mayo Clin Proc. 1981; 56:354-60.

Tasar M, Yetiser S. Glomus tumors: therapeutic role of selective embolization. J Craniofac Surg. 2004; 15:497.

CAPÍTULO 22

Anestesia para Embolização de Meningiomas

Pedro Henrique Meneghello Milazzotto
Alex Chain Bernini

INTRODUÇÃO

Meningiomas são tumores altamente vascularizados que surgem das leptomeninges e têm ocorrência principalmente intradural. Apesar de geralmente benignos, com frequência são associados a sequelas diversas, como convulsões, perda de visão e outros déficits locais, dependendo da localização do tumor. O tratamento clássico consiste em ressecção da massa tumoral, o que pode levar a grande perda sanguínea, com necessidade de transfusões e demais cuidados intensivos.

Sendo assim, terapias adjuvantes foram desenvolvidas, com a embolização primeiramente descrita em 1973. Ela consiste na introdução de um cateter via artéria femoral e colocação de material embolizante nas artérias que nutrem o tumor.

O avanço dos materiais e conhecimentos em neurorradiologia vem constantemente expandindo esse procedimento; porém, faltam estudos definitivos que comprovem sua eficácia para todos os tipos de meningiomas (resultados conflitantes quando variam as artérias embolizadas, a localização e o tamanho do tumor, e outros fatores). Sendo assim, há grande variedade de manejo dos casos nos mais diversos centros de referência.

EMBOLIZAÇÃO DE MENINGIOMAS

Indicações

As indicações variam muito na literatura, uma vez que muitos meningiomas têm os vasos que os nutrem próximos às meninges, o que garante fácil visualização para o neurocirurgião e, com isso, fácil ligadura deles sem a necessidade de um procedimento prévio. Já os meningiomas de base de crânio têm difícil acesso aos vasos, o que pode acarretar maiores riscos para a embolização.

Ainda assim, os estudos concordam que grandes meningiomas, com nutrição por múltiplas artérias, durante a simples abertura da calota craniana poderiam causar um sangramento catastrófico, sendo passíveis de embolização.

As indicações de embolização de meningiomas são: grandes meningiomas, meningiomas com nutrição arterial múltipla e meningiomas de base de crânio ou supratentoriais menores, ou com nutrição arterial única, depois de avaliado o risco *versus* benefício da embolização.

Avaliação pré-anestésica

A avaliação pré-anestésica para a embolização de meningiomas deve levar em consideração:

- História clínica/cirúrgica prévia do paciente
- Alergias
- Avaliação de via aérea
- Avaliação neurológica (pesquisa de déficits prévios, imagem)
- Avaliação cardiovascular
- Reserva de sangue e hemoderivados.

Contraindicações

A embolização é contraindicada no caso de distúrbios de coagulação que impeçam o acesso arterial.

Monitorização

A monitorização para o procedimento pode ser realizada por:

- Eletrocardioscopia
- Oximetria de pulso
- Capnografia
- Pressão arterial não invasiva ou invasiva (procedimento com chances reais de grandes trocas volêmicas e necessidade de coleta seriada de exames)
- Temperatura esofágica.

ANESTESIA PARA O PROCEDIMENTO

Acessos vasculares

Para a anestesia no procedimento de embolização, devem ser obtidos dois acessos venosos periféricos calibrosos: um acesso arterial e um acesso venoso central.

Manejo da coagulação

No caso de coagulação, a infusão de heparina por via venosa é utilizada (infusão contínua de 1.000 UI/h ou bólus intermitente na dose de 70 a 100 U/kg, com dose de manutenção de 1.000 U/h) com o objetivo de deixar o tempo de coagulação ativado de 2 a 3 vezes o basal. Pode ser necessária a reversão da heparina, sendo utilizada a protamina na dose de 1 mg (100 U) para cada 100 U de heparina utilizada. Em pacientes com alto risco de trombocitopenia induzida pela heparina, inibidores diretos da trombina (lepirudina e bivalirudina) podem ser usados.

Técnica anestésica

Devido a risco de sangramento, possibilidade de tempo prolongado de procedimento e necessidade de imagens de alta qualidade (inclusive com apneia do paciente), a técnica escolhida é a anestesia geral.

A indução da anestesia poderá ser feita com opioides, hipnóticos e bloqueadores neuromusculares, como: fentanil, 3 a 5 mcg/kg; propofol, 2 a 2,5 mg/kg (considerar indução em bomba de infusão alvo-controlada), ou etomidato, 0,2 a 0,4 mg/kg, e rocurônio, 0,6 a 1,0 mg/kg, ou cisatracúrio, 0,15 mg/kg.

A manutenção poderá ser feita com propofol e remifentanil em infusões contínuas, preferencialmente alvo-controladas, ou anestesia inalatória com sevoflurano. Pode-se considerar o uso de dexmedetomidina (0,3 a 0,7mcg/kg/h). Por ser um procedimento que precisa de imobilidade absoluta, recomenda-se o uso de bloqueador neuromuscular durante o ato.

Podem ocorrer complicações como sangramentos e hipertensão intracraniana. Nesses casos, após controle neurorradiológico, é necessário encaminhar o paciente para tomografia e, posteriormente, para unidade de terapia intensiva (UTI), intubado, sedado e com perfusão cerebral otimizada. Caso o procedimento curse sem intercorrências, deve-se proceder à extubação para avaliação neurológica precoce do paciente.

Complicações descritas na literatura

As complicações da anestesia para embolização de meningiomas podem ser:

- Hemorragia
- Isquemia
- Hipertensão intracraniana
- Hidrocefalia
- Síndrome da secreção inapropriada de hormônio antidiurético.

BIBLIOGRAFIA

Aatman SBS et al. Preoperative endovascular embolization of meningiomas: update on therapeutic options. Neurosurgical Focus. 2015; 38.

Ashish H, Shah BS et al. The role of preoperative embolization for intracranial meningiomas. J Neurosurg. 2003; 119.

Chanhung Z Lee. Anesthesia for interventional neuroradiology. Rev Colomb Anestesiol. 2015; 43(2):151-5.

Hayman MW et al. Interventional neuroradiological procedures – a review for anaesthetists. Anaesthesia and Intensive Care. 2014; 44(5):525-648.

Joung KW et al. Anesthetic consideration for neurointerventional procedures. Neurointervention. 2014; 9:72-7.

Lee CZ et al. Anesthesia management for endovascular treatment; Curr Opin Anaesthesiol. 2014; 27(5):484-8.

Nania A et al. Necrosis score, surgical time, and transfused blood volume in patients treated with preoperative embolization of intracranial meningiomas Analysis of single-centre experience and a review of literature. Clin Neuroradiol. 2014.

CAPÍTULO 23

Anestesia para Embolização de Tumores de Cabeça e Pescoço

Kaiê Fernandes
Isabella Chaer
Robinson José Alvarenga da Silva

INTRODUÇÃO

Os tumores de cabeça e pescoço vascularizados, quando abordados diretamente por procedimentos cirúrgicos, podem apresentar diversas complicações; por isso, a embolização pré-operatória pode ser um modo alternativo para diminuir esses riscos.

Nesses casos, a embolização é utilizada, principalmente, para diminuir o sangramento intraoperatório, aumentar a possibilidade de uma ressecção bem-sucedida, diminuir o risco de recorrência do tumor, melhorar o campo visual cirúrgico e reduzir o tempo de procedimento. Entretanto, também pode ser utilizada para redução de tumores em pacientes que não devem ser operados devido ao mau prognóstico de sua doença, diminuindo a incidência de complicações como dor e obstrução de via aérea, por exemplo.

Os principais tumores de cabeça e pescoço em que a embolização é utilizada para melhora do prognóstico ou das comorbidades são:

- Nasoangiofibroma juvenil
- Hemangiopericitoma
- Glomo jugular
- Paragangliomas
- Meningiomas
- Hemangioblastomas
- Lesões metastáticas.

O acesso para embolização pode ser feito por via percutânea (punção direta do tumor) ou via vascular (mais comum), e a escolha do material embólico é feita por equipe multiprofissional, dependendo do tipo de tumor e de seu prognóstico. Contudo, os materiais para embolização comumente usados são os particulados e os líquidos, e os efeitos clínicos sobre o tumor podem ser transitórios ou permanentes, conforme o material utilizado.

A ressecção cirúrgica deve ser programada entre o primeiro dia após a embolização (depois das primeiras 24 horas) e o oitavo dia, já que, durante as primeiras 24 horas, não há tempo para diminuição da vascularização e necrose tumoral para os benefícios desejados do procedimento.

EMBOLIZAÇÃO DE TUMORES DE CABEÇA E PESCOÇO

Avaliação pré-anestésica

A avaliação deve levar em consideração os seguintes aspectos:

- História clínica pregressa do paciente e histórico da doença atual
- Procedimentos cirúrgicos anteriores e registro de tratamento radioterápico
- Exames de imagem (tomografia computadorizada ou ressonância magnética) para avaliação de alteração anatômica de via aérea
- Avaliação clínica de via aérea para obtenção de dados que possam indicar dificuldade na ventilação e intubação dos pacientes
- História de intubação difícil
- Avaliação neurológica (déficits neurológicos e exames de imagem prévios à embolização)
- Exames pré-operatórios conforme as comorbidades e a idade do paciente
- Alergias
- Reserva de hemoderivados, se necessário.

Monitorização

A monitorização da embolização pode ser feita por:

- Eletrocardioscopia contínua
- Oximetria de pulso contínua
- Pressão arterial não invasiva ou invasiva (conforme o estado clínico do paciente e o risco do procedimento)
- Capnografia contínua, no caso de anestesia geral
- Temperatura.

ANESTESIA PARA O PROCEDIMENTO

Acessos vasculares

Para o procedimento anestésico, a escolha é o acesso venoso periférico. No entanto, em alguns casos, podem ser necessários o acesso venoso central e a pressão arterial invasiva.

Manejo da coagulação

A infusão de heparina por via venosa é utilizada (infusão contínua de 1.000 UI/h ou bólus intermitente na dose de 70 a 100 U/kg, com dose de manutenção de 1.000 U/h) com o objetivo de deixar o tempo de coagulação ativado de 2 a 3 vezes o basal. Pode ser necessária a reversão da heparina, sendo utilizada a protamina na dose de 1 mg (100 U) para cada 100 U de heparina utilizada. Em pacientes com alto risco de trombocitopenia induzida pela heparina, inibidores diretos da trombina (lepirudina e bivalirudina) podem ser usados.

Técnica anestésica

A embolização de tumores de cabeça e pescoço pode ser realizada sob anestesia geral (preferência de nosso serviço) ou anestesia local e sedação consciente.

A anestesia local tem como vantagem o exame neurológico durante o procedimento, facilitando o diagnóstico precoce de alterações após embolização acidental de vasos não programados. Contudo, também aumenta os riscos de movimentação do paciente e agitação em momentos críticos da embolização, podendo ocasionar essas mesmas complicações. Esse tipo de anestesia também tem como vantagem evitar os riscos relacionados à intubação nesses pacientes e a exposição aos anestésicos para anestesia geral.

A anestesia geral, utilizada em nosso serviço, evita a movimentação do paciente e diminui as complicações de embolização acidental em áreas não programadas. Porém, a avaliação da via aérea é de extrema importância para a programação da obtenção de via aérea definitiva. Conforme o estado clínico do paciente, a localização da massa tumoral e a alteração de anatomia, pode-se programar a intubação com o paciente acordado, com auxílio de fibroscópio ou outros dispositivos para via aérea difícil, e até mesmo a realização de traqueostomia pré-embolização, dependendo do caso.

O anestesista deve ficar atento às dificuldades em relação à via aérea, optando por indução anestésica e laringoscopia direta, além de ter disponíveis dispositivos para via aérea difícil em sala.

Indução e manutenção da anestesia geral

No caso, opta-se por intubação com o paciente acordado. Pode ser aplicada anestesia tópica de mucosa oral, supraglótica e glótica com lidocaína, para diminuir o incômodo do paciente durante o procedimento e avaliar a possibilidade de sedação superficial.

A indução anestésica pode ser feita com opioides, hipnóticos e bloqueadores neuromusculares com os quais o anestesista estiver mais familiarizado, respeitando as comorbidades do paciente e os efeitos colaterais dos anestésicos. Em nosso serviço, geralmente são utilizados os seguintes fármacos:

- Fentanil, 3 a 5 mcg/kg
- Propofol, 1,5 a 2,5 mg/kg; ou etomidato, 0,2 a 0,3 mg/kg
- Rocurônio, 0,6 a 1,0 mg/kg; cisatracúrio, 0,15 mg/kg; succinilcolina, 1,2 mg/kg (sequência rápida).

A manutenção da anestesia durante o procedimento poderá ser intravenosa, com propofol, ou inalatória, com sevoflurano. Após o procedimento, o anestesista deve analisar a possibilidade de extubação do paciente para avaliação neurológica precoce.

Complicações descritas na literatura

As complicações do procedimento que podem ocorrer são:

- Acidente vascular isquêmico transitório
- Paralisia de nervo craniano
- Hematoma em sítio de punção e hemorragia

- Cefaleia, dor ou dormência facial
- Nefropatia induzida por meio de contraste radiológico.

BIBLIOGRAFIA

Bilbao JI, Martínez-Cuesta A, Urtasun F et al. Complications of embolization. Semin Intervent Radiol. 2006; 23:126-42.

Cook TM, MacDougall-Davis SR. Complications and failure of airway management. Br J Anaesth. 2012; 109(Suppl 1):i68.

Duffis EJ, Gandhi CD, Prestigiacomo CJ et al. Head, neck, and brain tumor embolization guidelines. J Neurointerv Surg. 2012; 4(4):251-5.

Kafie FE, Freischlag JA. Carotid body tumors: the role of preoperative embolization. Ann Vasc Surg. 2001; 15:237-42.

Larouere MJ, Zappia JJ, Wilner HI et al. Selective embolization of glomus jugulare tumors. Skull Base Surg. 1994; 4(1):21-5.

Ogilvie L. Difficult Airway Society guidelines for the management of tracheal extubation. Anaesthesia. 2012; 67:1277.

Ovossapian A. Topical anesthesia of the airway. In: Ovossapian A. Fiberoptic endoscopy and the difficult airway. 2. ed. Philadelphia: Lippincott-Raven; 1996. p. 47-60.

Sanchez A, Iyer RR, Morrison DE. Preparation of the pacient for awake intubation. In: Hagberg CA. Benumof's airway management: principles and practice. 2. ed. Philadelphia: Elsevier; 2007. p. 255-80.

Zeitler DM, Glick J, Har-El G. Preoperative embolization in carotid body tumor surgery: is it required? Ann Otol Rhinol Laryngol. 2010; 119:279-83.

CAPÍTULO 24

Anestesia para Trombectomia Cerebral

Ricardo Antonio Guimarães Barbosa

INTRODUÇÃO

O acidente vascular cerebral isquêmico (AVCI) agudo é uma condição devastadora e incapacitante, e é a segunda maior causa de morte no mundo, com custo estimado de £3 bilhões por ano ao serviço de saúde britânico, com um custo adicional estimado de £4 bilhões perdidos na economia em produtividade, incapacidade e cuidados informais.

Aproximadamente 30% dos pacientes morrem até 1 ano após o AVCI, com 50% dos sobreviventes vivendo com deficiências de longo prazo. Os pacientes que apresentavam AVCI oclusivo proximal de artéria grande (30 a 50%) correspondem a uma alta proporção do total de incapacitados.

Entre os acidentes vasculares cerebrais, 85% são isquêmicos, em oposição aos hemorrágicos. A oclusão de vasos reduz a perfusão e o suprimento de nutrientes e causa hipóxia, levando à morte celular. O tratamento visa a atingir a reperfusão recanalizando o vaso ocluído. Terapias baseadas em evidências incluem a trombólise intravenosa até 4,5 horas, terapia com aspirina até 48 horas, hemicraniectomia em casos de infarto maligno, e manejo dedicado em uma unidade de AVCI agudo.

Testes anteriores focaram no uso de métodos intervencionistas, como trombólise direcionada por cateter, angioplastia com balão, e fármacos antiespasmódicos infundidos, para tratar AVCI que não responde à trombólise intravenosa. Nenhum benefício foi demonstrado no AVCI.

Evidências mais recentes demonstram a eficácia e estabelece a trombectomia endovascular mecânica (por *stent* e/ou por aspiração) em até 6 horas após o AVCI, como o padrão de cuidado para o AVCI agudo que cause oclusão de grandes vasos na circulação anterior. Uma metanálise mostrou proporções de pacientes que alcançavam um resultado funcional independente como 46% daqueles que receberam trombectomia mecânica, contra 26% daqueles que receberam o melhor tratamento médico. Avanços na tecnologia de *stents* recolhíveis, o uso universal de imagens vasculares (angiografia por tomografia computadorizada), melhorias na seleção dos pacientes, do fluxo de trabalho, levam a maior rapidez para realização do procedimento, que podem ser responsáveis por esta melhoria.

Pacientes com oclusão proximal da carótida interna ou artéria cerebral média irão, provavelmente, se beneficiar da trombectomia endovascular. A cada 5 pacientes apresentando oclusão na circulação cerebral anterior que se submetem a trombectomia endovascular, 1 ou mais vai funcionar, independentemente, 3 meses depois do que se eles tivessem recebido apenas a trombólise intravenosa, e 1 a cada 3 ficarão menos incapacitados (definidos com sendo 1 ponto a menos na escala modificada de classificação de incapacidade).

O tratamento rápido é importante: "o tempo é cérebro" no tratamento do AVCI agudo. Um estudo identificou uma queda do benefício de 3,4 a 3,9% para cada 1 hora de atraso.

INDICAÇÕES

As indicações para a trombectomia endovascular, provavelmente, serão ampliadas no futuro. As diretrizes internacionais recomendam o tratamento endovascular como o padrão de cuidado para pacientes apresentando AVCI agudo causado por oclusão intracraniana de grandes vasos identificados por exames de imagem vasculares.

Os exames de imagem vascular intracraniana na forma de angiotomografia são recomendados para a tomada de decisão, e são úteis para se avaliar o fluxo colateral. Oclusões simultâneas, como a oclusão da carótida interna extracranial, são geralmente identificadas. Embora não haja recomendações explícitas para seu manejo, os radiologistas intervencionistas podem optar por realizar uma angioplastia ou usar *stents* nelas no momento da trombectomia para tratar a lesão primária. A ressonância magnética pode desempenhar um papel futuro na avaliação do volume isquêmico e tecidos aproveitáveis.

CONTRAINDICAÇÕES ABSOLUTAS

As contraindicações do procedimento são:

- Alergia grave conhecida ao contraste iodado
- Coagulopatia grave
- Suspeita de hemorragia subaracnóidea
- Dificuldade técnica conforme determinada pelo neurorradiologista intervencionista (p. ex., vasos sinuosos, incapacidade de se acessar o coágulo, localização do coágulo, oclusão da carótida crônica).

AVALIAÇÃO PRÉ-ANESTÉSICA

A trombectomia é um procedimento de emergência, exigindo rápida comunicação e coordenação fluida entre neurologista, neurorradiologista intervencionista e anestesista. As considerações anestésicas pré-procedimento incluem o seguinte:

- Avaliação pré-operatória rápida e relevante, incluindo o nível de consciência, estado do jejum, alergias, avaliação de via aérea, e estabilidade hemodinâmica
- Planejamento prévio em caso de complicação intraoperatória, que pode exigir intubação e/ou transferência para a sala de cirurgia
- Monitoramento hemodinâmico e suporte vasopressor para se atingir metas de pressão arterial.

MONITORIZAÇÃO

- Eletrocardiografia contínua
- Pressão arterial não invasiva ou invasiva (dependendo das condições clínicas)
- Oximetria de pulso
- Capnografia (se for realizada anestesia geral)

- Temperatura
- Diurese.

ACESSOS VASCULARES

O acesso venoso periférico deve ser obtido para infusão de medicamentos e reanimação hemodinâmica no caso de intercorrência intraoperatória; sua via deve ser estendida devido à distância entre o anestesista e o paciente. O acesso venoso central deve ser puncionado caso o paciente apresente instabilidade hemodinâmica ou necessite de uso contínuo de fármacos vasoativos.

METAS HEMODINÂMICAS

O monitoramento invasivo da pressão arterial para se atingir as metas hemodinâmicas é útil, mas a colocação não pode atrasar o procedimento de trombectomia. Sessenta por cento dos pacientes apresentam pressão arterial elevada. Isso pode ser devido à hipertensão essencial existente, a resposta de estresse neuroendócrino, ou a um reflexo de Cushing a edema cerebral ou isquemia.

Tanto a pressão arterial alta quanto a baixa estão associadas às taxas mais altas de morte e dependência. Existe um equilíbrio entre a hipertensão excessiva que contribui para um maior risco de hemorragia intracraniana e edema cerebral contra uma perfusão cerebral comprometida até a penumbra isquêmica com uma pressão arterial média inadequadamente baixa. As metas hemodinâmicas iniciais visam a manter a pressão arterial sistólica do paciente acima de 140 mmHg com fluido e vasopressores. A pressão diastólica deve ser mantida abaixo de 105 mmHg. Após a recanalização, as metas de pressão arterial podem ser ajustadas para se evitar transformação hemorrágica. Se o procedimento não for bem-sucedido, a pressão arterial sistólica deve ser mantida acima de 140 mmHg.

ANESTESIA GERAL *VERSUS* SEDAÇÃO CONSCIENTE

A trombectomia mecânica é o tratamento padrão para pacientes com AVCI agudo causado por oclusão de grandes vasos na circulação anterior. A questão não resolvida é se a escolha da estratégia anestésica afeta o resultado funcional. Vantagens propostas de anestesia geral são: imobilização do paciente, controle da dor e proteção das vias aéreas. As desvantagens da anestesia geral são comprometimentos potenciais na hemodinâmica cerebral e atraso da intervenção. Benefícios propostos de procedimentos de sedação incluem monitoramento clínico, hemodinâmica estável e um procedimento potencialmente mais curto. Pode ter problemas relacionados às vias aéreas desprotegidas e a movimentação de pacientes, que pode prolongar o procedimento. Estudos retrospectivos e metanálises sugeriram pior resultado funcional e maior mortalidade em pacientes que recebem anestesia geral do que a sedação. Diferenças nos agentes sedativos (p. ex., tipo, dose) foram sugeridas como associados a diferenças no resultado funcional. No entanto, esses estudos têm limitação pelo viés de seleção. Isso ocorre porque pacientes com AVCI mais grave e pior apresentação eram mais propensos a receber anestesia geral.

O tratamento endovascular (EVT) combinado com trombólise intravenosa para AVCI agudo demonstrou ser superior à trombólise intravenosa isolada. Durante a EVT, é necessário que o paciente esteja imóvel e, geralmente, seja necessário algum tipo de anestesia/sedação.

As duas principais alternativas são:

- Anestesia geral com intubação que proporciona controle total das vias aéreas, ventilação e movimentos do paciente
- Sedação consciente com o paciente em respiração espontânea e, até certo ponto, comunicável e hemodinamicamente mais estável. A questão de saber se a escolha da técnica de anestesia tem impacto no resultado neurológico após o debate sobre a EVT para AVCI.

As indicações para anestesia geral são:

- Nível reduzido de consciência
- Inabilidade de proteger a via aérea, evidência de aspiração ou hipóxia
- Sinais de disfunção do tronco cerebral
- Paralisia bulbar
- Agitação ou inabilidade de se deitar reto devido à doença cardíaca ou respiratória.

TÉCNICA ANESTÉSICA

O procedimento pode ser realizado com anestesia geral ou sedação consciente que são descritos a seguir:

Anestesia geral. Sequência rápida de intubação com suxametônio (bólus: 0,5 a 1 mg/kg), alfentanil (bólus: 0,02 a 0,03mg/kg) e propofol (bólus: 1 a 2,5 mg/kg seguido de infusão de 2 a 10 mg/kg/h). A intubação traqueal é seguida por ventilação mecânica com tentativa de normoventilação. Anestesia é mantida com propofol e remifentanil de acordo com a necessidade do paciente e do procedimento. Dosagem e taxa de infusão de medicamentos anestésicos estão sob o critério do anestesiologista considerando a idade, o estado geral do paciente, comorbilidades, pressão arterial e necessidades do neurorradiologista. Em caso de contraindicação ao propofol, o sevoflurano será usado.

Sedação consciente. O objetivo geral é reduzir a agitação, a ansiedade e os movimentos e, ainda, ser capaz de se comunicar com o paciente. Além disso, é um objetivo evitar a utilização de anestesia geral. Todos os pacientes com sedação consciente receberão:

- Fentanil em bólus 25 a 50 mg. Esta dose pode ser repetida
- Infusão de propofol. 1 a 2 mg/kg/h. Se considerado necessário pelo anestesiologista, a taxa de infusão pode ser aumentada ou reduzida.

O paciente é monitorizado continuamente durante o procedimento EVT. Os motivos da conversão de sedação consciente para anestesia geral podem incluir: movimento do paciente, insuficiência respiratória (devido à hipóxia. ventilação inadequada), vômitos ou convulsões.

Após o procedimento de EVT, todos os pacientes são levados para a unidade de terapia intensiva neurológica ou unidade de AVCI após trombectomia mecânica e tratados de acordo com os procedimentos operacionais padrão. A imagem de acompanhamento (tomografia computadorizada ou ressonância magnética) é realizada rotineiramente entre 20 e 36 horas após o tratamento ou mais cedo se ocorrer uma deterioração neurológica. O NIHSS pós-convencional e os escores modificados da escala de Rankin são avaliados por exames físicos detalhados. A duração da estadia é dependente dos critérios ABC e desempenho neurológico.

COMPLICAÇÕES DESCRITAS NA LITERATURA

- Hemorragia subaracnoidea
- AVCI
- Edema cerebral
- Vasoespamo
- Embolia
- Lesão da artéria femoral.

BIBLIOGRAFIA

Bekelis K, Missios S, MacKenzie TA et al. Anesthesia technique and outcomes of mechanical thrombectomy in patients with acute ischemic stroke. Stroke. 2017; 48(2):361-6.

Berkhemer OA, Fransen PS, Beumer D et al. Investigators. A randomized trial of intraarterial treatment for acute ischemic stroke.N Engl J Med. 2015; 372(1):11-20.

BrinjikjiW, Murad MH, Rabinstein AA et al. Conscious sedation versus general anesthesia during endovascular acute ischemic stroke treatment: a systematic review and meta-analysis. AJNR Am J Neuroradiol. 2015; 36(3):525-9.

Claus Z. Simonsen et al. Effect of General Anesthesia and Conscious Sedation During Endovascular Therapy on Infarct Growth and Clinical Outcomes in Acute Ischemic Stroke. A Randomized Clinical Trial. JAMA Neurol. 2018; 75(4):470-7.

Goyal M, Menon BK, van ZwamWH et al. Endovascular thrombectomy after large-vessel ischaemic stroke: ameta-analysis of individual patient data from fiverandomised trials. Lancet. 2016; 387(10029):1723-31.

Löwhagen Hendén P, Rentzos A, Karlsson JE et al. General anesthesia versus conscious sedation for endovascular treatment of acute ischemic stroke: the AnStroke trial (anestesia during stroke). Stroke. 2017; 48(6):1601-7.

Schönenberger S, Uhlmann L, HackeW et al. Effect of conscious sedation vs general anestesia on early neurological improvement among patients with ischemic stroke undergoing endovascular thrombectomy: a randomized clinical trial. JAMA. 2016; 316(19):1986-96.

Schünenberger S et al. Association of General Anesthesia vs Procedural Sedation With Functional Outcome Among Patients With Acute Ischemic Stroke Undergoing Thrombectomy. A Systematic Review and Meta-analysis Complications of embolization. Jama. 2019; 322(13):1283-93.

CAPÍTULO 25

Anestesia para Embolização de Nasoangiofibromas

Rodrigo Barbosa Callado
Mauricio Miname

INTRODUÇÃO

O nasoangiofibroma é um tumor histologicamente benigno com comportamento agressivo devido à sua localização e aos sintomas associados. Ele ocorre quase exclusivamente em adolescentes do sexo masculino, em virtude da dependência de andrógenos, e representa 0,05 a 0,5% de todos os tumores de cabeça e pescoço, sendo caracterizado por progressão lenta e agressiva, alta vascularização e tendência a persistência e recorrência.

Frequentemente, esse tipo de tumor se origina da parede posterolateral da cavidade nasal, onde está situado o forame esfenopalatino, e pode adotar diferentes caminhos de disseminação. A disseminação do tumor determina os sintomas manifestados e é utilizada como critério nas principais classificações: Fisch (Tabela 25.1) e Radkowski.

Tabela 25.1 Classificação de Fisch.

I	Tumor limitado à cavidade nasal; nasofaringe sem destruição óssea
II	Tumor invadindo fossa pterigomaxilar; seios paranasais com destruição óssea
III	Tumor invadindo fossa infratemporal; órbita e/ou região parasselar remanescente lateral ao seio cavernoso
IV	Tumores que invadem o seio cavernoso; região quiasmal óptica e/ou fossa pituitária

O nasoangiofibroma é a principal causa tumoral de epistaxe, que normalmente vem associada a obstrução nasal unilateral e massa na nasofaringe. Tomografia computadorizada, ressonância nuclear magnética e endoscopia nasal podem estabelecer claramente a extensão do tumor e seu padrão de disseminação, além de se mostrarem essenciais ao planejamento cirúrgico.

O tratamento básico é a ressecção cirúrgica precedida de embolização endovascular de aferentes vasculares. Ademais, muitos estudos destacam o benefício da embolização arterial pré-operatória para o controle do sangramento intraoperatório, resultando em redução da perda sanguínea intraoperatória e da necessidade de reposição de produtos sanguíneos. Idealmente, o tempo entre a conclusão da embolização e o procedimento endoscópico deve ser de aproximadamente 24 a 72 horas.

Os vasos mais frequentemente envolvidos na nutrição desse tipo de tumor surgem da artéria maxilar interna. Em caso de doença avançada (Fisch III e IV), ramos da artéria carótida interna contribuem para o suprimento vascular; porém, esses vasos não podem ser embolizados devido ao elevado risco de complicações intracranianas (perda visual, hemiparesia etc.). A radioterapia é reservada para os tumores grandes, não ressecáveis e com extensão intracraniana, no período pós-operatório, como adjuvante quando existe tumor remanescente ou ainda em caso de recorrência tumoral.

Conforme a literatura disponível até o momento, a abordagem endovascular está bem indicada para embolização tumoral prévia ao procedimento cirúrgico nesse tipo de tumor e constitui uma das alternativas para o controle de outras causas de epistaxe refratária. Diversos são os estudos que comparam a embolização e a abordagem cirúrgica dos casos de epistaxe para ligadura vascular, mostrando uma taxa de sucesso semelhante e diferentes complicações que cabem ao médico especialista saber pesar antes de indicar o procedimento a ser realizado.

ANESTESIA PARA O PROCEDIMENTO

Avaliação pré-anestésica

A avaliação pré-anestésica deve constar de:

- História clínica/cirúrgica prévia do doente
- Relatos de alergias
- Avaliação detalhada de via aérea, com tomografia, ressonância nuclear magnética e, se possível, endoscopia nasal. Pode ser necessária a utilização de fibroscopia para intubação traqueal
- Avaliação neurológica (pesquisa de déficits prévios, exames de imagem)
- Reserva de sangue e hemoderivados.

Monitorização

Pode ser realizado por:

- Eletrocardioscopia contínua
- Oximetria de pulso contínua
- Capnografia contínua
- Temperatura
- Pressão arterial invasiva.

Acessos vasculares

Devem ser obtidos dois acessos venosos periféricos calibrosos, considerando a linha arterial e o acesso venoso central, dependendo da condição clínica do paciente.

Manejo da coagulação

A infusão de heparina por via venosa é utilizada (infusão contínua de 1.000 UI/h ou bólus intermitente na dose de 70 a 100 U/kg, com dose de manutenção de 1.000 U/h) com o objetivo de deixar o tempo de coagulação ativado de 2 a 3 vezes o basal. Pode ser necessária a reversão da heparina, sendo utilizada a protamina na dose de 1 mg (100 U) para cada 100 U de heparina utilizada. Em pacientes com alto risco de trombocitopenia induzida pela heparina, inibidores diretos da trombina (lepirudina e bivalirudina) podem ser usados.

Técnica anestésica

A embolização da epistaxe é realizada com anestesia geral, que evita possíveis problemas relacionados a agitação e movimentação do paciente durante o procedimento, o que pode ser perigoso durante as fases críticas. Os angiofibromas podem frequentemente alterar a anatomia normal das vias aéreas e obstruí-las totalmente; desse modo, para realizar a embolização desses tumores, faz-se necessária a avaliação dessas vias. Assim, dependendo do tamanho e da localização do nasoangiofibroma, a intubação orotraqueal com o paciente acordado guiada por fibroscopia será necessária, já que a indução anestésica poderá resultar em uma situação em que nem mesmo um anestesista experiente será capaz de intubar.

A escolha da técnica anestésica deve, portanto, ser pautada em características específicas do paciente e suas condições médicas coexistentes. Entretanto, em nossa instituição, em virtude do risco de obstrução do trato respiratório, seja por sangramento seja pela própria massa tumoral, optamos pelo uso de anestesia geral.

Indução e manutenção da anestesia

Deve-se buscar a manutenção dos níveis fisiológicos de pressão, frequência cardíaca, temperatura e capnometria. A indução da anestesia poderá ser feita com opioides, indutores e bloqueadores neuromusculares da preferência do anestesiologista, como:

- Fentanil, 3 a 5 mcg/kg, ou sufentanil, 0,3 a 0,5 mcg/kg
- Propofol, 1,5 a 2,5 mg/kg, ou etomidato, 0,2 a 0,4 mg/kg
- Rocurônio, 0,6 a 1,0 mg/kg; cisatracúrio, 0,15 mg/kg; succinilcolina, 1,2 mg/kg (sequência rápida).

A manutenção poderá ser intravenosa, com uso de propofol, ou anestesia inalatória, com sevoflurano. É necessária a atenção do anestesiologista a possíveis complicações, especialmente relacionadas ao risco de sangramento importante. Caso o procedimento curse sem intercorrências, deve-se proceder à extubação para avaliação neurológica precoce do paciente.

Complicações descritas na literatura

As principais complicações que podem ocorrer são:

- Hematoma em sítio de punção

- Cefaleia/dor ou dormência faciais
- Necrose de mucosa, ulceração em palato
- Hemorragia
- Acidente vascular isquêmico/acidente isquêmico transitório
- Nefropatia induzida por contraste.

BIBLIOGRAFIA

Atalar M, Solak O, Müderris S. Juvenile nasopharyngeal angiofibroma: radiologic evaluation and pre-operative embolization. Forum Fam Plan West Hemisph. 2006; 5.

Bilbao JI, Martínez-Cuesta A, Urtasun F et al. Complications of embolization. Semin Intervent Radiol. 2006; 3:126-42.

Cherekaev VA et al. Advanced craniofacial juvenile nasopharyngeal angiofibroma. Description of surgical series, case report, and review of literature. Acta Neurochir (Wien). 2011. doi: 10.1007/s00701-010-0922-0.

Koh E, Frazzini VI, Kagetsu NJ. Epistaxis. Am J Roentgenol. 2000; 74:845-51.

Lazzaro MA et al. Endovascular embolization of head and neck tumors. Front Neurol. 2011; 2:64011.

Melia L, McGarry GW. Epistaxis: update on management. Curr Opin Otolaryngol Head Neck Surg. 2011; 19(1):30-5.

Panda NK, Gupta G, Sharma S et al. Nasopharyngeal angiofibroma-changing trends in the management. Indian J Otolaryngol Head Neck Surg. 2012; 64:233-9.

Rudmik L, Smith TL. Management of intractable spontaneous epistaxis. Am J Rhinol. 2012; 26:55-60.

Willems PWA, Farb RI, Agid R. Endovascular treatment of epistaxis. American Journal of Neuroradiology. 2009; 30(9):1637-45.

CAPÍTULO 26

Anestesia para Colangiografia Transparieto-hepática e Trocas de Dreno

Mayumi Nakao
Ricardo Antonio Guimarães Barbosa

INTRODUÇÃO

A colangiografia transparieto-hepática (CTPH) consiste em uma técnica minimamente invasiva para visualização da árvore biliar. Esse procedimento é realizado com auxílio de imagens (ultrassonografia [US], ressonância magnética [RM] e tomografia computadorizada [TC]) para guiar a inserção de uma agulha na árvore biliar.

A CTPH realiza-se a partir da punção dos elementos biliares intra-hepáticos, com agulhas de fino calibre (Chiba) guiadas geralmente por US ou TC, sob monitorização fluoroscópica. Contrastes iodados solúveis em água são empregados para se obter a contrastação da via biliar. Eles têm peso específico maior que a bile; assim, utilizando-se essa propriedade aliada a manobras de rotação da mesa fluoroscópica, é possível a visualização completa do aparelho biliar excretor sob regime de baixa pressão, na maioria dos casos. Uma vez delineada a via biliar, radiografias e, eventualmente, tomografias devem ser tomadas em posições e ângulos distintos, sendo útil, às vezes, a realização de novas imagens após um tempo prolongado, principalmente em casos de obstrução parcial extra-hepática.

As complicações inerentes ao método têm decrescido intensamente nos últimos anos, desde a introdução das agulhas de fino calibre. Os eventos mais comuns são vazamentos biliares, sepse e hemorragias. Os vazamentos biliares são entidades cuja real taxa de incidência é muito difícil de avaliar, visto que a maioria é assintomática. No entanto, podem ocorrer infecções intra-abdominais com endotoxemia e bacteremia de variável gravidade. A hemorragia pode ser intrabiliar (hemobilia), condição que pode ser reconhecida pela presença de defeitos filiformes de enchimento na via biliar, produzidos pelo coágulo. Aproximadamente 3% dos doentes submetidos à CTPH apresentam como complicação as fístulas arterioportais, mas a vasta maioria sem grandes repercussões gerais. Após a drenagem biliar e a colocação dos drenos, dependendo do caso, estes últimos são trocados a cada três meses com anestesia geral.

COLANGIOGRAFIA TRANSPARIETO-HEPÁTICA E TROCAS DE DRENO

Indicações

O procedimento é indicado em:

- Obstrução biliar
- Estenoses benignas e malignas do ducto biliar
- Fístulas biliares
- Falha na colangiopancreatografia retrógrada endoscópica (CPRE)
- Delimitação da árvore biliar na presença de cálculo obstruindo a via biliar
- Diagnóstico de icterícia obstrutiva
- Avaliação de fístula em árvore biliar
- Troca de dreno em vias biliares
- Dilatação pós-operatória de estenose.

Contraindicações

O procedimento é contraindicado nos casos de:

- Coagulopatias
- Ascite volumosa.

ANESTESIA PARA O PROCEDIMENTO

Avaliação pré-anestésica

Pode ser realizada com os seguintes exames:

- Avaliação clínica do paciente (cuidado nos pacientes com ascite pelo risco de aspiração. Nesse caso, deve-se realizar sequência rápida de intubação traqueal)
- Hemograma completo
- Funções renal e hepática de acordo com o paciente
- Coagulograma
- A avaliação pré-anestésica deve ser feita com atenção especial ao coagulograma e à contagem de plaquetas. O uso de antiagregantes e anticoagulantes deve ser ativamente pesquisado

De maneira geral, para intervenção em vias biliares, deve-se adotar as seguintes recomendações:

- A razão normalizada internacional (INR) deve ser corrigida para < 1,5
- Transfusão de plaquetas, se contagem < 50.000/mcℓ
- O clopidogrel deve ser suspenso 5 dias antes do procedimento
- Ácido acetilsalicílico (AAS) pode ser mantido
- Deve-se suspender uma dose de heparina de baixo peso molecular (dose terapêutica) antes do procedimento.

Monitorização

Pode ser realizada por:

- Eletrocardiografia contínua
- Oximetria de pulso
- Capnografia
- Pressão arterial não invasiva, salvo em condições clínicas do paciente que exijam monitorização invasiva
- Temperatura.

Acessos vasculares

A escolha é o acesso venoso periférico.

Técnica anestésica

Os procedimentos de drenagem e troca de dreno são realizados com anestesia geral e intubação traqueal para proteção de vias aéreas e conforto do paciente, pois eles são dolorosos e, algumas vezes, prolongados.

Indução e manutenção da anestesia

A indução da anestesia deve ser feita com intubação em sequência rápida, pelo risco de aspiração do conteúdo gástrico, pois muitos pacientes apresentam ascites refratárias e tumores obstrutivos do trato gastrintestinal. Os fármacos mais comumente utilizados são:

- Fentanil, 2 a 3 mcg/kg
- Propofol, 2,0 a 2,5 mcg/kg, ou etomidato, 0,3 mg/kg
- Succinilcolina, 1,0 mg/kg; rocurônio, 0,6 a 1,0mg/kg; cisatracúrio, 0,15 mg/kg.

A manutenção da anestesia é realizada com sevoflurano em concentração de 1 a 2%, associado ou não a fentanil e cisatracúrio. Em casos específicos, adota-se a seguinte terapêutica:

- Dor pós-operatória:
  - Dipirona, 1 a 2 g por via intravenosa (IV)
  - Anti-inflamatórios não esteroidais (cetoprofeno, 100 mg, quando não houver contraindicação)
  - Opioides (morfina, dose variável)
- Controle de náuseas e vômitos:
  - Dexametasona, 4 mg
  - Ondansentrona, 4 a 8 mg
- Proteção gástrica: omeprazol, 40 mg.

Complicações descritas na literatura

As principais complicações são:

- Bacteremia
- Vazamentos biliares
- Sepse
- Hemorragias
- Colangite
- Fístulas arterioportais.

BIBLIOGRAFIA

Ginat D, Saad WE, Davies MG et al. Incidence of cholangitis and sepsis associated with percutaneous transhepatic biliary drain cholangiography and exchange: a comparison between liver transplant and native liver patients. AJR Am J Roentgenol. 2011; 196:W73.

Malloy PC, Grassi JC, Kundu S et al. Consensus guidelines for periprocedural management of coagulation status and hemostasis risk in percutaneous image-guided interventions. J Vasc Interv Radiol. 2009; 1-10.

CAPÍTULO 27

Anestesia para Colocação do *Shunt* Portossistêmico Intra-hepático Transjugular

Fernando Chuluck Silva
Ricardo Antonio Guimarães Barbosa

INTRODUÇÃO

O *shunt* portossistêmico intra-hepático transjugular (TIPS, *transjugular intrahepatic portasystemic shunt*) consiste na colocação de uma prótese metálica dentro do parênquima hepático, via jugular interna, entre os ramos da veia porta e a circulação sistêmica, objetivando o alívio da pressão no sistema porta. Essa técnica foi tentada pela primeira vez em humanos por Colapinto et al., em 1983. Posteriormente, o TIPS sofreu modificações técnicas e, na atualidade, consiste em uma opção terapêutica para as complicações da hipertensão portal e em ponte para que o transplante hepático seja realizado, prevenindo sangramento gastroesofágico e reduzindo ascites refratárias em pacientes portadores de insuficiência hepática terminal.

INDICAÇÕES

O TIPS é indicado em:

- Ascites refratárias
- Hemorragias digestivas altas recorrentes
- Ascites com hidrotórax refratárias ao tratamento clínico
- Gastropatia por hipertensão portal
- Doença hepática veno-oclusiva
- Síndrome de Budd-Chiari
- Síndrome hepatorrenal
- Síndrome hepatopulmonar.

CONTRAINDICAÇÕES ABSOLUTAS

As contraindicações absolutas para a realização do TIPS são:

- Insuficiência cardíaca congestiva
- Regurgitação tricúspide grave
- Cistos hepáticos múltiplos
- Hepatomas e carcinoma hepatocelular
- Sepse
- Hipertensão pulmonar grave (no caso de pacientes com pressão sistólica de artéria pulmonar [PSAP] > 45 mmHg, o TIPS poderá piorar a insuficiência cardíaca).

CONTRAINDICAÇÕES RELATIVAS

As contraindicações relativas são:

- Obstrução de todas as veias hepáticas
- Trombose da veia porta
- Coagulopatia grave
- Encefalopatia prévia.

ANESTESIA PARA O PROCEDIMENTO

Avaliação pré-anestésica

A avaliação pré-anestésica pode ser realizada com os seguintes exames:

- Avaliação cardiológica com realização de ecocardiograma

- Avaliação da função pulmonar (ascite ou hidrotórax volumosos, com indicação de drenagem)
- Reserva de sangue e hemoderivados
- Avaliação da função hepática (classificação de Child-Pugh, também conhecida como classificação de Child-Turcotte-Pugh). É usada para avaliar o prognóstico da doença hepática, principalmente da cirrose. A escala é aplicada atualmente para determinar o prognóstico, assim como a necessidade de transplante hepático)
- Avaliação da função renal (*clearance* e distúrbios hidreletrolíticos)
- Após o procedimento, o paciente deverá ser encaminhado para a unidade de terapia intensiva (UTI).

Monitorização

A monitorização pode ser feita por:

- Eletrocardioscopia contínua
- Oximetria de pulso
- Capnografia
- Pressão arterial invasiva, que deve ser utilizada pelo risco de sangramento e pelas condições clínicas do paciente
- Temperatura.

Acessos vasculares

O acesso venoso deve ser garantido por dois cateteres periféricos de grosso calibre. O acesso venoso central pela veia jugular interna direita ou esquerda é puncionado pelos médicos radiologistas intervencionistas, que utilizam essa via para realizar o procedimento. Se houver necessidade de acesso venoso central, utiliza-se a veia femoral.

Técnica anestésica

A anestesia geral é a técnica de escolha para o procedimento em nosso serviço, devido ao maior controle da ventilação e da agitação e à segurança para o manejo de complicações.

Indução e manutenção da anestesia

A indução da anestesia deve ser realizada com intubação traqueal em sequência rápida ou com anestesia tópica, pelo risco aumentado de aspiração do conteúdo gástrico ocasionado pela ascite e por muitos pacientes apresentarem hipertensão portal com hemorragia digestiva alta recorrente. Os fármacos usados na indução anestésica são:

- Fentanil, 2 a 3 mcg/kg
- Propofol, 2,0 a 2,5 mg/kg, ou etomidato, 0,2 a 0,3 mg/kg
- Succinilcolina, 1 a 1,5 mg/kg, ou rocurônio, 0,6 a 1,0 mg/kg.

A manutenção da anestesia pode ser feita com sevoflurano na concentração de 1 a 2%, associado ou não a fentanil (objetivando plano analgésico adequado a cada paciente) e cisatracúrio.

É fundamental a avaliação criteriosa do estado físico do paciente. Medicação pré-anestésica de longa duração deve ser evitada, pelo risco de efeito prolongado e piora de encefalopatia. Na maioria dos casos, é realizada a anestesia geral balanceada; porém, alguns autores defendem a realização de anestesia venosa total para os procedimentos de TIPS.

Todas as considerações e os cuidados anestésicos dispensados à cirurgia do paciente portador de insuficiência hepática avançada também se aplicam nesse tipo de procedimento. Contudo, deve-se ressaltar que os pacientes que o realizam apresentam episódios de sangramentos e distúrbios de coagulação; por isso, a avaliação de coagulograma, hemograma e função hepática faz-se necessária. Valores de razão normalizada internacional (INR) superiores a 1,5 e contagem de plaquetas menor que 50.000/mcℓ devem ser corrigidos antes do procedimento:

- Dor pós-operatória:
  - Dipirona, 1 a 2 g por via intravenosa (IV)
  - Anti-inflamatórios não esteroidais (cetoprofeno, 100 mg, quando não houver contraindicação)
  - Opioides (morfina, dose variável)
- Controle de náuseas e vômitos:
  - Dexametasona, 4 mg
  - Ondansentrona, 4 a 8 mg
- Proteção gástrica: omeprazol, 40 mg.

Complicações descritas na literatura

As principais complicações do procedimento são:

- Encefalopatia hepática

- Oclusão ou estenose da prótese
- Bacteremia
- Trombose da veia porta
- Embolia pulmonar
- Migração da prótese
- Hemólise
- Insuficiência renal aguda
- Laceração da vesícula biliar e hemorragia intraperitoneal.

As mais comuns são encefalopatia hepática, em até 20% dos pacientes, e obstrução da prótese. A avaliação da estabilidade hemodinâmica após o procedimento é importante pelo risco de sangramentos, distúrbios de coagulação e insuficiência cardíaca. O TIPS, em relação à derivação portossistêmica cirúrgica, está associado a menor morbimortalidade.

BIBLIOGRAFIA

Chana A, James M, Veale P. Anaesthesia for transjugular intrahepatic portosystemic shunt insertion. BJA Education. 2016; 16(12):405-9.

Colapinto RF, Stronell RD, Gildiner M et al. Formation of intrahepatic portosystemic shunts using a balloon dilatation catheter. Am J Radiol. 1983; 140:709-14.

Colombato L. The role of transjugular intrahepatic portosystemic shunt (TIPS) in the management. 2007; 41(Suppl 3):S344-51.

Conn HO. Transjugular intrahepatic porto-systemic shunts; the state of the art. Hepatology. 1993; 17:148-58.

De Gasperi A, Corti A, Corso R et al. Transjugular intrahepatic portosystemic shunt (TIPS): the an esthesiological point of view after 150 procedures managed under total intravenous anesthesia. Journal of Clinical Monitoring and Computing. 2009; 23:341-6.

Malloy PC, Grassi JC, Kundu S et al. Consensus guidelines for periprocedural management of coagulation status and hemostasis risk in percutaneous image-guided interventions. J Vasc Interv Radiol. 2009; 1-10.

Pivalizza EG, Gottschalk LI, Cohen A et al. Anesthesia for transjugular intrahepatic porto-systemic shunt placement. Anesthesiology. 1996; 85:946-7.

Ripamonti R, Ferral H, Alonzo M et al. Transjugular intrahepatic portosystemic shunt-related complications and practical solutions. Semin Intervent Radiol. 2006; 23:165-76.

CAPÍTULO 28

Anestesia para Embolização de Mioma Uterino

Daniel de Vasconcellos Bambirra Elias
Ricardo Antonio Guimarães Barbosa

INTRODUÇÃO

A miomatose uterina representa a patologia tumoral mais frequente do sistema reprodutor feminino. Pode causar distúrbios menstruais como dor de difícil controle, dismenorreia e sangramento excessivo e, em grande parte dos casos, associa-se a abortamentos, infertilidade e até hipertensão arterial.

O tratamento mais empregado nas mulheres que já não têm desejo reprodutivo é a histerectomia total (por via abdominal, vaginal ou videolaparoscópica). Para aquelas que ainda planejam uma gravidez, a opção da miomectomia é a indicada com mais frequência.

Com a finalidade de se criarem novas técnicas de tratamento que preservem o útero e sejam minimamente invasivas, foram iniciadas tentativas de embolização de miomas uterinos em 1995. A técnica foi aperfeiçoada desde então e, atualmente, é uma importante modalidade de tratamento dessa afecção tão prevalente na população.

INDICAÇÕES

A embolização de mioma uterino é indicada em:

- Miomatose uterina
- Miomatose uterina em pacientes que queiram engravidar
- Menorragia.

CONTRAINDICAÇÕES

O procedimento é contraindicado nos seguintes casos:

- Contraindicações relativas:
  - Miomas submucosos isolados candidatos a ablação histeroscópica
  - Miomas subserosos pedunculados isolados
  - Suprimento do mioma pela artéria ovariana (considerar risco *versus* benefício para embolização conjunta da artéria ovariana)
  - Alergia comprovada ao meio de contraste iodado
  - Paciente em pós-menopausa
  - Hipertireoidismo latente
  - Insuficiência renal
  - Desejo reprodutivo
- Contraindicações absolutas:
  - Tumor maligno primário
  - Gravidez
  - Infecção genital aguda
  - Tireoidite aguda ou hipertireoidismo ativo em (ou em programação de) radioiodoterapia.

ANESTESIA PARA O PROCEDIMENTO

Avaliação pré-anestésica

Pacientes em programação de embolização de mioma uterino devem ser avaliadas, sobretudo em relação às condições que possam contraindicar o procedimento. Comorbidades, antecedentes cirúrgicos, alergias e uso de medicações, bem como avaliações específicas (a critério do anestesiologista), devem ser registrados e solicitados. Exames como hemograma, testes de coagulação, eletrólitos e fração beta da gonadotropina coriônica humana (beta-HCG) sérico também devem ser requeridos. Em geral, o risco de sangramento é mínimo, não sendo necessário fazer reserva de hemocomponentes.

Monitorização

A monitorização pode ser realizada por:

- Eletrocardioscopia contínua
- Oximetria de pulso
- Capnografia (se for realizada com anestesia geral)
- Pressão arterial não invasiva
- Temperatura.

Acessos vasculares

A escolha é o acesso venoso periférico.

Técnica anestésica

A técnica anestésica deve priorizar o controle da dor pós-operatória e garantir as condições para o procedimento. A anestesia geral combinada com o bloqueio de neuroeixo pode ser realizada, podendo também ser empregado apenas o bloqueio com sedação.

Em relação aos bloqueios, tanto a raquianestesia com injeção de opioides intratecais como a anestesia peridural contínua têm resultados semelhantes no controle da dor nas primeiras 24 horas após o procedimento. O uso de morfina intratecal (entre 150 e 200 mcg) ou epidural (2 mg) proporciona controle álgico satisfatório.

Em nosso serviço, fazemos 10 mg de oxicodona por via oral (VO) 12 horas antes do procedimento mais raquianestesia com 15 mg de bupivacaína pesada associada a morfina 200 mcg. Após o procedimento, utilizamos dipirona, 2 g, por via intravenosa (IV), de 6 em 6 horas mais oxicodona, 10 mg, de 12 em 12 horas, mais cetoprofeno, 100 mg, de 12 em 12 horas (exceto em pacientes com insuficiência renal) por 48 horas.

A anestesia geral pode ser aplicada com anestésicos tanto inalatórios como venosos. As medicações de indução da anestesia variam conforme o perfil da paciente e a experiência do anestesiologista.

COMPLICAÇÕES DESCRITAS NA LITERATURA

As principais complicações do procedimento são:

- Síndrome pós-embolização: dor pélvica, febre e mal-estar, que são tratados com analgésicos simples e antipiréticos
- Lesão vascular no sítio de punção
- Infecção endometrial

- Expulsão vaginal do mioma
- Amenorreia
- Tromboembolismo pulmonar.

Controle da dor pós-operatória

O período pós-operatório é caracterizado por dor pélvica de moderada a forte intensidade, sobretudo nas primeiras 24 horas após o procedimento. O uso de opioides no neuroeixo promove bom controle álgico e é sempre associado a analgésicos simples (dipirona, paracetamol etc.) e anti-inflamatórios não esteroidais (AINE) (cetoprofeno, parecoxibe, cetorolaco etc.) nas pacientes que não apresentam restrições ao seu uso. Pacientes que persistam com dor limitante após a alta hospitalar devem ser avaliados quanto a complicações.

Pode-se utilizar o seguinte esquema para tratamento de dor pós-operatória:

- Analgesia controlada pelo paciente (PCA) – morfina 0,1%
- Oxicodona, 10 mg VO de 12 em 12 h
- Cetoprofeno, 100 mg IV de 12 em 12 h (se não houver contraindicação)
- Dipirona, 2 g IV de 6 em 6 horas
- Difenidramina, 50 mg IV de 6 em 6 horas se houver prurido
- Ondansetrona, 4 a 8 mg, se houver náusea e/ou vômito.

BIBLIOGRAFIA

Committee on Gynecologic Practice, American College of Obstetricians and Gynecologists. ACOG Committee Opinion: uterine artery embolization. Obstet Gynecol. 2004; 103:403-4.

Goodwin SC, Bonilla SM, Sacks D et al. Reporting standards for uterine artery embolization for the treatment of uterine leiomyomata. J Vasc Interv Radiol. 2001; 12:1011-20.

Hehenkamp WJK, Volkers NA, Donderwinkel PFJ et al. Uterine artery embolization versus hysterectomy in the treatment of symptomatic uterine fibroids (EMMY trial): peri- and postprocedural results from a randomized controlled trial. Am J Obstet Gynecol. 2005; 193:1618-29.

Pinto I, Chimeno P, Romo A et al. Uterine fibroids: uterine artery embolization versus abdominal hysterectomy for treatment – a prospective, randomized, and controlled clinical trial. Radiology. 2003; 226:425-31.

Ravina JH, Herbreteau D, Ciraru-Vigneron N et al. Arterial embolisation to treat uterine myomata. Lancet. 1995; 346:671-2.

CAPÍTULO 29

Anestesia para Procedimentos na Ressonância Magnética

Vitor Oliveira André
Maria Adalgisa Rodrigues Araújo

INTRODUÇÃO

Descoberta em 1937 por Isidor Isaac Rabi, a ressonância magnética (RM) começou a ser usada para realização de exames em seres humanos na década de 1970, evoluindo consideravelmente como importante método diagnóstico desde então. Com o maior número de aplicações e diferentes diagnósticos possíveis com essa técnica, bem como uma difusão dela pelos hospitais, aumentou muito o número de exames de RM realizados na última década.

Entretanto, com a crescente demanda por esse exame, surgiram pacientes com os mais variados quadros clínicos que necessitavam realizá-lo. Assim, por conta do longo tempo na sua realização (que pode variar de 30 min até mais de 2 h) e da necessidade de manutenção da posição estática, além de comorbidades associadas, mais pacientes passaram a necessitar de anestesia com os mais diversos graus de profundidade para a realização do procedimento.

ANESTESIA EM RESSONÂNCIA MAGNÉTICA

Indicações

A anestesia para esse exame é indicada para os seguintes pacientes:

- Pediátricos
- Com déficit cognitivo
- Intubados por diversas condições clínicas
- Com tremores, como na doença de Parkinson
- Com incapacidade de manutenção da posição estática durante o procedimento (pacientes com dor importante)
- Com claustrofobia e crises de ansiedade em lugares fechados.

Contraindicações

As principais contraindicações são:

- Portadores de marca-passo cardíaco
- Pacientes com válvulas cardíacas metálicas
- Implantes cocleares
- Desfibriladores implantáveis
- Próteses metálicas.

Avaliação pré-anestésica

A avaliação pré-anestésica no caso de RM deve ser completa, semelhante à de qualquer outro procedimento anestésico, com especial atenção para a observação das contraindicações absolutas e relativas do procedimento.

A avaliação das vias aéreas é extremamente necessária, pois muitos pacientes são investigados quanto a tumores de cabeça e pescoço, má-formação craniofacial e síndromes congênitas, como a de Pierre-Robin, que podem causar dificuldade de intubação traqueal. Em alguns casos, pode ser necessária a utilização de fibroscópio para intubação.

Além disso, é preciso orientar sobre a importância do jejum para o procedimento anestésico junto ao paciente. Assim, avaliações mais específicas, como a cardiológica, devem ser decididas caso a caso. Especial atenção deve ser dada para os pacientes com suspeita de distrofia muscular, mais comum em pacientes pediátricos; nesses casos, não devem ser utilizados anestésicos gerais inalatórios e succinilcolina, em função do risco de desenvolvimento de hipertermia maligna.

Pacientes com insuficiência renal podem evoluir com fibrose sistêmica nefrogênica (FSN) devido à utilização de gadolínio (meio de contraste radiológico não iodado paramagnético). Por isso, não se deve utilizar gadolínio em doença renal em fase moderada (estágio 4, *clearance* de creatinina < 30 mℓ/min/1,73 m^2) e em doença renal grave (estágio 5, *clearance* de creatinina < 15 mℓ/min/1,73 m^2), pelo risco de o paciente desenvolver FSN.

Monitorização

A monitorização é essencial para a segurança do procedimento anestésico, e a realizado na sala onde se encontra a RM necessita do uso de equipamento específico fabricado para tal exame, com uma blindagem específica para esse fim. Não é possível, portanto, usar qualquer monitor na sala onde será realizada a RM.

Outro fator que merece destaque, até pela impossibilidade de o anestesista permanecer na sala onde será realizada a RM, devido ao intenso barulho durante algumas sequências do procedimento, é a presença de monitorização remota, conectada ao monitor em uma sala adjacente onde permanecerá o anestesista. No caso da inexistência de tal monitor, o anestesista deve, no mínimo, ter uma posição para acompanhar o procedimento que possibilite a ele ver os sinais vitais no monitor que permanecerá na sala onde será realizada a RM. Assim como o monitor e todo o seu cabeamento, o aparelho de anestesia e suas estruturas precisam de uma blindagem especial para permanecer na sala de RM sem danificar o aparelho.

Como em qualquer anestesia realizada em centro cirúrgico, deve ser respeitado o padrão de monitorização segundo a anestesia que será realizada e de acordo com as condições do paciente. Portanto, são necessários: monitorização contínua da cardioscopia, oximetria de pulso, pressão arterial não invasiva (PANI) e capnografia. Pressão arterial invasiva (PAI) deve ser realizada em casos de instabilidade hemodinâmica com uso de medicações vasoativas.

Cuidados adicionais devem ser tomados com o posicionamento dos eletrodos da cardioscopia, para evitar queimaduras na pele. O anestesista deve também estar ciente da possibilidade de ocorrerem artefatos na cardioscopia por conta do campo magnético gerado pelo aparelho de RM, o que torna difícil a visualização de isquemia miocárdica durante o procedimento.

Acessos vasculares

A escolha é o acesso venoso periférico.

Técnica anestésica

Indução e manutenção da anestesia

De acordo com o nível de colaboração, consciência e estado do paciente, podem ser empregados diferentes níveis de sedação para a realização da RM, desde uma sedação leve (fato raro, pacientes que necessitam de anestesia para realização de RM geralmente não conseguem manter-se estáticos para a realização do exame com níveis mais leves de sedação) até anestesia geral. Em alguns estudos, ficou comprovada maior taxa de insucesso na obtenção de imagens para o exame de acordo com a superficialidade da sedação, e anestesias com sedação mais profunda obtiveram maior taxa de sucesso. Em nosso serviço, realizamos anestesia geral para os procedimentos de RM.

Em procedimentos com anestesia geral, deve-se começar com a pré-oxigenação do paciente, seguida de indução venosa ou inalatória (no caso de pacientes pediátricos). Os fármacos usados na indução venosa variam conforme a experiência do anestesista que estiver na sala julgar como o mais adequado; porém, no serviço de anestesia do Instituto de Radiologia, tem-se preferência por:

- Fentanil, 2 a 3 mcg/kg
- Propofol, 2 a 2,5 mg/kg, ou etomidato, 0,2 a 0,3 mg/kg
- Cisatracúrio, 0,1 a 0,15 mg/kg, ou rocurônio, 0,6 a 1,0 mg/kg.

Em caso de paciente pediátrico em que se opta por indução inalatória, tem-se preferência pelo uso de sevoflurano 3 a 5% em fluxo de oxigênio 100% mais alto (5 a 8 ℓ/min). Dependendo do caso e do estado clínico do paciente, pode-se optar pelo uso de máscara laríngea ou intubação traqueal para manutenção de via aérea.

A manutenção da anestesia, em ambos os casos, pode ser realizada com sevoflurano, de 1 a 2%. A utilização de propofol contínuo para manutenção da anestesia geral exige bomba de infusão específica para RM, que tem alto custo.

Complicações descritas na literatura

As complicações mais frequentes são respiratórias e cardiovasculares; as reações alérgicas são mais raras. No caso de um evento mais grave, como parada cardiorrespiratória (PCR) ou queda importante da saturação de oxigênio, deve-se retirar o paciente o mais rápido possível da sala onde se encontra o aparelho de RM e passá-lo para uma sala adjacente, de preferência onde foi realizado o preparo antes de o paciente iniciar o procedimento, para facilitar o atendimento.

BIBLIOGRAFIA

Bryan YF, Hoke LK. A randomized trial comparing sevoflurane and propofol in children undergoing MRI scans. Pediatric Anethesia. 2009; 19(6):601-11.

Gimbel JR, Bello D. Randomized trial of pacemaker and lead system for safe scanning at 1.5 Tesla. Hearth Rhythm. 2013; 10(5):685-91.

Gyanesh P, Haldar R. Comparison between intranasal dexmedetomidine and intranasal ketamine as premedication for procedural sedetion in children undergoing MRI: a double-blind, randomized, placebo-controlled trial. Japanese Society of Anesthesiologists. 2013; 28(1):12-18.

Kanal E, Barkovich AJ. Expert panel on mr safety. J Magn Reson Imaging. 2013; 37(3):501-30.

Kol IO, Egilmez H. Open-label, Prospective, randomized comparison of propofol and sevoflurane for laryngeal mask anesthesia for MRI in pediatric patients. Clinical Therapeutics. 2008; 30(1):175-81,187.

Ogurlu M, Orha ME. Effect of headphones on sevoflurane requirement for MRI. Pediatric Radiology. 2012; 42.

Practice Advisory on Anesthesic Care for MRI. A report by the American Society of Anesthesiologists Task Force on Anethesic Care for MRI. Anesthesiology. 2015; 122:495-520.

Wilkoff et al. MRI with pacemaker system designed for an MR envoironment. Heart Rhythm. Heart Rhythm. 2011; 8(1):65-73.

CAPÍTULO 30

Anestesia para Biópsia de Próstata Guiada por Ultrassonografia

Mirelle Caroline Blasi Marques
Rafael Nery de Oliveira
Luis Roberto Silvestrini

INTRODUÇÃO

Biópsia de próstata é o procedimento de escolha para o diagnóstico de câncer de próstata. Comumente ele causa dor e desconforto para o paciente em dois momentos: no início, na inserção do *probe* e sua manipulação pelo canal anal, e também na manipulação da agulha na retirada dos fragmentos para a biópsia.

A inervação da próstata consiste em fibras parassimpáticas com origem nos nervos esplâncnicos pélvicos (S2 a S4) e fibras simpáticas dos plexos hipogástricos inferiores. Desse modo, realizar o exame com hipnose e analgesia possibilita a coleta de mais amostras e maior conforto e tolerância do paciente, com maior índice de sucesso do exame. Contudo, não há consenso na literatura quanto à melhor técnica anestésica a ser realizada.

INDICAÇÕES

A indicação para biópsia de próstata justifica-se em casos de nódulos prostáticos identificados no toque retal, níveis elevados de antígeno prostático específico (PSA), em geral acima de 4 ng/mℓ, ou PSA acima de 2,5 ng/mℓ em pacientes com até 55 anos, densidade de PSA acima de 0,15 ng/mℓ ou velocidade de PSA superior a 0,75 ng/mℓ /ano, ou ainda anormalidades observadas na ultrassonografia transretal e na ressonância magnética.

CONTRAINDICAÇÕES

As contraindicações para biópsia de próstata consistem em coagulopatias e tratamentos farmacológicos com antiplaquetários ou anticoagulantes e infecção urinária. Nesses casos, deve-se avaliar a possibilidade de suspensão da medicação ou a avaliação de risco *versus* benefício, quanto a chance de sangramento e necessidade de realizar o exame solicitado.

Se houver infecção ativa do trato urinário, ela deve ser tratada antes de realizar o exame, com posterior urocultura para confirmação do tratamento.

ANESTESIA PARA O PROCEDIMENTO

Avaliação pré-anestésica

Os pacientes a serem submetidos à biópsia de próstata guiada por ultrassom muitas vezes são idosos com patologias associadas, como diabetes melito, hipertensão arterial e coronariopatias. Nesses casos, eles devem ser avaliados conforme as doenças associadas. Entretanto, todos os pacientes devem fazer exame de coagulograma (tempo de protrombina [TP], tempo de tromboplastina parcial ativada [TTPA] e razão normalizada internacional [INR]) e contagem de plaquetas antes do procedimento.

Caso o paciente faça algum tratamento com medicação anticoagulante ou antiplaquetária, o fármaco deve ser suspenso antes do procedimento, de acordo com a orientação do hematologista e/ou cardiologista.

Monitorização

Pode ser realizado por:

- Eletrocardiografia contínua
- Oximetria de pulso
- Pressão arterial não invasiva
- Capnografia
- Temperatura.

Acessos vasculares

A escolha é o acesso venoso periférico.

Técnica anestésica

Não há consenso em relação à melhor técnica anestésica para a biópsia de próstata. O objetivo da anestesia é controlar a dor, o desconforto e a ansiedade do paciente, possibilitando maior efetividade do exame. Desse modo, as principais opções consistem em anestesia geral utilizando-se propofol associado a opioide intravenoso com ou sem bloqueio de nervo prostático.

Indução e manutenção da anestesia

Para pacientes que serão submetidos a anestesia geral, pode ser utilizado propofol na dose inicial de 1 a 1,5 mg/kg, com dose suplementar conforme necessário, associado a bloqueio de plexo prostático realizado pelo médico radiologista, que realiza o procedimento com lidocaína 1% sem epinefrina na dose de 60 mg, ou ropivacaína 0,75% na dose de 45 mg,

Para pacientes submetidos apenas a sedação, deve-se utilizar propofol na dose inicial de 1 a 1,5 mg/kg, com dose suplementar conforme necessário, associado a fentanil 0,5 mcg/kg.

Complicações descritas na literatura

As complicações do procedimento podem ser:

- Imediatas: sangramento retal, hematúria, episódios vasovagais, depressão respiratória secundária a opioide intravenoso, dor e retenção urinária
- Tardias: febre, hematospermia, disúria persistente, infecção, prostatite aguda, sangramento e sepse.

BIBLIOGRAFIA

Barbosa RAG, Silva CD, Torniziello MYK et al. Estudo comparativo entre três técnicas de anestesia geral para biópsia de próstata dirigida por ultrassonografia transretal. Rev. Bras. Anestesiol [on-line]. 2010; 60(5):457-65.

Heidenreich A, Bastian PJ, Bellmunt J et al. EAU guidelines on prostate cancer, part 1: screening, diagnosis, and local treatment with curative intent-update 2013. Eur Urol. 2014; 65:124-37.

Machado MT, Aragão AJ, Rodrigues AO et al. Periprostatic local anesthesia in transrectal ultrasound-guided prostate biopsy: is it possible to improve pain tolerance? Int Braz J Urol. 2002; 28:323-9.

CAPÍTULO 31

Anestesia para Biópsia de Tireoide Guiada por Ultrassonografia

Carlos Eduardo Pereira Rios
João Francisco Ferreira de Souza
Domingos Dias Cicarelli

INTRODUÇÃO

Nódulos palpáveis de tireoide são encontrados em cerca de 3 a 5% dos adultos, com variabilidade considerável em todo o mundo, embora mais comuns nas populações de regiões deficitárias em iodo, nas mulheres e em idosos.

A maioria dos nódulos palpáveis tem mais de 1 cm de diâmetro e é sentido ao exame da região cervical anterior. Geralmente são a causa do atendimento médico inicial. A abordagem desses nódulos segue uma estratégia de investigação bem definida, que considera duas questões clínicas principais: (1) a possibilidade de excesso de hormônio tireoidiano (hipertireoidismo) e (2) o risco de malignidade. O primeiro é determinado pela avaliação das concentrações séricas de hormônio estimulante da tireoide (TSH), bem como dos hormônios tireoidianos periféricos. O último é alcançado por meio da avaliação da citologia obtida por punção aspirativa por agulha fina (PAAF), com auxílio de ultrassonografia da tireoide e medição da calcitonina sérica, se necessário. Essas avaliações orientarão a conduta, que pode variar desde o simples seguimento até a ressecção cirúrgica de toda a glândula.

INDICAÇÕES

A PAAF é indicada nos casos de nódulo da tireoide com níveis normais de TSH e visa obter amostra do nódulo para análise citológica. Caso necessário, é realizada a biópsia do tecido, na qual, além da amostra citológica, obtém-se também uma amostra histológica para análise microscópica.

CONTRAINDICAÇÕES

As contraindicações da PAAF limitam-se a recusa do paciente, evidência de malignidade do nódulo e infecção do sítio de punção. Mesmo indivíduos em uso de anticoagulantes são elegíveis ao procedimento, por se tratar de uma punção superficial em local compressível.

MONITORIZAÇÃO

A monitorização com eletrocardiografia (ECG), pressão arterial não invasiva (PANI) e oximetria de pulso deve ser instituída. Todos os recursos necessários à manutenção da via aérea do paciente devem estar prontamente disponíveis, bem como materiais para suporte avançado de vida e unidade de referência, se necessário. O paciente deve ser acompanhado por um adulto responsável para a alta após o procedimento.

Em se tratando da população pediátrica, muitas vezes é necessário realizar anestesia geral. Nesses casos, é preciso utilizar capnografia.

O paciente deve ser orientado quanto ao procedimento, bem como seus riscos e implicações. Em uma maca de exame, deve ser posicionado em decúbito dorsal, extensão cervical com auxílio de um coxim subescapular. Caso seja necessária a sedação, o paciente deve ser monitorado com ECG, PANI e oximetria de pulso. Além disso, é necessário ofertar oxigênio via cateter nasal a um fluxo de 1 a 3 ℓ/min, bem como acesso venoso periférico com infusão de solução salina.

ANESTESIA PARA O PROCEDIMENTO

Acessos vasculares

A escolha ideal para anestesia é o acesso venoso periférico.

Técnicas anestésicas

Para sedação, podem ser utilizados benzodiazepínicos (midazolam, 0,05 a 0,1 mg/kg) de maneira fracionada, até que seja alcançada a ansiólise desejada, ou anestesia tópica com lidocaína 1%. O paciente deve ser monitorado continuamente até a recuperação das funções cognitivas plenas. Nesse ínterim, já deve ser avaliada a presença de alguma complicação do procedimento e prontamente tratada.

No caso de nódulos pequenos localizados profundamente ou próximo a estruturas importantes, considera-se a administração de anestesia tópica. Em pacientes que não conseguem ficar acomodados para a realização do exame, com fobias ou distúrbios neurológicos que acarretem algum risco durante a realização do procedimento, considera-se a administração de sedação leve a moderada. Pode-se utilizar fentanil (20 a 50 mcg) associada a midazolam (2 a 5 mg), dependendo do caso e das condições clínicas do paciente.

Complicações descritas na literatura

A biópsia de tireoide consiste em um procedimento simples, rápido, com poucas e raras complicações. Entretanto, são relatados hematomas cervicais, disfonia, pseudoaneurisma de carótida, punção traqueal e enfisema subcutâneo. Todas são complicações raras, que tiveram sua incidência reduzida ainda mais com o advento da ultrassonografia para guiar a punção. A dor relacionada ao procedimento é mínima, restrita apenas à punção da pele.

BIBLIOGRAFIA

Anne S et al. Fine needle aspiration biopsy: role in diagnosis of pediatric head and neck masses. Int J Pediatr Otorhinolaryngol. 2008; 72(10):1547-53.

Demirci H et al. Thyroid fine needle aspiration biopsy: is topical local anaesthesia beneficial? Int J Clin Pract. 2010; 64(1):25-8.

Kim DW et al. Ultrasound-guided fine-needle aspiration biopsy of thyroid nodules: is it necessary to use local anesthesia for the application of one needle puncture? Korean J Radiol. 2009; 10(5):441-6.

CAPÍTULO 32

Anestesia para Estudo Eletrofisiológico

Victor Murari Neto
Filomena Regina Barbosa Gomes Galas
Paulo de Oliveira Vasconcelos Filho

INTRODUÇÃO

O estudo eletrofisiológico (EEF) consiste em um procedimento composto de técnicas direcionadas à investigação de disritmias cardíacas utilizando diversos sistemas com base em geração e mapeamento de campos eletromagnéticos ou elétricos que tornam possível a localização geométrica de um cateter dentro do coração do paciente. Ele possibilita o estudo detalhado do tipo de arritmia, do local de origem e da estratificação de risco de morte súbita; em casos selecionados, orienta a indicação de tratamento com técnica de ablação ou implante de dispositivo cardioversor/desfibrilador.

A ablação consiste na transferência de energia ao tecido cardíaco de modo a causar lesão tecidual e necrose, com destruição dos focos de ritmo anormal ou interrupção das vias de condução aberrantes. Diversas técnicas podem ser utilizadas, incluindo radiofrequência, radiofrequência com irrigação (*cool flow*), crioablação e ablação com cateter-balão a *laser*.

INDICAÇÕES

As indicações do EEF podem ser divididas entre diagnósticas e para estratificação de risco.

As diagnósticas são:

- Síncope em pacientes com doença cardíaca isquêmica ou estrutural e suspeita de arritmias ventriculares
- Síncope em pacientes com suspeita de doença do nó sinusal
- Síncope em paciente com bloqueio bifascicular quando a investigação não invasiva é inconclusiva
- Síncope após palpitações
- Síncope em pacientes com profissões de alto risco (pilotos, motoristas de ônibus, policiais), quando técnicas não invasivas são inconclusivas
- Sobreviventes de parada cardíaca súbita sem causa estabelecida
- Paciente com história de arritmias de QRS alargado quando a investigação não invasiva é inconclusiva
- Determinação do local de bloqueio em paciente com condução atrioventricular alterada, quando a evidência clínica e eletrocardiográfica é inconclusiva.

As de estratificação de risco são:

- Taquicardia ventricular (TV) não sustentada em pacientes com cardiomiopatia isquêmica
- Pacientes sintomáticos com bloqueio atrioventricular (BAV) de segundo grau e localização indeterminada
- Pacientes assintomáticos com sinais eletrocardiográficos de síndrome de pré-excitação que não apresentam perda rápida da pré-excitação em teste de esforço
- Indicações de menor evidência ou incertas: síndrome de Brugada, sarcoidose cardíaca com fração de ejeção reduzida, displasia arritmogênica de ventrículo direito, adultos com tetralogia de Fallot e fatores de risco para morte súbita.

CONTRAINDICAÇÕES

O EEF é contraindicado nos seguintes casos:

- Angina instável

- Bacteremia ou sepse
- Insuficiência cardíaca agudamente descompensada não relacionada a arritmia
- Diátese hemorrágica ou coagulopatia importante
- Trombose venosa profunda aguda de membros inferiores, se necessária a canulação de veia femoral.

ANESTESIA PARA O PROCEDIMENTO

Avaliação pré-anestésica

É realizada com base em:

- História clínica e exame físico
- Exames laboratoriais conforme indicação e condição clínica, comumente tipagem sanguínea, hemograma, coagulograma e função renal. Devido à exposição a radiação ionizante, mulheres com possibilidade de gestação devem realizar um teste de gravidez no dia anterior ou no dia do procedimento
- Eletrocardiograma recente e, se possível, revisão de exames registrados durante episódio de taquicardia
- Ecocardiograma transtorácico ou ressonância magnética do coração
- Teste de esforço, se houver história de arritmia induzida por exercício
- Angiografia coronária, se indicada pela apresentação clínica e se o paciente apresentar história sugestiva de doença coronariana
- Medicações com efeito de retardo na condução atrioventricular são reduzidos e posteriormente suspensos dias antes do procedimento, incluindo betabloqueadores, bloqueadores de canal de cálcio, digoxina e antiarrítmicos.

Monitorização e preparo

Pode ser realizado por:

- Cardioscopia contínua
- Oximetria de pulso
- Capnografia
- Temperatura
- Pressão arterial não invasiva ou invasiva, se o paciente for considerado de alto risco para instabilidade (arritmias ventriculares, doença cardíaca estrutural, coronariopatia, parada cardíaca prévia)

- Pás adesivas de desfibrilador externo posicionadas
- Material para manejo de via aérea
- Aspirador funcionante e exclusivo para o anestesista
- Acesso rápido a medicações utilizadas em suporte cardíaco avançado.

Acesso venoso

A escolha é o acesso venoso periférico e, se indicado, o acesso venoso central. Entretanto, deve-se discutir com o eletrofisiologista os acessos que serão utilizados no procedimento, visto que frequentemente ocorre a canulação de mais de um local.

Técnica anestésica

Existe o risco de os anestésicos intravenosos diminuírem a frequência da arritmia; por isso, a técnica anestésica deve ser discutida com o eletrofisiologista. Certos procedimentos, como ablação de taquicardia supraventricular, beneficiam-se da realização sob anestesia local, com ou sem sedação, para evitar supressão da arritmia. Porém, o perfil do paciente e seu estado geral devem ser levados em conta. Pacientes agitados ou ansiosos, crianças, idosos com alteração cognitiva e indivíduos com resistência à posição de decúbito horizontal têm indicação de anestesia geral.

Procedimentos com ablação atrial esquerda, ventricular ou punção transeptal são realizados sob anestesia geral. A manutenção de via aérea pode ser realizada com máscara laríngea; porém, deve-se considerar que, como a duração do EEF é bastante variável, em geral entre 1 e 6 horas, fica difícil prever a duração. Assim, costuma ser preferível a realização com intubação traqueal.

O EEF exige imobilidade completa e ventilação com ritmo regular, de modo que o sistema de mapeamento localize corretamente a ponta do cateter e possa compensar os movimentos ventilatórios. Existem evidências de que a anestesia geral melhora o resultado em ablações de fibrilação atrial, provavelmente devido a melhor imobilidade e melhor precisão do mapeamento.

Para as TV, há necessidade de monitorização invasiva para um melhor controle hemodinâmico do paciente. Os fármacos mais usados são:

- Fentanil, 2 a 3 mcg/kg. A laringoscopia é o principal estímulo doloroso. A ablação por radiofrequência pode provocar um estímulo leve, com dor geralmente fraca no pós-operatório, controlável com analgésicos não opioides
- Etomidato, 0,2 a 0,3 mg/kg, ou propofol, 2 a 3 mg/kg
- Cisatracúrio, 0,15 mg/kg, ou rocurônio, 0,6 mg/kg

A manutenção pode ser feita com sevoflurano 1,5 a 2% ou propofol contínuo, guiado por monitor de profundidade anestésica. Diversos estudos comparam anestesia venosa total com balanceada em ablações, sem evidências de diferenças clínicas nos resultados.

Pequenos bólus ou infusões tituladas de metaraminol (0,25 a 0,5 mg, 0,25 mg/min), efedrina (5 a 10 mg, 5 mg/min) ou fenilefrina (50 mcg, 50 mcg/min) podem ser utilizados para manter a estabilidade hemodinâmica.

COMPLICAÇÕES DESCRITAS NA LITERATURA

As complicações do EEF podem ser:

- Pseudoaneurisma no sítio de punção
- Perfuração atrial
- Perfuração aórtica
- Tamponamento cardíaco
- Novo *shunt* atrial
- Lesão valvar
- Estenose de veia pulmonar
- Arritmias ventriculares e atriais
- Novo bloqueio de ramo
- Novo BAV
- Perfuração esofágica
- Lesão de nervos torácicos: lesão vagal, causando espasmo de piloro e gastroparesia, lesão de nervo laríngeo recorrente esquerdo, provocando rouquidão e disfonia
- Embolização e acidente vascular encefálico
- Retenção de fluidos, principalmente associada ao método de ablação com irrigação
- Edema pulmonar
- Endocardite.

BIBLIOGRAFIA

Ashley EMC. Anaesthesia for electrophysiology procedures in the cardiac catheter laboratory. Continuing Education in Anaesthesia Critical Care & Pain. 2012; 12(5):230-6.

Epstein AE, DiMarco JP, Ellenbogen KA et al. ACCF/AHA/HRS focused update incorporated into the ACCF/AHA/HRS 2008 guidelines for device-based therapy of cardiac rhythm abnormalities: a report of the American College of Cardiology Foundation/American Heart Association Task Force on Practice Guidelines and the Heart Rhythm Society. J Am Coll Cardiol. 2013; 61:e6.

Erb T, Kanter R, Hall J et al. Comparison of electrophysiological effects of propofol and isoflurane-based anesthetics in children undergoing radiofrequency catheter ablation for SVT. Anesthesiology. 2002; 96:1386-94.

Lavoie J, Walsh E, Burrows F et al. Effects of propofol or isoflurane anaesthesia on cardiac conduction in children undergoing radiofrequency ablation for tachydysrhythmias. Anesthesiology. 1995; 82:884-7.

Pediatric and Congenital Electrophysiology Society (PACES), Heart Rhythm Society (HRS), American College of Cardiology Foundation (ACCF), et al. PACES/HRS expert consensus statement on the management of the asymptomatic young patient with a Wolff-Parkinson-White (WPW, ventricular preexcitation) electrocardiographic pattern: developed in partnership between the Pediatric and Congenital Electrophysiology Society (PACES) and the Heart Rhythm Society (HRS). Endorsed by the governing bodies of PACES, HRS, the American College of Cardiology Foundation (ACCF), the American Heart Association (AHA), the American Academy of Pediatrics (AAP), and the Canadian Heart Rhythm Society (CHRS). Heart Rhythm. 2012; 9:1006.

Stix G, Anvari A, Podesser B et al. Local anaesthesia versus general anaesthesia for cardioverter-defibrillator implantation. Wien KlinWochenschr. 1999; 111(10):406-9.

Task Force for the Diagnosis and Management of Syncope, European Society of Cardiology (ESC), European Heart Rhythm Association (EHRA) et al. Guidelines for the diagnosis and management of syncope (version 2009). Eur Heart J. 2009; 30:2631.

Tracy CM, Akhtar M, DiMarco JP et al. American College of Cardiology, American Heart Association, American College of Physicians Task Force on Clinical Competence and Training, Heart Rhythm Society. American College of Cardiology/American Heart Association 2006 update of the clinical competence statement on invasive electrophysiology studies, catheter ablation and cardioversion: a report of the American College of Cardiology/American Heart Association/American College of Physicians Task Force on Clinical Competence and Training developed in collaboration with the Heart Rhythm Society. J Am CollCardiol. 2006; 48(7):1503.

CAPÍTULO 33

Anestesia para Cardioversão Elétrica Sincronizada

Guilherme Ragot de Melo
Paulo de Oliveira Vasconcelos Filho
Domingos Dias Cicarelli

INTRODUÇÃO

A cardioversão elétrica sincronizada (CES) é o procedimento médico no qual uma carga elétrica é aplicada no tórax de um paciente de maneira controlada usando o cardioversor elétrico, para reversão de alguns tipos específicos de arritmias cardíacas. Diferentemente da desfibrilação cardíaca, em que o choque ocorre em qualquer momento do ciclo cardíaco, a CES faz com que o choque seja disparado pelo médico, após o aparelho sincronizar a carga elétrica junto à onda R do complexo QRS eletrocardiográfico do paciente, procedimento que pode ser realizado em caráter emergencial ou eletivo.

A CES deve ser realizada, quando indicada, por médico capacitado em ambiente preparado para tratar possíveis complicações inerentes ao procedimento. Além disso, a monitorização cardiorrespiratória do paciente deve contemplar obrigatoriamente a verificação de pressão arterial, frequência cardíaca, saturação de oxigênio e ritmo cardíaco (cardioscopia), devendo sempre ser realizado com acesso venoso periférico para tratamento de possíveis intercorrências.

No ambiente, além do próprio cardioversor elétrico, é preciso dispor de: fonte suplementar de oxigênio, dispositivo para aspiração, equipamento para manejo de vias aéreas (ventilação por máscara facial, bolsa reservatória, cânulas orofaríngeas de Guedel e materiais para intubação traqueal, que devem ser testados), além das medicações utilizadas no suporte avançado de vida em cardiologia.

INDICAÇÕES

A CES é indicada em taquiarritmias instáveis, estáveis, agudas ou crônicas. Os critérios de instabilidade são: dor torácica, dispneia, síncope, hipotensão e rebaixamento de nível de consciência.

ANESTESIA PARA O PROCEDIMENTO

Monitorização

Pode ser realizada por:

- Eletrocardioscopia
- Oximetria de pulso
- Capnografia
- Pressão arterial não invasiva
- Temperatura esofágica.

Acessos vasculares

O procedimento deve ser sempre realizado com ao menos um acesso venoso periférico.

Técnica anestésica

A CES é utilizada tanto eletivamente, para tratamento de alguns tipos de taquiarritmias estáveis, quanto para situações de emergência no tratamento de algumas taquiarritmias instáveis, situação em que o paciente não está, na maior parte das vezes, com o tempo de jejum adequado para realizar sedação e analgesia, técnica anestésica mais frequentemente utilizada na CES eletiva. Desse modo, no fluxograma de atendimento às taquiarritmias instáveis, a anestesia aparece como “ponderar sedação”, pois o médico deve ponderar os riscos e benefícios dela, levando em conta o tempo de jejum, as comorbidades do paciente, a idade, as alergias e a avaliação da via aérea. Em caso de necessidade de CES quando o paciente não apresentar tempo de jejum adequado (ou a equipe médica não tiver informações acerca do tempo), deve-se optar por anestesia geral com intubação orotraqueal em sequência rápida, para proteção de via aérea.

Aos pacientes aptos a serem submetidos à sedação, a escolha dos medicamentos deve ser cuidadosa e individualizada para analgesia e hipnose.

Hipnóticos

Propofol. Deve-se iniciar infusão lenta na dose 0,5 a 1,0 mg/kg, com complemento de doses, se necessário, a cada 3 a 5 min, com 0,5 mg/kg até resposta clínica satisfatória. Pode ser utilizado por *target controlled infusion* (TCI).

Etomidato. Deve ser utilizado em infusão lenta, na dose de 0,1 a 0,15 mg/kg. Pode causar mioclonias leves e náuseas, e não produz analgesia.

Midazolam. Em geral, é utilizado inicialmente nas doses de 0,02 a 0,03 mg/kg.

Analgesia

Opioides. Utilizados principalmente pelo seu efeito analgésico. Opta-se geralmente por opioides de ação rápida, como alfentanil, remifentanil ou até mesmo fentanil em baixas doses. A fentanil muitas vezes é utilizada com o midazolam e deve ser ministrada em doses de 0,5 a 1,0 mcg/kg, com repetição das doses de 3 em 3 min até um nível analgésico e hipnótico adequado. Geralmente, não são utilizadas doses superiores a 5 mcg/kg para a CES pelo risco de depressão respiratória. O medicamento pode levar a uma hipotensão e deve ser administrado com cautela em pacientes com disfunção renal e/ou hepática, pelo efeito prolongado. O remifentanil e o alfentanil são semelhantes à fentanil quanto à estrutura química e têm a vantagem de apresentarem meia-vida curta. O remifentanil é utilizado na dose de 0,5 mcg/kg no primeiro minuto e 0,25 mcg/kg nos minutos subsequentes, quando utilizada com o propofol, e nas doses de 0,5 a 3,0 mcg/kg no primeiro minuto e 0,25 a 1,0 mcg/kg nos minutos subsequentes, quando utilizada como medicação única. O afentanil não é empregado como medicação única; geralmente é utilizada com propofol na dose de 2,5 mg/kg.

Cetamina. Deve ser utilizada com doses de até 1 a 2 mg/kg e, se necessário, doses de 0,25 a 0,5 mg/kg, a cada 5 a 10 min. Apresenta-se como alternativa analgésica ao uso de opioides na CES.

COMPLICAÇÕES DESCRITAS NA LITERATURA

As complicações da CES podem ser:

- Depressão respiratória/hipóxia
- Instabilidade cardiovascular
- Vômitos/broncoaspiração
- Reações alérgicas às medicações
- Laringoespasmo/broncospasmo.

BIBLIOGRAFIA

Bellolio MF, Gilani WI, Barrionuevo P et al. Incidence of adverse events in adults undergoing procedural sedation in the emergency department: a systematic review and meta-analysis. Acad Emerg Med. 2016; 23:119.

Blackburn P, Vissers R. Pharmacology of emergency department pain management and conscious sedation. Emerg Med Clin North Am. 2000; 18:803.

Chudnofsky CR, Weber JE, Stoyanoff PJ et al. A combination of midazolam and ketamine for procedural sedation and analgesia in adult emergency department patients. Acad Emerg Med. 2000; 7:228.

Deitch K, Chudnofsky CR, Dominici P. The utility of supplemental oxygen during emergency department procedural sedation and analgesia with midazolam and fentanyl: a randomized, controlled trial. Ann Emerg Med. 2007; 49:1.

Engelhardt T, Webster NR. Pulmonary aspiration of gastric contents in anaesthesia. Br J Anaesth. 1999; 83:453.

Gan TJ. Pharmacokinetic and pharmacodynamic characteristics of medications used for moderate sedation. Clin Pharmacokinet. 2006; 45:855.

Godwin SA, Burton JH, Gerardo CJ, et al. Clinical policy: procedural sedation and analgesia in the emergency department. Ann Emerg Med. 2014; 63:247.

Green SM. Fasting is a consideration--not a necessity--for emergency department procedural sedation and analgesia. Ann Emerg Med. 2003; 42:647.

Green SM, Roback MG, Miner JR et al. Fasting and emergency department procedural sedation and analgesia: a consensus-based clinical practice advisory. Ann Emerg Med. 2007; 49:454.

Harrington L. Nurse-administered propofol sedation: a review of current evidence. Gastroenterol Nurs. 2006; 29:371.

Horn E, Nesbit SA. Pharmacology and pharmacokinetics of sedatives and analgesics. Gastrointest Endosc Clin N Am. 2004; 14:247.

Hüter L, Schreiber T, Gugel M et al. Low-dose intravenous midazolam reduces etomidate-induced myoclonus: a prospective, randomized study in patients undergoing elective cardioversion. Anesth Analg. 2007; 105:1298.

Keim SM, Erstad BL, Sakles JC et al. Etomidate for procedural sedation in the emergency department. Pharmacotherapy. 2002; 22:586.

Kisilewicz M, Rosenberg H, Vaillancourt C. Remifentanil for procedural sedation: a systematic review of the literature. EmergMed J. 2017; 34:294.

Mace SE. Adverse events of emergency department procedural sedation. [abstract] Ann Emerg Med. 2006; 48:S59.

Miller MA, Levy P, Patel MM. Procedural sedation and analgesia in the emergency department: what are the risks? Emerg Med Clin North Am. 2005; 23:551.

Miner JR, Burton JH. Clinical practice advisory: Emergency department procedural sedation with propofol. Ann Emerg Med. 2007; 50:182.

Miner JR, Danahy M, Moch A et al. Randomized clinical trial of etomidate versus propofol for procedural sedation in the emergency department. Ann Emerg Med. 2007; 49:15.

Miner JR, Gray RO, Stephens D et al. Randomized clinical trial of propofol with and without alfentanil for deep procedural sedation in the emergency department. Acad Emerg Med. 2009; 16:825.

Phillips WJ, Halpin J, Jones J et al. Remifentanil for procedural sedation in the emergency department. Ann Emerg Med. 2009; 53:163.

Swanson ER, Seaberg DC, Mathias S. The use of propofol for sedation in the emergency department. Acad Emerg Med. 1996; 3:234.

Vinson DR, Bradbury DR. Etomidate for procedural sedation in emergency medicine. Ann Emerg Med. 2002; 39:592.

Wakai A, Blackburn C, McCabe A et al. The use of propofol for procedural sedation in emergency departments. Cochrane Database Syst Rev. 2015; CD007399.

CAPÍTULO 34

Anestesia para Implante de Cardioversor Desfibrilador Implantável

Ana Kaya da Silva Sabino
Filomena Regina Barbosa Gomes Galas
Paulo de Oliveira Vasconcelos Filho

INTRODUÇÃO

Um cardioversor desfibrilador implantável (CDI) é um minúsculo computador com bateria capaz de detectar arritmias graves e tratá-las imediatamente por meio de estímulos elétricos. É um equipamento implantável, automático, que desempenha o mesmo papel que o desfibrilador externo automático (DEA), presente em locais públicos, e tem poder de reverter uma parada cardíaca. Fica em uma pequena caixa de titânio com o tamanho aproximado de um relógio de bolso.

IMPLANTAÇÃO DE CDI

Indicações

O equipamento é indicado em:

- Sobreviventes de parada cardíaca por fibrilação ventricular/taquicardia ventricular (FV/TV) sustentada hemodinamicamente instável

- Fração de ejeção ventricular menor ou igual a 35% por infarto agudo do miocárdio (IAM) prévio (classe funcional I da New York Heart Association [NYHA])
- Cardiomiopatia dilatada não isquêmica com fração de ejeção ventricular menor ou igual a 35% (classe funcional NYHA II/III)
- Taquicardia ventricular (TV) não sustentada por IAM prévio, com fração de ejeção ventricular menor que 40%.

Contraindicações

O equipamento é contraindicado nos casos de taquiarritimias ventriculares resultantes de fatores transitórios ou com possibilidade de correção, tais como toxicidade farmacológica, desequilíbrio eletrolítico ou IAM.

ANESTESIA PARA O PROCEDIMENTO

Avaliação pré-anestésica

A avaliação pré-anestésica é importante na abordagem do paciente portador de marca-passo e desfibrilador. Além dos aspectos gerais avaliados na visita pré-anestésica, há necessidade de uma avaliação mais detalhada da doença cardíaca que motivou o implante do aparelho de estimulação cardíaca artificial. Além disso, é preciso observar o nível de gravidade, a função ventricular, a fração de ejeção e a classificação funcional segundo a NYHA.

Estatísticas atuais apontam maior incidência de cardiopatias isquêmica e chagásica em pacientes que fazem o implante de CDI. Entretanto, deve-se considerar que são pacientes complexos que usam frequentemente várias medicações, tais como diuréticos, antiarrítmicos e/ou inotrópicos.

A existência de comorbidades, como hipertensão arterial sistêmica, diabetes melito e pneumopatias, é frequente. Por isso, a avaliação do estado físico deve ser minuciosa e detalhada. Exames laboratoriais devem ser solicitados de acordo com o estado físico do paciente e precisam incluir a dosagem de eletrólitos, em especial a dosagem sérica do íon potássio, capaz de interferir no limiar de estimulação miocárdica. Além disso, é necessário solicitar exames de função renal, principalmente em procedimentos com o uso de contraste radiológico, e verificar os exames cardiológicos específicos, como eletrocardiograma e cintilografia miocárdica. A radiografia de tórax também é imprescindível, pois mostra a posição do gerador, dos cabos e eletrodos.

Monitorização

A monitorização pode ser realizada com cardioscopia contínua, oximetria de pulso, capnografia e medidas de pressão arterial não invasiva ou invasiva (em casos de pacientes hemodinamicamente instáveis). Se for preciso punção venosa profunda, deve-se utilizar sempre a radioscopia, porque a punção pode provocar deslocamento de cabos dos eletrodos intracardíacos, principalmente se tiverem sido implantados há menos de 6 meses.

Acessos vasculares

As escolhas são acessos periféricos, arteriais e venosos profundos, de acordo com a indicação.

Técnica anestésica

Não há técnica anestésica específica para implantação de CDI, mas sim a mais adequada conforme o estado físico do paciente (segundo a American Society of Anesthesiologists [ASA]), a cardiopatia de base, a comorbidade e o procedimento cirúrgico a ser realizado. A anestesia geral é frequente, visto que muitas vezes esses pacientes são portadores de várias cormobidades e hemodinamicamente instáveis.

Indução e manutenção da anestesia

A indução da anestesia deve ser feita de maneira criteriosa, de modo que se evitem taquicardias ou extremos de pressão arterial (tanto picos como baixas acentuadas) que levem à piora da enfermidade preexistente. Em casos de emergência, deve-se optar por intubação traqueal com sequência rápida, devido à ausência de jejum adequado. Os fármacos usados na indução anestésica são:

- Sedação:
    - Midazolam, 0,05 a 0,1 mg/kg
    - Fentanil, 2 a 3 mcg/kg
    - Anestesia venosa total com infusão alvo-controlada de propofol na concentração de 0,5 a 2 mcg/mℓ ou remifentanil, 0,5 a 1 ng/mℓ
- Anestesia geral:
    - Fentanil, 2 a 3 mcg/kg
    - Propofol, 2,0 a 2,5 mg/kg, ou etomidato, 0,2 a 0,3 mg/kg
    - Succinilcolina, 1 a 1,5 mg/kg, ou rocurônio, 0,6 mg/kg.

A manutenção da anestesia pode ser feita com sevoflurano na concentração de 1 a 2%, associado ou não a fentanil (objetivando plano analgésico adequado a cada paciente) e cisatracúrio na dose de 0,1 mg/kg.

COMPLICAÇÕES DESCRITAS NA LITERATURA

- Hemorragia aguda
- Embolia gasosa
- Aceleração de arritmia
- Perfuração cardíaca ou venosa
- Choque cardiogênico
- Piora da insuficiência cardíaca
- Crescimento de tecido fibroso
- Formação de hematomas
- Reações alérgicas
- Infecção
- Irritabilidade do miocárdio
- Lesões nervosas
- Pneumotórax
- Oclusão venosa.

BIBLIOGRAFIA

ACC/AHA/HRS 2008 guidelines for device-based therapy of cardiac rhythm abnormalities. J Am Coll Cardiol. 2008; 51:1-62.

Article Task Force. Practice advisory for the perioperative management of patients with cardiac rhythm management devices: pacemakers and implantable cardioverter – defibrillators. A report by the American Society of Anesthesiologists task force on perioperative management of patients with cardiac rhythm management devices. Anesthesiology. 2005; 103:186-98.

Bernstein AD, Daubert JC, Fletcher RD. The revised NASPE/BPEG generic code for antibradycardia, adaptive-rate, and multisite pacing. North American Society of Pacing and Electrophysiology/British Pacing and Electrophysiology Group Pacing Clin Electrophysiol. 2002; 25:260-4.

Rapsang AG, Prithwis BP. Marcapassos e cardioversores desfibriladores implantáveis – considerações gerais e anestésicas. Brazilian Journal of Anesthesiology. 2013; 64:205-14.

Sethuran S, Toff WD, Vuylsteke A. Implanted cardiac pacemakers and defibrillators in anaesthetic practice. Br J Anaesth. 2002; 88:627-31.

CAPÍTULO 35

Anestesia para Implante de Marca-passo

Victor Murari Neto
Filomena Regina Barbosa Gomes Galas
Paulo de Oliveira Vasconcelos Filho

INTRODUÇÃO

O marca-passo é um dispositivo eletrônico com capacidade de gerar impulsos elétricos que são conduzidos ao coração, com produção de contração miocárdica, de maneira coordenada. Os marca-passos também podem ter a capacidade de sentir o ritmo gerado pelo sistema de condução cardíaco, que possibilita emitir ou inibir o estímulo de modo sincronizado com o ritmo do coração.

Ele é composto por um gerador de pulso e um ou mais eletrodos, que conduzem o pulso gerado ao miocárdio. A técnica mais utilizada consiste na introdução transvenosa dos eletrodos através da veia subclávia, da veia cefálica e, mais raramente, da veia jugular interna ou femoral. O gerador comumente é implantado no subcutâneo, na região infraclavicular.

Outras técnicas mais raramente utilizadas podem envolver o implante por toracotomia, com o posicionamento do gerador em região abdominal, principalmente para pacientes com acesso vascular inadequado. Alternativas modernas ao marca-passo transvenoso permanente clássico são sistemas sem eletrodos (*leadless pacemakers*), que são dispositivos de tamanho reduzido introduzidos por via transvenosa e contidos completamente no interior do ventrículo direito. Essa prática atualmente não é rotina nos serviços brasileiros devido ao custo elevado e à pouca disponibilidade.

INDICAÇÕES

Existem múltiplas indicações para o implante de marca-passo, mas todas envolvem certas condições clínicas, como: associação de sintomas com bradiarritmia, localização da anomalia de condução e ausência de causa reversível. O procedimento é indicado em:

- Disfunção de nó sinusal: bradicardia sinusal com sintomas relacionados
- Incompetência cronotrópica
- BAV (bloqueio atrioventricular) de terceiro grau, com ou sem sintomas
- BAV de segundo grau avançado
- BAV de segundo grau, Mobitz I e II sintomáticos
- BAV de segundo grau, Mobitz II com QRS alargado ou bloqueio bifascicular, com ou sem sintomas
- BAV de segundo ou de terceiro grau induzido por exercícios
- Pós-infarto agudo do miocárdio: BAV de terceiro grau, BAV de segundo grau com bloqueio de ramo bilateral (alternante), BAV infranodal avançado com bloqueio de ramo associado
- Síncope neuromediada
- BAV total congênito
- BAV de segundo ou de terceiro grau em pacientes com certas neuropatias (distrofia muscular miotônica, síndrome de Kearns-Sayre, distrofia de Erb, atrofia muscular peroneal (doença de Charcot-Marie-Tooth)
- Síndrome do QT longo
- Arritmias ventriculares induzidas por bradicardia
- Cardiomiopatia hipertrófica
- Insuficiência cardíaca – *pacing* biventricular para terapia de ressincronização cardíaca.

CONTRAINDICAÇÕES

O procedimento é contraindicado nos seguintes casos:

- Infecção no sítio de implantação
- Infecção sistêmica ativa com bacteremia
- Coagulopatia ou diátese hemorrágica significativa (contraindicação relativa)
- Terapia anticoagulante (contraindicação relativa)
- Doença pulmonar grave.

ANESTESIA PARA O PROCEDIMENTO

Avaliação pré-anestésica

Deve ser realizada com base em:

- História clínica e exame físico
- Eletrocardiograma
- Exames laboratoriais conforme indicação e condição clínica, comumente hemograma, coagulograma, função renal e eletrólitos
- Avaliação cardiológica e ecocardiograma.

Monitorização e preparo

Podem ser realizados por:

- Cardioscopia contínua
- Oximetria de pulso
- Capnografia e análise de gases em caso de anestesia geral
- Pressão arterial não invasiva. Invasiva, se paciente estiver instável ou com risco elevado para instabilidade intraoperatória
- Pás adesivas de desfibrilador externo posicionadas
- Material para manejo de via aérea
- Aspirador funcionante e exclusivo para o anestesista
- Acesso rápido a medicações utilizadas em suporte cardíaco avançado. Diluir fármacos vasopressores e cronotrópicos como epinefrina, atropina e isoproterenol
- Acesso venoso pérvio. Raramente usa-se o acesso venoso central, a não ser em situação de paciente com estado clínico deteriorado ou de alto risco.

Técnica anestésica

A maioria dos implantes pode ser realizada com anestesia local, com ou sem sedação. Não há diferença na incidência de complicações com uso de anestesia local comparada à anestesia geral, sendo, porém, mais econômica e reduzindo a duração do procedimento. Para a infiltração local, é usada lidocaína a 1 a 2%, bupivacaína a 0,25 a 0,5% ou ropivacaína a 0,375 a 0,75%, com atenção às doses tóxicas de cada uma. O uso de anestésico local para infiltração não altera o limiar de captura do marca-passo.

Quando se opta por sedação, costumam ser utilizados:

- Fentanil, 50 a 100 mcg
- Midazolam em bólus titulados de 1 a 2 mg, repetidos conforme a necessidade até o conforto. No entanto, o medicamento pode provocar agitação paradoxal, principalmente em idosos. Opcionalmente, pode-se utilizar propofol, 20 a 40 mg, de dose inicial, com bólus repetidos de 10 a 20 mg até sedação adequada.

Quando se opta por anestesia geral, é devido ao quadro clínico do paciente. Geralmente, ela é reservada para cardiopatas com débito cardíaco diminuído ou debilidade nutricional (desnutrição ou caquexia), bem como para crianças ou pacientes com alteração do estado de consciência. Em geral, é seguro o uso de máscara laríngea, visto que o implante costuma durar entre 60 a 120 min, embora isso deva ser avaliado caso a caso e discutido com o cardiologista. Mesmo que a opção seja anestesia geral, é interessante infiltrar o sítio de inserção com anestésico local, visando evitar dor pós-operatória. Nesses casos, costumam ser utilizados:

- Fentanil, 1 a 3 mcg/kg
- Etomidato, 0,2 a 0,3 mg/kg, ou propofol, 2 a 3 mg/kg
- Cisatracúrio, 0,15 mg/kg, ou rocurônio, 0,6 mg/kg

A manutenção pode ser feita com sevoflurano 1,5 a 2% ou propofol contínuo, guiado por monitor de profundidade anestésica.

COMPLICAÇÕES DESCRITAS NA LITERATURA

As complicações do procedimento são:

- Sangramento/hematoma
- Deslocamento de eletrodo

- Infecção do sítio de implante ou punção
- Pneumotórax
- Hemotórax
- Perfuração do miocárdio
- Anafilaxia
- Embolia aérea
- Fístula atrioventricular
- Endocardite
- Trombose da veia de acesso
- Estimulação do músculo peitoral, dos intercostais ou do diafragma
- Fratura de fio/eletrodo.

BIBLIOGRAFIA

Epstein AE, DiMarco JP, Ellenbogen KA et al. ACC/AHA/HRS 2008 Guidelines for Device-Based Therapy of Cardiac Rhythm Abnormalities: a report of the American College of Cardiology/American Heart Association Task Force on Practice Guidelines (Writing Committee to Revise the ACC/AHA/NASPE 2002 Guideline Update for Implantation of Cardiac Pacemakers and Antiarrhythmia Devices): developed in collaboration with the American Association for Thoracic Surgery and Society of Thoracic Surgeons. Circulation. 2008; 117:e350.

Tracy CM, Akhtar M, DiMarco JP et al. American College of Cardiology/American Heart Association 2006 update of the clinical competence statement on invasive electrophysiology studies, catheter ablation and cardioversion: a report of the American College of Cardiology/American Heart Association/American College of Physicians Task Force on Clinical Competence and Training developed in collaboration with the Heart Rhythm Society. J Am Coll Cardiol. 2006; 48:1503.

Tracy CM, Epstein AE, Darbar D et al. ACCF/AHA/HRS focused update of the 2008 guidelines for device-based therapy of cardiac rhythm abnormalities: a report of the American College of Cardiology Foundation/American Heart Association Task Force on Practice Guidelines and the Heart Rhythm Society. [corrected]. Circulation 2012; 126:1784.

CAPÍTULO 36

Anestesia para Cateterismo Cardíaco, Angiografia e Angioplastia Coronariana

Paulo de Oliveira Vasconcelos Filho
Filomena Regina Barbosa Gomes Galas
João Francisco Ferreira de Souza

INTRODUÇÃO

O cateterismo cardíaco, também conhecido como cinecoronariografia ou angiografia coronária, é um exame percutâneo invasivo realizado para diagnosticar ou estadiar a existência de obstruções em artérias coronárias, além de avaliar o funcionamento das valvas, do septo e dos ventrículos cardíacos. A angioplastia coronária, ou intervenção coronária percutânea, é o tratamento não cirúrgico das obstruções das artérias coronárias por meio de cateter-balão, com o objetivo de aumentar o fluxo sanguíneo coronariano. Após a desobstrução, pode optar-se pelo implante do *stent* convencional ou farmacológico.

O laboratório de cateterismo cardíaco é um dos ambientes mais desafiadores e imprevisíveis para o anestesista. Grandes avanços nas técnicas de cateterismo intervencionista e de imagem (ecocardiograma, ressonância magnética cardíaca, tomografia cardíaca computadorizada) levaram à diminuição de cateterismos diagnósticos; contudo, há um concomitante aumento nos procedimentos terapêuticos ou intervencionistas.

CATETERISMO CARDÍACO/ANGIOPLASTIA

Indicações

As principais indicações do procedimento são:

- Identificação da extensão e da gravidade da doença arterial coronariana (DAC)
- Complementação de estudos não invasivos no diagnóstico de cardiopatias
- Dor torácica de origem incerta
- Tratamento da DAC
- Avaliação da função miocárdica de ventrículo direito (VD) e de ventrículo esquerdo (VE)
- Avaliação de cardiomiopatias
- Avaliação da gravidade dos distúrbios valvares, como: insuficiências ou estenoses aórtica, mitral, tricúspide ou pulmonar
- Estadiamento da DAC ou valvopatia para determinar a necessidade de correção cirúrgica.

Contraindicações absolutas

As contraindicações absolutas são:

- Recusa do paciente ou familiar responsável
- Setor de hemodinâmica inadequado para a realização do exame.

Contraindicações relativas

As contraindicações relativas são:

- Hipertensão grave não controlada
- Arritmias ventriculares, arritmias de difícil controle
- Acidente vascular encefálico (AVE) recente
- Anemia grave
- Alergia ao tipo de contraste radiológico
- Sangramento gastrintestinal ativo
- Insuficiência cardíaca descompensada (paciente não suporta o decúbito dorsal horizontal)
- Insuficiência renal aguda
- Doença febril inexplicável ou infecção ativa não tratada
- Distúrbio eletrolítico (p. ex., hipercalemia)
- Coagulopatia grave
- Gravidez
- Paciente não cooperativo.

ANESTESIA PARA O PROCEDIMENTO

Avaliação pré-anestésica

A maioria dos pacientes submetidos ao cateterismo cardíaco eletivo não necessita do acompanhamento do anestesiologista. Em casos em que o acompanhamento clínico ou a realização de sedação/anestesia são solicitados, uma avaliação pormenorizada do caso deve ser feita. Os pacientes variam de hígidos a gravemente enfermos; por isso, a avaliação pré-anestésica deve ser individualizada, podendo ser realizada por:

- Avaliação cardiológica com realização de ecocardiograma
- Avaliação da função pulmonar, se indicado
- Avaliação de coagulação sanguínea; se necessário, reserva de sangue e hemoderivados
- Avaliação da função renal (*clearance* e distúrbios hidreletrolíticos).

Monitorização

Pode ser realizada por:

- Eletrocardiografia contínua
- Oximetria de pulso
- Capnografia, quando necessário
- Pressão arterial invasiva, quando indicado
- Temperatura
- Tempo de coagulação ativado (TCA).

Acessos vasculares

Geralmente, um acesso venoso periférico com bom fluxo é suficiente. O acesso venoso central, quando indicado, deve ser puncionado antes do procedimento. É importante lembrar que o acesso utilizado para o cateterismo é de grande calibre e, em uma emergência, pode ser utilizado.

Técnica anestésica

A escolha vai depender de cada situação. Pode optar-se por uma sedação leve, nos casos mais simples, até anestesia geral nos mais complicados. Ressalta-se que os procedimentos são geralmente de curta duração, sendo aconselhável utilizar anestésicos de rápida metabolização.

É fundamental a avaliação criteriosa do estado físico do paciente, pois este é decisivo na escolha da anestesia. As considerações e os cuidados anestésicos dispensados ao paciente cardiopata devem ser analisados nesse tipo de procedimento. Além disso, deve-se lembrar que os pacientes podem cursar com algum tipo de sangramento, principalmente no local de punção, e que a avaliação de distúrbios de coagulação se faz necessária. Valores de razão normalizada internacional (INR) superiores a 1,5 e contagem de plaquetas inferior a 50.000/mcℓ devem ser corrigidos antes do procedimento.

Indução e manutenção da anestesia

A indução da anestesia deve ser feita de maneira criteriosa, de modo que se evitem taquicardias ou extremos de pressão arterial (tanto picos como baixas acentuadas) que levem a piora da enfermidade preexistente. Em casos emergenciais, deve-se optar por intubação traqueal com sequência rápida, devido à ausência de jejum adequado. Os fármacos usados na indução anestésica são:

- Sedação:
  - Midazolam, 0,05 a 0,1 mg/kg
  - Fentanil, 2 a 3 mcg/kg
  - Anestesia venosa total com infusão alvo-controlada de propofol na dose de 0,5 a 2 µg/mℓ ou remifentanil 0,5 a 1 ng/mℓ
- Anestesia geral:
  - Fentanil, 2 a 3 mcg/kg
  - Propofol, 2,0 a 2,5 mg/kg, ou etomidato, 0,2 a 0,3 mg/kg
  - Succinilcolina, 1 a 1,5 mg/kg, ou rocurônio, 0,6 mg/kg.

A manutenção da anestesia pode ser feita com: sevoflurano na concentração de 1 a 2%, associado ou não a fentanil (objetivando plano analgésico adequado a cada paciente) e cisatracúrio na dose de 0,1 mg/kg.

COMPLICAÇÕES DESCRITAS NA LITERATURA

As complicações do procedimento podem ser:

- Graves:
  - Morte
  - AVE
  - Infarto agudo do miocárdio (IAM)
  - Taquicardia ou fibrilação ventricular

- Raras, mas sérias:
  - Hipotensão ou baixo débito cardíaco
  - Dissecção aórtica
  - Perfuração cardíaca, lesão valvar
  - Tamponamento cardíaco
  - Insuficiência cardíaca
  - Anafilaxia ou outra reação ao contraste
  - Nefrotoxicidade
  - Arritmias como bloqueio cardíaco, assistolia, taquiarritmias supraventriculares
  - Hemorragia no local da punção ou retroperitoneal
  - Infecção no local da punção
  - Hipotermia
- Relacionadas a anestesia ou sedação:
  - Reação à protamina
  - Vasculares, como trombose, embolia, lesão vascular, pseudoaneurisma
  - Lesão nervosa periférica próxima ao local da punção.

BIBLIOGRAFIA

American College of Cardiology Foundation and the Society for Cardiovascular Angiography and Interventions. 2012 Expert Consensus Document on Cardiac Catheterization Laboratory Standards Update. JACC. 2012; 59(24):2221-305.

Douglas C, Shook DC, Savage RM. Anesthesia in the cardiac catheterization laboratory and electrophysiology laboratory. Anesthesiol Clin. 2009; 27(1):47-56.

Hamid A. Anesthesia for cardiac catheterization procedures. Heart, lung and vessels. 2014; 6(4): 225-31.

Kussman BD, Powell AJ, McGowan FX. Risks and complications of cardiac catheterization. In: smith's anesthesia for infants and children. Elsevier: Philadelphia; 2015; 27:699-743.e12.

Nussmeier NA, Sarwar MF, Searles BE et al. Anesthesia for cardiac surgical procedures. In: Miller's anesthesia. Saunders-Elsevier, Philadelphia. 2015; 67:2007-95.

Roberts JD. Ambulatory anesthesia for the cardiac catheterization and electrophysiology laboratories. Anesthesiol Clin. 2014; 32(2):381-6.

CAPÍTULO 37

Anestesia para Implante Valvar Percutâneo

William Sanches Zocolaro
Filomena Regina Barbosa Gomes Galas
Paulo de Oliveira Vasconcelos Filho

INTRODUÇÃO

A valvoplastia minimamente invasiva é uma técnica recente que consiste na substituição da valva deficiente por meio de punção vascular central. Atualmente, esse tipo de procedimento tem sido realizado para regurgitação mitral e estenose aórtica de alto risco, com a implantação transcateter de valva aórtica (TAVI, *transcatheter aortic valve implantation*), foco deste capítulo.

A TAVI é realizada mais comumente por via transfemoral; porém, a não ser que haja alguma obstrução significativa, outras opções podem ser utilizadas, como: vias axilar e transapical, artéria ilíaca retroperitoneal ou aorta ascendente.

Nessa técnica, é passado um cateter guiado por balão para a implantação da valva protética. Um marca-passo transvenoso também é passado durante o intraoperatório para a obtenção de uma frequência cardíaca (FC) entre 160 e 180 bpm no momento do implante, o que é conhecido como rápida estimulação ventricular (RVP, *rapid ventricular pacing*). Assim, é possível pausar temporariamente o débito cardíaco (DC), que auxilia o posicionamento ideal do dispositivo, minimizando o deslocamento. Cada ciclo dura, em média, 12 segundos.

A TAVI é uma opção bem estabelecida para o tratamento da estenose aórtica grave sintomática em pacientes com risco cirúrgico elevado. Embora quase a totalidade da evidência clínica acumulada seja para o tratamento de valva aórtica nativa com estenose calcífica, é natural a expansão das investigações para outros cenários, como, por exemplo, insuficiência aórtica isolada e degeneração de bioprótese aórtica implantada cirurgicamente (*valve-in-valve procedure*).

INDICAÇÕES

O implante é indicado para pacientes sintomáticos para estenose aórtica de alto risco com condições clínicas tais que não suportariam o trauma cirúrgico global, como esternotomia, clampeamento aórtico, aortotomia, entrada em circulação extracorpórea (CEC) e realização de uma parada cardiorrespiratória (PCR).

CONTRAINDICAÇÕES

O procedimento é contraindicado nos seguintes casos:

- Expectativa de vida menor que 1 ano
- Idade muito avançada
- Endocardite
- Regurgitação mitral orgânica
- Doença arterial coronariana com indicação cirúrgica
- Ausência de via de acesso adequada.

ANESTESIA PARA O PROCEDIMENTO

Avaliação pré-anestésica

A avaliação pré-anestésica é fundamental, visto que os pacientes eleitos para esse tipo de procedimento são aqueles de alto risco que não suportariam uma técnica mais invasiva. Há diversos modelos de predição de risco disponíveis para serem utilizados objetivamente, como o EuroSCORE e o STS-PROM, além da avaliação subjetiva multiprofissional da equipe cirúrgica, clínica e anestésica.

Adequada hidratação associada à administração de N-acetilcisteína no dia anterior ao procedimento pode reduzir o risco de insuficiência renal, dado o elevado uso de contraste e as condições clínicas dos pacientes, como arteriopatias e idade avançada.

Anti-hipertensivos podem ser utilizados até o dia do procedimento, mas antiarrítmicos devem ser descontinuados.

Angiografia e tomografia computadorizada devem ser realizadas para definir o sítio de punção mais adequado. Além disso, deve-se quantificar o risco peroperatório, informar sobre monitoramento invasivo, ecocardiografia e medicação pré-anestésica, bem como reservar hemoderivados e vaga de unidade de terapia intensiva (UTI) pós-cirúrgica.

Monitorização

Pode ser realizada por:

- Eletrocardioscopia contínua de cinco derivações
- Oximetria de pulso
- Capnografia
- Débito urinário por meio de sondagem
- Temperatura
- Acesso venoso central
- Pressão arterial invasiva, preferencialmente antes da indução anestésica
- Ecocardiograma transesofágico, em sala, para diagnósticos imediatos de possíveis complicações pré ou pós-implante e para confirmação do posicionamento da prótese valvar (transtorácico, se sob sedação)
- Placa externa de desfibrilação/cardioversão elétrica acoplada
- Cateterização de artéria pulmonar, a depender da clínica do paciente, como disfunção ventricular esquerda ou hipertensão pulmonar
- Monitorização de profundidade anestésica (índice biespectral [BIS])
- Monitorização de profundidade de bloqueio neuromuscular (*train-of-four* [TOF]).

Acessos vasculares

O acesso venoso periférico deve ser garantido por cateteres de grosso calibre, além do acesso venoso central, preferencialmente em sítio diferente do utilizado pelo cirurgião. O acesso arterial para monitorização da pressão arterial invasiva também é imprescindível.

Técnica anestésica

A anestesia geral é a técnica de escolha, apesar de ser possível a realização com sedação e anestesia local em algumas abordagens. Preferencialmente, o procedimento deve ocorrer em uma sala híbrida, ou seja, sala cirúrgica preparada para cirurgia cardíaca associada a radioscopia, pois pode ser necessária a conversão para cirurgia aberta sob circulação extracorpórea ou utilização de Cell-Saver, se houver qualquer intercorrência.

Indução e manutenção da anestesia

A anestesia do paciente dependerá de suas condições clínicas, visto ser um procedimento indicado apenas para pacientes de alto risco que não suportariam um procedimento mais invasivo. O objetivo principal será manter o máximo de segurança e de conforto ao paciente, além de manutenção de estabilidade hemodinâmica.

A anestesia geral é preferível por proporcionar maior estabilidade hemodinâmica, maior controle do estresse e possibilidade do bloqueio neuromuscular, o que reduz o risco de deslocamento da prótese no momento de sua implantação. Se o procedimento for realizado sob anestesia local e sedação, o anestesiologista deve estar preparado para realizar anestesia geral, em caso de necessidade.

Como o procedimento não costuma ser doloroso, costuma-se utilizar, para manutenção da anestesia, halogenados, remifentanil e baixas doses contínuas de inotrópicos e vasopressores. Deve-se estabilizar a volemia para manter uma pré-carga adequada devido a um possível ventrículo esquerdo hipertrofiado. Também é preciso manter uma FC baixa (entre 60 a 80 bpm) durante a maior parte do procedimento, para possibilitar o adequado tempo de enchimento diastólico.

Exceto no momento em que há o balonamento da valva aórtica para implantação da prótese através do balão, uma PCR transitória parcial é induzida com a RVP associada a pausa ventilatória. Há também uma interrupção transitória e reversível do DC para otimização da condução do balão e a implantação da prótese. Durante e após a RVP, pode ocorrer alguma arritmia e uma considerável hipotensão, o que pode levar a isquemia miocárdica (associação de hipotensão, hipertrofia ventricular e elevada FC durante cada RVP), momento-chave do procedimento. A hipotensão deve ser tratada com agonistas alfa-adrenérgicos.

Pode ser possível a extubação traqueal do paciente ao final do procedimento, o que deve ser avaliado caso a caso.

Complicações descritas na literatura

As complicações que podem ocorrer são:

- Lesões vasculares, como dissecção de aorta
- Lesões valvares, como regurgitação mitral e aórtica
- Lesões pulmonares ou pleurais
- Insuficiência respiratória
- Arritmias, como taquiarritmias supraventriculares, ectopias ventriculares e bloqueios atrioventriculares
- Insuficiência renal
- Complicações neurológicas, como acidente vascular encefálico (AVE)
- Tamponamento cardíaco
- Próteses mal locadas
- Embolização da prótese
- Isquemia miocárdica
- Oclusão coronariana
- Desconforto torácico.

BIBLIOGRAFIA

Billings FT, Kodali SK, Shanewise JS. Transcatheter aortic valve implantation: anesthetic considerations. [Review] Anesthesia & Analgesia. 2009; 108(5):1453-62.

Covello RD, Ruggeri L, Landoni G et al. Transcatheter implantation of an aortic valve: anesthesiological management. Minerva Anestesiol. 2010; 76;(2):100-8.

Feldman T. Percutaneous mitral valve repair. Int Cardiol. 2007; 20:488-94.

Franco A, Gerli C, Ruggeri L et al. Anaesthetic management of transcatheter aortic valve implantation. Ann Card Anaesth. 2012; 15:54-63.

Webb J, Mack M, Leon MB et al. Transcatheter aortic valve implantation within degenerated aortic surgical bioprostheses: Partner 2, valve-in-valve registry. JACC. 2017; 69(18).

CAPÍTULO 38

Anestesia para Fechamento de Comunicação Interatrial por Via Percutânea

Luan de Assis Almeida
Filomena Regina Barbosa Gomes Galas
Paulo de Oliveira Vasconcelos Filho

INTRODUÇÃO

A comunicação interatrial (CIA) é uma cardiopatia congênita caracterizada pela presença de um orifício anormal no septo interatrial, que permite a comunicação entre o sangue do átrio esquerdo e o do átrio direito. É denominada defeito do septo interatrial (DSA).

O DSA é a cardiopatia congênita acianótica mais comum, representando 10% de todas elas. É dividido em quatro principais tipos: *ostium primum* (15 a 20%), seio coronariano, seio venoso e *ostium secundum* (70%). Este último é um defeito na formação do *septum primum* durante a embriogênese. Acomete a região medial do septo interatrial e leva a uma comunicação permanente entre os dois átrios. É a única selecionada para a correção por via percutânea, e o desfecho é semelhante ao da correção por via aberta, embora a morbimortalidade seja bem menor.

INDICAÇÕES

O fechamento da CIA por via percutânea é indicado em:

- CIA tipo *ostium secundum* associado
- Sintomas clínicos (dispneia, palpitação, dor torácica)
- Fluxo pulmonar 1,5 vez maior que o fluxo sistêmico
- Sobrecarga de ventrículo direito
- Embolia paradoxal
- Síndrome da ortodeoxia-platipneia (síndrome rara, caracterizada por dispneia e diminuição da saturação arterial de oxigênio, com a mudança de decúbito horizontal para a posição ortostática).

CONTRAINDICAÇÕES

As contraindicações absolutas para o procedimento são:

- CIA tipo seio venoso
- CIA tipo seio coronariano
- CIA tipo *ostium primum*
- Distância inferior a 2 mm do seio coronariano
- Distância inferior a 4 mm das valvas atrioventriculares, da veia cava superior e veia pulmonar superior direita.

As contraindicações relativas são:

- CIA inferior a 5 mm sem sintomas
- CIA maior que 30 mm
- Septo multifenestrado
- Hipertensão arterial pulmonar grave.

ANESTESIA PARA O PROCEDIMENTO

Avaliação pré-anestésica

Deve ser realizada levando em consideração:

- Avaliação cardiológica com realização de eletrocardiograma e ecocardiograma

- Administração de ácido acetilsalicílico (AAS) no pré-operatório, para prevenção de eventos embólicos pós-operatórios (alguns autores sugerem uso associado de clopidogrel)
- Reserva de sangue e hemoderivados.

Técnica anestésica

A anestesia geral é a técnica de escolha para o procedimento em nosso serviço, devido a maior estabilidade pressórica, possibilidade de adequação da ventilação, imobilização do paciente e maior segurança no tratamento de complicações.

Monitorização

- Eletrocardioscopia contínua
- Oximetria de pulso
- Capnografia
- Temperatura
- Medidas seriadas de pressão arterial não invasiva
- Uso de ecocardiografia transesofágica, que pode auxiliar no manejo intraoperatório.

Acessos vasculares

O acesso venoso periférico deve ser garantido. Uma vez que há obtenção de um acesso vascular central pelo próprio procedimento, medicações por via central podem ser administradas, seja pela veia femoral direita ou pela esquerda.

Indução e manutenção da anestesia

Antes da indução, é fundamental a avaliação criteriosa do estado físico do paciente. A indução da anestesia deve ser realizada com intubação traqueal após indução venosa. Em nosso serviço, é utilizada uma solução padrão: midazolam 1 mℓ (0,5%) + fentanil 1 mℓ (0,05%) + cetamina 1 mℓ (5%) + soro fisiológico 7 mℓ (0,9%); para indução, é feito de 2 a 3 mℓ/kg. Para pacientes pediátricos acima dos 3 anos, como opção podem ser utilizados outros fármacos na indução anestésica, como:

- Fentanil, 2 a 3 mcg/kg
- Propofol, 2,0 a 2,5 mg/kg, ou etomidato, 0,2 a 0,3 mg/kg
- Cisatracúrio, 0,15 mg/kg, ou rocurônio, 0,6 mg/kg.

A manutenção da anestesia pode ser feita com sevoflurano 1 a 2% associado ou não a fentanil, 0,5 mcg/kg, e cisatracúrio, 0,1 mg/kg (conforme a necessidade de cada paciente ou a duração do procedimento).

Em pacientes que estejam sem acesso periférico prévio, recomenda-se a indução inalatória e a venóclise após plano anestésico adequado. Administrar a medicação venosa antes da intubação traqueal. No início da cirurgia, o paciente deve ser anticoagulado com heparina não fracionada, na dose 100 a 200 U/kg, sem indicação de reversão ao final do procedimento.

COMPLICAÇÕES DESCRITAS NA LITERATURA

O procedimento pode provocar complicações como:

- Cefaleia
- Arritmias, principalmente supraventriculares, transitórias
- Embolia por trombo
- Embolização da prótese
- Perfuração cardíaca
- Fístula aortoatrial esquerda
- Sangramento no local de punção.

BIBLIOGRAFIA

Calveret AP, Klein AA. Anaesthesia for percutaneous closure of atrial septal defects. Continuing Education in Anaesthesia, Critical Care & Pain. 2008; 8:16-20.

Costa RN et al. Fechamento percutâneo versus cirúrgico da comunicação interatrial em crianças e adolescentes. Arq Bras Cardiol. 2013; 100(4):347-54.

Mathewson JW, Bichell D, Rothman A. Absent posteroinferior and anterosuperior atrial septal defect rims: factors affecting nonsurgical closure of large secundum defects using the Amplatzer occluder. J Am Soc Echocardiogr. 2004; 1:62-9.

Oliveira EC, Paupério HM et al. Fechamento percutâneo de comunicação interatrial com prótese amplatzer. Rev Bras Cardiol Invas. 2005; 13(3):198-205.

Ptaszek M, Saldana F, Palacios I et al. Platypnea-orthodeoxia syndrome in two previously healthy adults: a case-based review. Clin Med Cardiol. 2009; 3:37-43.

Rodes-Cabau J, Molina C, Serrano-Munera C et al. Migraine with aura related to the percutaneous closure of an atrial septal defect. Catheter Cardiovasc Interv. 2003; 60:540-2.

CAPÍTULO 39

Anestesia para Implante de Endoprótese Vascular Periférica

João Francisco Ferreira de Souza
Filomena Regina Barbosa Gomes Galas
Paulo de Oliveira Vasconcelos Filho

INTRODUÇÃO

A cirurgia endovascular proporcionou um avanço no tratamento de enfermidades vasculares, as quais, anteriormente, só podiam ser tratadas com enxertos. A indicação mais comum de intervenção é a insuficiência arterial periférica, que é predominantemente de membros inferiores. A prevalência da doença arterial periférica é desconhecida porque muitos indivíduos são assintomáticos ou apresentam outros sintomas que não a claudicação.

Aterosclerose é a causa mais comum, e os fatores de risco são: idade avançada, hipertensão, dislipidemia, sexo masculino, diabetes melito e tabagismo. A oclusão arterial aguda é uma causa mais rara, normalmente resultado de trombose ou embolismo, sendo a sua principal causa a fibrilação atrial.

Em membros superiores, as causas mais comuns de oclusões arteriais agudas são embolização aguda e trauma.

Outras indicações para a cirurgia endovascular periférica são o aneurisma de artéria poplítea (se existirem sintomas ou em paciente assintomático com trombos, dependendo do tamanho) e a síndrome do desfiladeiro torácico.

A técnica endovascular inclui terapia trombolítica intra-arterial, angioplastia por balão e angioplastia com colocação de *stent*.

INDICAÇÕES PARA CIRURGIA ENDOVASCULAR

As indicações para cirurgia endovascular são, basicamente, isquemia aguda de membro ou isquemia crônica de membro que leve a dor e perda tecidual (tecido atrófico). A opção entre a técnica cirúrgica aberta ou endovascular ainda é controversa e depende da extensão da doença, das comorbidades do paciente e de fatores anatômicos.

ANESTESIA PARA O PROCEDIMENTO

Avaliação pré-anestésica

É realizada com avaliação cardiológica criteriosa (geralmente são pacientes coronariopatas, com insuficiência cardíaca). Ecocardiograma transtorácico é necessário, já que os pacientes com doença arterial periférica apresentam maior mortalidade de causas cardíacas do que aqueles sem doença arterial periférica. É preciso ainda considerar teste não invasivo, além de:

- Reserva de sangue e hemoderivados
- Avaliação cuidadosa de vias aéreas, uma vez que o paciente com doença vascular e o diabético podem apresentar via aérea difícil com maior frequência
- Atenção ao risco de nefropatia por contraste radiológico, com controle adequado da volemia pré-operatória
- Lembrar-se de que, muitas vezes, está indicado o uso de estatina e betabloqueadores nos pacientes para diminuir o risco cardiovascular (frequência-alvo: 55 a 65 bpm e início do betabloqueio pelo menos 1 semana antes da cirurgia).

MONITORIZAÇÃO

Pode ser realizada por:

- Eletrocardiografia contínua
- Oximetria de pulso

- Capnografia
- Pressão arterial não invasiva
- Pressão arterial invasiva e cateter venoso central de acordo com as condições clínicas do paciente
- Temperatura
- Monitorização de profundidade anestésica com índice biespectral (BIS)
- Sondagem vesical de demora em função do possível tempo cirúrgico longo.

ACESSO VENOSO CALIBROSO

Técnica anestésica

Pode-se optar por bloqueios anestésicos ou por anestesia geral para a cirurgia endovascular periférica. Em nosso serviço, utilizamos anestesia geral como escolha por alguns fatores: muitas vezes os pacientes utilizam anticoagulantes previamente à cirurgia; no entanto, como há uma imprevisibilidade quanto ao tempo cirúrgico, podem ser administrados heparina ou trombolíticos no intraoperatório.

Indução e manutenção da anestesia

A indução da anestesia pode ser realizada de diversas maneiras e deve obedecer ao princípio de manter a estabilidade hemodinâmica. Os fármacos usados na indução anestésica são:

- Fentanil, 2 a 3 mcg/kg
- Propofol, 2,0 a 2,5 mg/kg, ou etomidato, 0,2 a 0,3 mg/kg
- Succinilcolina, 1 a 1,5 mg/kg, ou rocurônio, 0,6 mg/kg.

A manutenção da anestesia pode ser feita com sevoflurano 1 a 2% associado ou não a fentanil (se utilizar fentanil, a dose vai depender de cada paciente) e cisatracúrio na dose de 0,1 mg/kg.

Pode-se também utilizar anestesia venosa total (nos pacientes sem contraindicação), com administração de propofol contínuo associado ou não a opioides ou dexmetedomidina.

COMPLICAÇÕES DESCRITAS NA LITERATURA

As complicações do procedimento podem ser:

- Sangramentos
- Hematomas

- Formação de pseudoaneurismas
- Migração ou fratura do *stent*
- *Endoleak* (fuga de fluxo pelo aneurisma)
- Síndrome compartimental
- Insuficiência renal aguda
- Infarto agudo do miocárdio.

BIBLIOGRAFIA

Anton JM, McHenry ML. Perioperative management of lower extremity revascularization. Anesthesiol Clin. 2014; 32:661-76.

Brevetti G, Piscione F, Silvestro A et al. Increased inflammatory status and higher prevalence of three-vessel coronary artery disease in patients with concomitant coronary and peripheral atherosclerosis. Thromb Haemost. 2003; 89:1058-63.

III Diretriz Perioperatória da Sociedade Brasileira de Cardiologia. Arq Bras Cardiol. 2017; 96(3):1.

Hirsch AT, Haskal ZJ et al. ACC/AHA 2005 Practice Guidelines for the management of patients with peripheral arterial disease (lower extremity, renal, mesenteric, and abdominal aortic). Circulation. 2006; 113:11.

Mohan IV, Stephen MS. Peripheral arterial aneurysms: open or endovascular surgery? Prog Cardiovasc Dis. 2013; 56:36.

CAPÍTULO 40

Anestesia para Tratamento Endovascular de Aneurisma de Aorta

Ricardo Videira Luiz da Rocha Júnior
Filomena Regina Barbosa Gomes Galas
Paulo de Oliveira Vasconcelos Filho

INTRODUÇÃO

O aneurisma de aorta é definido como uma dilatação permanente e localizada que resulta do aumento de, no mínimo, 50% no diâmetro normal esperado para aquela localização da aorta. A aorta abdominal infrarrenal é o local onde o aneurisma ocorre com maior frequência, sucedido dos segmentos torácico e toracoabdominal. O risco de ruptura é diretamente proporcional ao diâmetro, sendo este o maior preditor de ruptura e o critério mais usual de indicação cirúrgica. Rara em diâmetros menores que 5 cm, a incidência de ruptura aumenta progressivamente a partir desse ponto.

Nos últimos 20 anos, a introdução de procedimentos minimamente invasivos (endovasculares) para o tratamento de doenças vasculares contribuiu dramaticamente para uma mudança da prática da cirurgia vascular e da anestesia. A mortalidade por ruptura de aneurisma de aorta pode chegar a 85%, e mesmo pacientes submetidos a cirurgias eletivas têm taxas de mortalidade de

8%. Portanto, o reconhecimento precoce e o tratamento são justificados mesmo na ausência de sintomas.

A maioria dos centros pode oferecer uma abordagem endovascular para 60 a 70% dos seus pacientes que necessitem de reparo de aneurisma da aorta infrarrenal. Aneurismas da aorta justarrenal, suprarrenal e toracoabdominal são ainda rotineiramente reparados com uma abordagem aberta, embora alguns centros estejam testando técnicas endovasculares para esses aneurismas.

INDICAÇÕES

Nem todos os aneurismas de aorta abdominal (AAA) são considerados apropriados para a técnica endovascular. Os dois critérios anatômicos empregados são:

- Comprimento do colo proximal do AAA (região entre a artéria renal mais inferior e o aneurisma) de, no mínimo, 15 mm
- Se o acesso for pela artéria femoral, ela deverá ter um diâmetro maior que 7,7 mm e ser livre de doença oclusiva significante. Se a artéria ilíaca for utilizada, deverá estar livre de tortuosidade e de excessiva calcificação.

O risco peroperatório também tem de ser considerado. Com o avanço tecnológico das endopróteses, os critérios de elegibilidade estão sendo ampliados.

VANTAGENS DOS PROCEDIMENTOS ENDOVASCULARES (EVAR)

De maneira geral, os procedimentos endovasculares apresentam uma série de vantagens quando comparados com as técnicas convencionais:

- Podem ser realizados com anestesia local e sedação, com monitorização básica
- A perda sanguínea é substancialmente menor
- A mortalidade operatória é menor, assim como o período de hospitalização
- Os pacientes podem se mobilizar mais precocemente, com um retorno antecipado às suas atividades diárias
- Os procedimentos cursam com menor estresse hemodinâmico, principalmente quando comparados àqueles em que seria necessário o clampeamento de grandes artérias.

Os estudos EVAR-1, Dutch Randomized Endovascular Aneurysm Management (DREAM), e Open Versus Endovascular Repair Trial for Abdominal Aortic Aneurysms (OVER) mostraram mortalidade de 30 dias bem menor com EVAR do que o Open Vascular Aneurysm Repair (OVAR) – 1,8, 1,2 e 0,5% *vs.* 4,3, 4,6 e 3,0%, respectivamente. O estudo OVER também mostrou redução significativa no tempo do procedimento (2,9 *vs.* 3,7 horas).

Como a maioria dos pacientes submetidos a procedimentos vasculares é idosa e apresenta comorbidades como coronariopatia, diabetes melito, hipercolesterolemia, hipertensão arterial, entre outras, eles acabam se beneficiando dos menores riscos da técnica endovascular.

DESVANTAGENS DOS EVAR

Entre as desvantagens dos procedimentos endovasculares, estão:

- Maior custo: os valores das endopróteses e dos *stents* são bastante elevados
- A utilização de contraste iodado em quantidades moderadas aumenta o risco de insuficiência renal
- O risco de desenvolvimento de trombose distal ao enxerto é elevado
- O reparo endovascular nem sempre é possível; pode ser necessário o tratamento aberto em 5 a 10% dos casos
- Embolia de material trombótico devido à manipulação do *stent* ou da endoprótese e lesão da artéria onde se introduz o material com necessidade de endarterectomia ou cirurgia de *bypass* nos vasos da perna
- A mortalidade e a morbidade a longo prazo são similares às do procedimento aberto, provavelmente devido à progressão das doenças coexistentes
- As próteses têm uma chance de vazamento razoável, com necessidade de acompanhamento a longo prazo. Para pacientes jovens, pode ser mais vantajosa uma cirurgia aberta, que não requer acompanhamento prolongado e tem um risco peroperatório menor
- A taxa de intervenções secundárias é maior no grupo EVAR.

COMPLICAÇÕES DESCRITAS NA LITERATURA

As principais complicações que podem ocorrer são:

- A ruptura do aneurisma, geralmente durante a liberação da prótese, costuma ser catastrófica, necessitando de laparotomia imediata. Enquanto se prepara o material, pode-se insuflar o balão do cateter de angioplastia proximal ao provável sítio de ruptura, para permitir algum controle no sangramento

- Ruptura de artéria ilíaca também pode ocorrer, e o difícil acesso a ela pode tornar o reparo trabalhoso
- É possível ocorrer mau posicionamento com deslocamento, o que pode causar isquemia de vísceras
- Paraplegia ocorreu em alguns casos, mesmo em AAA infrarrenais, atribuída a ateroembolização da medula espinal. Muitos autores descreveram sucesso no tratamento ao aumentar a pressão de perfusão com uma combinação de hipertensão induzida e drenagem liquórica
- Eventos embólicos podem ocorrer secundários ao deslocamento de placas ateroscleróticas da aorta ou à embolia respiratória, pela presença de ar nas injeções de contraste
- Uma complicação que pode ocorrer é a falha em excluir totalmente o AAA do sistema arterial, uma complicação frequente, com até 30% de incidência. O persistente fluxo sanguíneo para dentro do saco aneurismático é chamado de *endoleak* e pode resultar em dilatação do aneurisma e possível ruptura. Portanto, pacientes com *endoleak* de prótese devem ser acompanhados a longo prazo ou operados, de acordo com o tipo de *endoleak*
- Problemas de cicatrização na região inguinal se devem a múltiplas e prolongadas manipulações para o reparo endovascular
- Há potencial risco para lesões sistêmicas, como infarto do miocárdio, acidente vascular encefálico (AVE), insuficiência renal aguda (IRA) pelo contraste iodado, entre outras
- A síndrome pós-implante é relacionada a uma resposta inflamatória sistêmica ao material protético (que pode ocorrer) e se manifesta com febre, leucocitose e aumento da proteína C reativa. Ocorre em 50% dos casos e é autolimitada. Geralmente, o tempo de hospitalização é de 7 dias.

ANESTESIA PARA O PROCEDIMENTO

Avaliação pré-anestésica

Os pacientes submetidos a tratamento endovascular devem ter o mesmo tipo de avaliação pré-anestésica que os da cirurgia convencional. Em geral, apresentam comorbidades frequentes, como hipertensão arterial, coronariopatia, insuficiência renal, diabetes melito, doença cerebrovascular, doença pulmonar e tabagismo.

Mesmo sendo minimamente invasivo, não é completamente isento de riscos; por isso, é importante verificar os fatores de risco mais envolvidos no aumento da morbimortalidade peroperatória, como idade avançada e disfunção cardíaca, pulmonar e renal. Pode ocorrer grande perda sanguínea e um risco potencial para converter em laparotomia. Portanto, os pacientes submetidos a tratamento endovascular deverão estar otimizados em relação a sua condição clínica, além de realizarem os exames complementares que se fizerem necessários, preconizando a reserva de sangue.

Monitorização

Além da monitorização básica com cardioscópio e oxímetro de pulso, também é necessária a pressão arterial invasiva para monitorização contínua da pressão arterial, além da pressão venosa central para detectar mudanças agudas na pré-carga e para a infusão de medicações vasoativas. O cateter de artéria pulmonar poderá ser utilizado se a condição clínica do paciente por um fator limitante (p. ex., função ventricular diminuída ou insuficiência renal). A ecocardiografia transesofágica poderá ser útil nos casos de AAA descendente, para determinar melhor a anatomia dos vasos do arco aórtico. Monitorização do débito urinário e da temperatura também deve ser realizada.

Apesar de não haver exposição de víscera, os procedimentos endovasculares podem ter uma duração prolongada. A utilização de líquidos com temperaturas baixas para lavagem dos cateteres ou para múltiplas injeções do contraste pode dificultar a manutenção de normotermia.

Técnica anestésica

O procedimento endovascular para AAA tem sido realizado com sucesso utilizando uma variedade de técnicas anestésicas, incluindo anestesia geral, anestesia regional ou anestesia local e sedação intravenosa. Entretanto, a influência da técnica anestésica na sobrevida após o reparo endovascular não foi completamente elucidada.

Existem circunstâncias específicas em que uma técnica é preferível em relação a outra. Os pacientes com doença reativa de vias aéreas se beneficiam da anestesia regional. A anestesia geral pode ser requerida de acordo com a localização da incisão cirúrgica, a duração do procedimento, a presença de coagulopatia ou a preferência do paciente. Independentemente do tipo de bloqueio, o objetivo da técnica anestésica é prover estabilidade hemodinâmica e oxigenação de órgãos-alvo.

Anestesia geral

As vantagens da anestesia geral são:

- Imobilidade do paciente, que é necessária durante períodos críticos de posicionamento radiológico do *stent*
- Conforto, pois o procedimento pode durar mais de 4 horas, dependendo da experiência do operador e nos casos de alguns pacientes não conseguirem permanecer em decúbito dorsal por períodos prolongados
- Quando for necessário o ecocardiograma transesofágico no intraoperatório para avaliação da função ventricular ou da anatomia aórtica
- Dependendo da curva de aprendizado da equipe endovascular e da taxa de conversão para o reparo aberto, a anestesia geral pode ser preferida à anestesia regional. Durante a ruptura aguda aórtica com hemorragia maciça, a conversão de emergência para anestesia geral pode ser problemática.

A escolha das medicações poderá ser pautada na função cardíaca do paciente. Aqueles com boa função cardíaca toleram os efeitos depressores dos anestésicos halogenados e venosos com mecanismos compensatórios apropriados. Geralmente, a técnica anestésica consiste em um procedimento com baixas doses de agentes inalatórios e venosos, com possibilidade de uso de propofol, etomidato ou tiopental associado a opioides como fentanil na indução, para manter estabilidade hemodinâmica. Não é necessário o emprego dos bloqueadores neuromusculares.

Estudos retrospectivos não randomizados mostraram que a anestesia geral está associada a mais episódios de hipotensão e aumento dos requerimentos de fluidos e do uso de inotrópicos, quando comparada a anestesia regional ou local. Porém, as taxas de mortalidade e morbidade cardiopulmonares são semelhantes após 2 anos, embora sejam maiores no período de 30 dias, quando comparada à anestesia local/regional.

Anestesia regional

A anestesia regional costuma ser a técnica anestésica mais empregada para o reparo endovascular do AAA. As várias técnicas empregadas com sucesso

são: raquianestesia, peridural, raquinestesia e anestesia peridural combinada. Como vantagens da técnica regional, podem ser citadas:

- O nível do bloqueio sensorial para o procedimento é T10, que é baixo. Não há desvantagem de controle hemodinâmico como em um paciente com sangramento, simpatectomia alta, nem há sobrecarga de fluidos no pós-operatório quando o bloqueio termina
- A prevenção do estresse associado a intubação traqueal e ventilação mecânica é uma vantagem da técnica regional em pacientes com doença cardíaca e pulmonar grave.

Algumas desvantagens da anestesia regional são:

- Desconforto do paciente devido à posição na mesa cirúrgica durante um procedimento longo, além do incômodo para puncionar os acessos venosos e arterial
- Risco de converter para anestesia geral.

Nas técnicas regionais, deve-se ter ciência de que, durante o procedimento endovascular, é necessária a anticoagulação sistêmica, e as consequências devem ser consideradas. A heparina intravenosa usada no intraoperatório não é considerada contraindicação para a realização prévia de bloqueios no neuroeixo ou regionais. As recomendações atuais para os bloqueios de neuroeixo e administração de heparina são:

- Evitar em pacientes com coagulopatias
- A administração de heparina deverá ser retardada 1 h após o bloqueio regional
- Cateteres neuroaxiais deverão ser retirados 2 a 4 h depois da última dose de heparina, com avaliação do perfil de coagulação
- Os pacientes deverão ser monitorados no pós-operatório para sinais e sintomas de hematoma subdural (por meio da avaliação da função neurológica)
- Embora a ocorrência de punção com saída de sangue (50% dos casos de hematoma espinhal estão associados a punções sanguinolentas) ou dificuldade técnica de realização de bloqueio possa aumentar o risco neurológico, não há suporte na literatura para o cancelamento do caso. O bom senso e o julgamento clínico juntamente com a discussão com a equipe cirúrgica são recomendados.

O efeito do ácido acetilsalicílico tem a duração de 7 a 10 dias, enquanto os anti-inflamatórios não esteroides (AINE) têm uma ação que dura 3 dias. Os inibidores da ciclo-oxigenase tipo 2 (COX-2) não interferem com a agregação plaquetária. Os AINE isoladamente não aumentam o risco de hematomas espinhais, mas podem elevar esse risco quando associados a outros anticoagulantes. Ticlopidina e clopidogrel exercem efeitos pela inibição da agregação plaquetária primária e secundária, induzida pelo difosfato de adenosina (ADP). Entretanto, não há estudos na literatura sobre a associação desses agentes e bloqueios de neuroeixo. As recomendações são: suspensão da ticlopidina por 14 dias e do clopidogrel por 7 dias antes da anestesia no neuroeixo.

Anestesia local com sedação

O reparo endovascular de AAA pode ser realizado com sucesso sob anestesia local e sedação intravenosa. Para tal, a titulação de doses de benzodiazepínicos com ou sem infusão contínua de propofol ou opioides é a técnica mais empregada. A analgesia inadequada pode causar elevação das catecolaminas.

As vantagens dessa técnica são:

- Pode ser realizada principalmente em pacientes com comorbidades significativas: doença coronariana e pulmonar, diabetes melito, insuficiência cardíaca, entre outras
- A anestesia local fornece uma grande estabilidade hemodinâmica. É importante que a equipe cirúrgica comunique imediatamente uma complicação maior que necessite de imediata conversão para cirurgia aberta, de modo que a anestesia possa ser convertida o mais breve possível para anestesia geral.

As desvantagens da anestesia local são semelhantes às da anestesia regional:

- Desconforto do paciente devido à posição na mesa cirúrgica durante um procedimento longo
- Desconforto para puncionar os acessos venosos e arteriais
- Risco de conversão para anestesia geral de 7,6%.

Acessos vasculares

Devido à necessidade de antecipar perdas volêmicas significativas e instabilidade hemodinâmica, faz-se necessário puncionar dois acessos calibrosos, 14 *gauge*, e a passagem de um cateter 8,5 French na veia jugular interna.

Manejo anestésico

Na técnica endovascular, o anestesiologista enfrenta alguns desafios como: escolha do tipo de anestesia, anticoagulação sistêmica, necessidade de hipotensão arterial durante a liberação da prótese e quando há complicação grave e conversão para a técnica aberta.

A anticoagulação é requerida durante o procedimento endovascular. Doses de heparina, geralmente 5.000 a 10.000 U por via intravenosa (100 U/kg), são necessárias para alcançar um tempo de coagulação ativado (TCA) de 2 vezes o normal, de aproximadamente 225 a 250 segundos. Se o procedimento for prolongado, heparina adicional deve ser administrada para manter o TCA ao redor de 250 s. Ao final do procedimento, a heparina deverá ser revertida com protamina, cuja dose habitual é de 1 mg de protamina para cada 100 U de heparina utilizada, ou de acordo com o TCA. Como a heparina é rapidamente metabolizada, a quantidade de protamina requerida diminui com o tempo, depois da administração da heparina. A partir de 30 a 60 min, a dose de protamina deverá ser reduzida para 0,5 a 0,75 mg/100 UI de heparina, e cerca de 0,25 mg/100 UI de heparina após 2 horas. Se realizado sob anestesia peridural contínua, o cateter poderá ser retirado ao final do procedimento, quando os níveis de TCA estiverem normalizados e os bloqueios sensorial e motor estiverem terminados.

Durante a liberação da prótese, períodos de hipotensão arterial são requeridos, tanto para próteses autoexpansivas quanto para as que são dilatadas por balão. A hipotensão facilita ao cirurgião ou ao radiologista um correto posicionamento da prótese, com um mínimo fluxo sanguíneo para produzir a migração distal da mesma. A imobilidade do paciente também é necessária para um adequado posicionamento da prótese. Durante a dilatação com balão, a aorta é ocluída por um período de 30 a 60 s, tempo extremamente menor que a duração do clampeamento da aorta (30 a 60 min) nos procedimentos abertos. As técnicas para produzir hipotensão durante a insuflação do balão devem alcançar valores de pressão arterial de 60 a 70 mmHg. Entre as diferentes técnicas empregadas estão: bólus de propofol, infusão ou bólus de nitroglicerina ou nitroprussiato de sódio, ou aumento da fração inspirada de anestésico inalatório se anestesia geral estiver sendo utilizada. Uma dose adicional de anestésico local pode ser administrada caso um cateter peridural tenha sido posicionado.

O procedimento endovascular requer o acompanhamento das perdas sanguíneas e a manutenção do volume intravascular, com reposição precoce dos

déficits peroperatórios. Com as gerações iniciais de bainha introdutória, a significativa perda sanguínea ocorria durante o posicionamento e a manipulação do sistema. Entretanto, com o desenvolvimento de melhores válvulas hemostáticas, essas perdas sanguíneas vêm diminuindo.

Uma das circunstâncias mais críticas para a imediata conversão do procedimento endovascular para a cirurgia convencional é a perfuração das artérias ilíaca, femoral ou aorta pelos cateteres vasculares. Ruptura ou dissecção do aneurisma necessita de laparotomia imediata. Se a prótese ficar mal posicionada, ocluindo artéria renal ou mesentérica, a correção aberta será necessária para evitar infarto dos órgãos.

CUIDADOS PÓS-OPERATÓRIOS

Embora a literatura recomende que o pós-operatório de procedimento endovascular sem complicações pode ser realizado fora da unidade de terapia intensiva (UTI), a maioria dos pacientes permanece em uma unidade intensiva ou semi-intensiva no primeiro dia de pós-operatório. Isso ocorre muito devido a comorbidades graves com necessidade de coleta de exames seriados e/ou invasivos, ou pela demanda de infusão central de medicamentos e, eventualmente, de manter ventilação artificial. Os requerimentos analgésicos são mínimos.

CONSIDERAÇÕES FINAIS

Embora pareça que o tratamento endovascular possa ser mais vantajoso que o aberto, estudos controlados comparando as duas técnicas a longo prazo ainda não existem. É possível que, com a técnica endovascular, aneurismas menores que 5 cm, assim como pacientes que não eram candidatos a cirurgia aberta, possam beneficiar-se desse procedimento minimamente invasivo, que não é isento de riscos.

Já em relação ao tratamento ser feito em ambiente ambulatorial, é necessário um suporte intra-hospitalar, devido aos riscos peroperatórios, além de banco de sangue, leito de unidade intensiva, dentre outras medidas, o que torna improvável a realização do procedimento em ambulatório.

BIBLIOGRAFIA

Arnaoutakis DJ, Zammert M, Karthikesalingam A et al. Endovascular repair of abdominal aortic aneurysms. Best Practice & Research. Clinical Anaesthesiology. 2016; 30:331-40.

Bardia AS, Mahmood F, Orhurhu V et al. Combined epidural-general anesthesiavs general anesthesia alone for elective abdominal aortic aneurysm repair. JAMA. 2016; 151(12):1116-23.

Cheng SW, Lam PF. Novel endovascular procedures and new developments in aortic surgery. British Journal of Anaesthesia. 2016; 117(S2):3-12.

Rocha Filho JA, Nani RS, Schmidt AP. Tratado de anestesiologia SAESP. v. 2. Anestesia para Cirurgia Vascular; 2011.

CAPÍTULO 41

Anestesia para Angioplastia Ilíaca e Femoral

Gabriel Ragot de Melo
Paulo de Oliveira Vasconcelos Filho

INTRODUÇÃO

Nos últimos anos, o advento de procedimentos minimamente invasivos para o tratamento de doenças vasculares alterou significativamente as práticas cirúrgicas e anestésicas. Assim, as técnicas endovasculares que incluem implante de *stent* ou endoprótese, angioplastia por balão, trombectomia e aterectomia têm sido cada vez mais utilizadas para procedimentos terapêuticos e diagnósticos. Essas técnicas de abordagem intraluminal não se restringem a artérias centrais como a aorta. Há possibilidade de utilização periférica da técnica em carótidas, renais, subclávias, ilíacas, femorais e poplíteas.

VANTAGENS DAS TÉCNICAS ENDOVASCULARES

As vantagens das técnicas endovasculares são:

- Têm menor repercussão hemodinâmica, tendo em vista a ausência de clampeamento de vasos

- Geralmente apresentam perda sanguínea reduzida
- Possibilitam a utilização de anestesia local e sedação
- Viabilizam monitorização básica
- Provocam menor morbidade peroperatória
- Requerem menor período de hospitalização e demonstram possibilidade de mobilização mais precoce.

DESVANTAGENS DAS TÉCNICAS ENDOVASCULARES

As desvantagens são:

- Maior custo
- Maior utilização de contraste iodado
- Maior risco de trombose distal
- Taxa de mortalidade semelhante.

INDICAÇÕES DAS ANGIOPLASTIAS ILÍACA E FEMORAL

A indicação de tratamento cirúrgico conservador ou endovascular depende de critérios clínicos e anatômicos. Os critérios para a realização de angioplastia são:

- Estenose ou oclusão ilíaca (TASC A e B) com isquemia ipsolateral de extremidades inferiores (claudicação intermitente, dor ao repouso, gangrena)
- Pacientes assintomáticos com aneurismas > 3 cm de diâmetro ou com aumento > 0,5 cm nos últimos 6 meses
- Pacientes sintomáticos, independentemente do tamanho do aneurisma.

ANESTESIA PARA O PROCEDIMENTO

Avaliação pré-anestésica

No preparo pré-operatório dos pacientes, devem ser implementadas medidas preventivas e estratégicas com a finalidade de reduzir complicações cardiovasculares e pulmonares, uma vez que são pacientes com alta prevalência de fatores de risco para aterosclerose, além de história de tabagismo.

Na avaliação de risco cardiovascular, devem ser solicitados eletrocardiograma (ECG) de 12 derivações e avaliação cardiológica adicional para aqueles com doença cardíaca (infarto agudo do miocárdio [IAM] recente, angina instável, insuficiência cardíaca congestiva [ICC] descompensada, arritmias ou valvopatias). O uso de betabloqueadores, estatinas e outros anti-hipertensivos como profilaxia secundária não deve ser interrompido, e a adição de outras medicações não deve ser realizada.

Na avaliação de risco renal, deve-se atentar à função renal prévia, visto que há grande possibilidade de evolução para disfunção renal em graus variados pelo uso de contraste. A principal recomendação é manter a hidratação adequada e a infusão de solução bicarbonatada isomolar a 3 mℓ/kg na primeira hora e 1 mℓ/kg/h até 6 horas após o procedimento, para proteção renal. No caso de disfunção prévia, é recomendado postergar o procedimento para restabelecimento da função renal, se possível.

Na avaliação de risco de tromboembolismo, é importante salientar o moderado/alto risco de ocorrerem eventos tromboembólicos em pacientes submetidos à correção de aneurisma ou estenoses. Por esse motivo, a tromboprofilaxia está indicada.

Monitorização

Pode ser realizada por:

- Cardioscopia contínua
- Oximetria de pulso
- Pressão arterial invasiva geralmente é utilizada pelo fato de a hipertensão poder ocasionar ruptura aneurismática. A hipotensão pode levar a hipoperfusão coronariana e cerebral, uma vez que a arteriopatia é prevalente nesses pacientes. Além disso, manter a pressão sistólica < 90 mmHg ou < 40% dos níveis pré-operatórios por 10 min pode favorecer a disfunção renal pós operatória
- Capnografia
- Temperatura.

Acessos vasculares

A venóclise deve ser feita com pelo menos um acesso periférico calibroso, já que existe o risco de sangramento ativo durante o procedimento. O acesso venoso central para monitoramento geralmente é desnecessário, sendo apenas utilizado para infusão de medicações vasoativas.

Técnica anestésica

Há possibilidade de realizar o procedimento sob anestesia local, anestesia regional ou anestesia geral. Na maioria dos casos, utiliza-se a anestesia local associada a sedação, pois metanálise realizada em 2012 sugeriu a redução do tempo cirúrgico e de internação hospitalar e menor morbidade da anestesia local comparada à anestesia geral. Além disso, há outras vantagens, como: menor depressão cardiovascular devido à não exposicão a anestesia geral, menos lesão pulmonar, menor liberação de catecolaminas e detecção precoce de anafilaxia. Em contrapartida, a anestesia geral elimina preocupações acerca de conforto e ansiedade do paciente e diminui riscos de movimentação durante o estímulo doloroso.

Indução e manutenção da anestesia

Na anestesia local com sedação, a infiltração da pele com anestésico local no sítio de punção (geralmente femoral) deve ser realizada. Assim, a administração intravenosa de anestésicos de curta duração (midazolam, opioides, propofol ou dexmedetomidina) garante sedação, analgesia, ansiólise e, ao mesmo tempo, possibilita a rápida recuperação anestésica. Durante o procedimento, de maneira súbita, pode ocorrer aprofundamento do plano da anestesia; por isso, é necessário haver vigilância e constante comunicação com o paciente.

Na anestesia regional e sedação, podem ser realizados bloqueios raquidianos ou epidurais simples ou contínuos, sem necessidade de bloqueio de dermátomos altos. A sedação deve ser realizada de maneira semelhante à descrita anteriormente. Na anestesia geral, o objetivo principal é evitar grandes flutuações de pressão arterial.

A indução anestésica deve ser realizada com opioides de curta duração, como fentanil, 1 a 2 mcg/kg, ou remifentanil, 1 mcg/kcg; hipnóticos, como etomidato, 0,2 a 0,3 mg/kg, ou propofol, 2 mg/kg, infundidos de maneira lenta, com avaliação do plano anestésico de modo contínuo; lidocaína, 1 mg/kg, para diminuir a resposta ao estímulo simpático da intubação orotraqueal; e bloqueadores neuromusculares, como cisatracúrio, 0,15 mg/kg, ou rocurônio, 0,6 mg/kg. A manutenção anestésica pode ser realizada com anestesia inalatória ou venosa total. O objetivo principal é manter a estabilidade hemodinâmica.

COMPLICAÇÕES DESCRITAS NA LITERATURA

As complicações do procedimento podem ser:

- Trombose
- Sangramento
- Pseudoaneurisma

- Dissecção
- Fístula arteriovenosa
- Embolia distal
- Relacionadas ao *stent*: migração, expansão inadequada, ruptura arterial.

Existe ainda a possibilidade de reação adversa ao contraste iodado, que ocorre em torno de 5% na população em geral, e, mais tardiamente, de insuficiencia renal após o procedimento em pacientes mais suscetíveis e expostos a grande quantidade de contraste.

BIBLIOGRAFIA

Chaer RA, Barbato JE, Lin SC et al. Isolated iliac artery aneurysms: a contemporary comparison of endovascular and open repair. J Vasc Surg. 2008; 47:708.

De Virgilio C, Romero L, Donayre C et al. Endovascular abdominal aortic aneurysm repair with general versus local anesthesia: a comparison of cardiopulmonary morbidity and mortality rates. J Vasc Surg. 2002; 36:988.

Fleisher LA, Fleischmann KE, Auerbach AD et al. 2014 ACC/AHA guideline on perioperative cardiovascular evaluation and management of patients undergoing noncardiac surgery: executive summary: a report of the American College of Cardiology/American Heart Association Task Force on Practice Guidelines. Circulation. 2014; 130:2215.

Fort ACP, Rubin LA, Meltzer AJ et al. Perioperative management of endovascular thoracoabdominal aortic aneurysm repair. J Cardiothorac Vasc Anesth. 2017; 31:1440.

Karthikesalingam A, Thrumurthy SG, Young EL et al. Locoregional anesthesia for endovascular aneurysm repair. J Vasc Surg. 2012; 56:510.

Kristensen SD, Knuuti J. New ESC/ESA Guidelines on non-cardiac surgery: cardiovascular assessment and management. Eur Heart J. 2014; 35:2344.

Melas N, Saratzis A, Dixon H et al. Isolated common iliac artery aneurysms: a revised classification to assist endovascular repair. J Endovasc Ther. 2011; 18:697.

CAPÍTULO 42

Anestesia para Endoscopia Digestiva Alta

Gabriela Tognini Saba
João Francisco Ferreira de Souza
Paulo Henrique de Carvalho

INTRODUÇÃO

A endoscopia digestiva alta (EDA) consiste na visualização de orofaringe, esôfago, estômago e duodeno proximal por meio da óptica adequada. Possibilita diagnóstico, triagem e tratamento em tempo real, mas é dependente do examinador. Para o procedimento, o paciente deve permanecer em jejum por 8 horas para sólidos e 2 horas para líquidos claros, além de manter medicações de uso contínuo, exceto anticoagulantes, sendo que a profilaxia antibiótica não é indicada de rotina. Pode ser realizada com o paciente acordado, com anestesia tópica, sob sedação ou sob anestesia geral.

INDICAÇÕES

Diagnóstico. Disfagia, odinofagia, refluxo gastroesofágico refratário ao tratamento clínico, vômitos recorrentes de causa desconhecida, sangramento recente ou ativo do trato gastrintestinal superior, perda sanguínea crônica e anemia ferropriva associadas à colonoscopia sem alterações, diarreia crônica com suspeita de doença celíaca, avaliação intraoperatória de reconstruções anatômicas e suspeita de infecção por *Helicobacter pylori*.

Triagem. Vigilância de displasia em esôfago de Barrett, *screening* de câncer gástrico em pacientes com risco aumentado, *screening* oncológico em paciente com síndromes polipoides ou síndrome de Lynch, varizes esofagianas em pacientes com hipertensão portal, carcinoma escamoso em pacientes com história de ingestão de cáusticos, avaliação de sangramento digestivo alto anterior a anticoagulação e/ou transplante cardíaco ou cirurgia bariátrica.

Tratamento. Lesões de trato digestivo alto, ligadura elástica profilática, remoção de corpo estranho, inserção ou remoção de gastrostomia, remoção de pólipos, dilatação de estenoses e/ou acalasia, paliação de estenoses por neoplasias, tratamento de metaplasia intestinal, manuseio de complicações pós-operatórias (como estenose de anastomoses), passagem de balão gástrico, ressecção de tumores diagnosticados na fase inicial.

CONTRAINDICAÇÕES ABSOLUTAS

As contraindicações absolutas ao procedimento são:

- Recusa formal do paciente
- Obstruções completas do trato aerodigestivo superior
- Perfuração de vísceras suspeita ou confirmada.

CONTRAINDICAÇÕES RELATIVAS

As contraindicações relativas são:

- Coagulopatia não compensada
- Gestação.

ANESTESIA PARA O PROCEDIMENTO

Avaliação pré-anestésica

A avaliação deverá ser realizada preferencialmente antes do procedimento, para que haja compensação clínica e manejo adequado dos medicamentos. Deve constar de:

- Anamnese: comorbidades (doenças prévias, apneia do sono, antecedente de via aérea difícil), procedimentos prévios, medicações em uso, história de alergias, tempo de jejum, hábitos sociais e possibilidade de gravidez

- Exame físico: nível de consciência, sinais vitais e peso, vias aéreas, exame pulmonar, exame cardiovascular, presença de ascite, íleo ou distensão abdominal.

Em pacientes hígidos e menores de 40 anos, é feita no dia do procedimento, e não são necessários exames complementares. Nos demais casos, avalia-se o risco cirúrgico e adéqua-se a avaliação complementar ao paciente, com exames como: avaliação cardiológica com eletrocardiograma (ECG), radiografia de tórax, hemograma e coagulograma, dosagem de eletrólitos e teste de gravidez.

Monitorização

Pode ser realizada por:

- Eletrocardioscopia contínua
- Oximetria de pulso e frequência respiratória
- Pressão arterial não invasiva
- Capnografia, se realizada intubação traqueal
- *Status* neurológico e clínico, se realizada sedação.

Acessos vasculares

O acesso venoso deve ser garantido por um cateter periférico de calibre médio.

Técnica anestésica

A EDA pode ser realizada de diversas maneiras: com o paciente acordado, com anestesia tópica, sob sedação e analgesia ou sob anestesia geral.

Anestesia tópica. *Sprays* de lidocaína, tetracaína e benzocaína são aplicados diretamente na faringe. Podem ser utilizados concomitantemente com sedação, facilitando o procedimento e aumentando a tolerância do paciente em relação ao mesmo. A anestesia tópica relaciona-se com eventos adversos como broncoaspiração, reações anafilactoides e meta-hemoglobinemia.

Sedação e analgesia. EDA diagnóstica e/ou tratamentos simples requerem sedação moderada, e procedimentos mais complexos e longos, sedação profunda. Pacientes que fazem uso de narcóticos, benzodiazepínicos, álcool, substâncias neuropsiquiátricas ou que são sabidamente pouco responsivos a sedativos devem ser submetidos a sedação profunda ou anestesia geral.

A anestesia geral é a técnica de escolha para o procedimento em nosso serviço, para pacientes ASA III ou IV, falha prévia de sedação pelo endoscopista ou procedimentos como: ecoendoscopia, ressecção de mucosa gástrica/esofágica, correção de megaesôfago ou passagem/retirada de balão gástrico.

Sedação

A sedação deve ser realizada com benzodiazepínicos (midazolam ou diazepam), os quais podem ou não ser associados a opioides pelo sinergismo (fentanil) (Tabela 42.1). Os adjuvantes são: difenidramina, prometazina e droperidol (risco de prolongar intervalo QT e, portanto, contraindicado se o paciente tiver histórico de insuficiência cardíaca congestiva [ICC] ou bradicardia). Outra opção é o uso de propofol.

O nível de sedação será ajustado de acordo com as respostas dos pacientes (Tabela 42.2). Além disso, é rotina a administração de oxigênio suplementar via cateter nasal para todos os pacientes sedados.

Tabela 42.1 Tipos de sedação.

TIPOS DE SEDAÇÃO	SEDAÇÃO LEVE	SEDAÇÃO MODERADA (CONSCIENTE)	SEDAÇÃO PROFUNDA	ANESTESIA GERAL
Responsividade	Resposta normal à estimulação verbal	Reposta ao estímulo verbal ou tátil	Resposta ao estímulo doloroso repetido	Não responsivo a estímulos dolorosos
Via aérea	Inalterada	Não requer intervenção	Pode requerer intervenção	Com frequência requer intervenção
Ventilação espontânea	Inalterada	Adequada	Pode estar inadequada	Frequentemente inadequada
Função cardiovascular	Inalterada	Comumente mantida	Comumente mantida	Pode estar prejudicada

Indução e manutenção da anestesia

A indução da anestesia deve ser realizada com intubação traqueal com sequência rápida, ou com anestesia tópica, pelo risco aumentado de aspiração do conteúdo gástrico em pacientes com suspeita de conteúdo gástrico residual (como na passagem ou retirada de balão gástrico). Os fármacos usados na indução anestésica são:

- Fentanil, 2 a 3 mcg/kg
- Propofol, 2,0 a 2,5 mg/kg, ou etomidato, 0,2 a 0,3 mg/kg
- Succinilcolina, 1 a 1,5 mg/kg, ou rocurônio, 0,6 mg/kg.

Tabela 42.2 Medicações, doses e efeitos adversos.

FÁRMACO	DOSE DE INDUÇÃO	DOSE DE MANUTENÇÃO	OBSERVAÇÕES	EFEITOS ADVERSOS
Fentanil	50 a 100 mcg	25 mcg a cada 2 a 5 min	Reduzir a dose em 50% em idosos e pacientes com função pulmonar alterada (DPOC)	Depressão respiratória, rigidez da parede torácica, vômitos, euforia, miose, bradicardia e broncoaspiração
Diazepam	5 a 10 mg em 1 min	5 mg a cada 5 min	Reduzir a dose em idosos	Tosse, dispneia, depressão respiratória, dor no local de injeção e flebite
Midazolam	1 mg em 1 a 2 min	1 mg a cada 2 min	Início de ação em 1 a 2 min e duração de 15 a 18 min. Reduzir dose em idosos, ASA III ou mais, função renal ou hepática comprometida	Depressão respiratória, desinibição, hostilidade, raiva, agressividade, apneia e disritmia cardíaca
Propofol	0,5 a 1 mg/kg em 1 a 5 min	1,5 a 4,5 mg/kg por infusão	Duração do efeito de 4 a 8 min. Evitar em pessoas alérgicas a ovo	Dor no local de injeção, inotropismo negativo e depressão respiratória

DPOC: doença pulmonar obstrutiva crônica; IMAO: inibidor da monoamino-oxidase.

A manutenção da anestesia pode ser feita com sevoflurano na concentração de 1 a 2% associado ou não a fentanil (objetivando plano analgésico adequado a cada paciente) e cisatracúrio na dose de 0,1 mg/kg (caso tenha sido usada a succinilcolina).

Todas as considerações e os cuidados anestésicos dispensados à cirurgia do paciente portador de insuficiência hepática avançada também se aplicam nesse tipo de procedimento.

COMPLICAÇÕES DESCRITAS NA LITERATURA

As complicações podem ser de dois tipos, conforme a seguir:

- Relacionadas à anestesia: flebite venosa, depressão respiratória, depressão cardíaca
- Relacionadas à EDA: sangramento, perfuração visceral.

BIBLIOGRAFIA

Goudra B, Singh PM. Airway management during upper GI endoscopic procedures: state of the art review. Dig Dis Schi. 2017; 62:45-53.

Leung FW. Trend in use of sedation for low-risk endoscopy. JAMA. 2017; 317(19):2006-7.

Moriyama T, Matsumoto T, Esaki M et al. Topical anestesia for transnasal esophagogastroduodenoscopy: spray, applicator or both? Digestive Endocopy. 2013; 25:20-4.

Obara K, Haruma K, Irisawa A et al. Guidelines for sedation in gastroenterological endoscopy. Digestive Endoscopy. 2015; 27:435-49.

Sethi S, Wadhwa V, Thaker A et al. Propofol versus traditional sedative agents for advanced endoscopic procedures: a meta-analysis. Digestive Endoscopy. 2014; 26:515-24.

Tringali A, Balassone V, Angelis P et al. Complications in pediatric endoscopy. Best Practice & Research. Clinical Gastroenterology. 2016; 30:825-39.

CAPÍTULO 43

Anestesia para Colonoscopia

Lucas Manaf Noleto
Domingos Dias Cicarelli

INTRODUÇÃO

A colonoscopia é o exame endoscópico do intestino grosso e da porção final do intestino delgado. Seus avanços em tecnologia de exame e abordagem endoscópica fazem com que seja um procedimento extremamente versátil, visto que pode ter finalidade diagnóstica ou de monitorização, ou pode ser empregado de modo terapêutico, seja em urgências/emergências, seja para diagnóstico e tratamento de hemorragia digestiva baixa, ou de maneira eletiva, como na ressecção de adenomas de cólon. De forma mais prevalente, a grande relevância desse exame é a sua possibilidade de uso como ferramenta de *screening* do câncer colorretal.

Com o envelhecimento da população, programas de rastreamento populacional terão relevância cada vez maior nos cuidados de saúde populacional, tornando o manejo desse procedimento extremamente importante, tanto pelo impacto financeiro que protocolos de sedação e anestesia poderão causar em sistemas de saúde quanto pela qualidade do cuidado, visto que a perspectiva é de um crescimento na demanda do procedimento, bem como na realização deste em uma população mais idosa e com mais comorbidades.

INDICAÇÕES

A colonoscopia é indicada nos casos de:

- *Screening*/estadiamento de câncer colorretal
- Ressecção seriada de adenomas
- Monitorização de doença inflamatória intestinal
- Investigação/tratamento de hemorragia digestiva baixa
- Realização de colostomia percutânea
- Remoção de corpo estranho no cólon
- Tratamento de intussuscepção.

CONTRAINDICAÇÕES

As contraindicações são:

- Diverticulite aguda
- Colite fulminante
- Megacólon tóxico
- Doença inflamatória intestinal com suspeita de ulceração
- Gestação (contraindicação relativa).

ANESTESIA PARA O PROCEDIMENTO

Avaliação pré-anestésica

É necessária a obtenção de história clínica adequada, com determinação das comorbidades e uso de medicações. Contudo, essa história clínica pode indicar a necessidade da realização de testes específicos nos seguintes casos:

- Em pacientes com sangramento ativo, distúrbios de coagulação, uso de anticoagulantes/antiagregantes, obstrução biliar crônica e desnutrição, recomenda-se estudo da coagulação
- Radiografia de tórax em pacientes com história prévia de doença pulmonar ou insuficiência cardíaca sintomática ou descompensada
- Eletrocardiograma em cardiopatias

- Tipagem sanguínea em pacientes com sangramento ativo ou anemia diagnosticada, ou em quaisquer outras situações em que transfusões sejam consideradas
- Dosagem de hemoglobina em pacientes com anemia crônica conhecida ou sangramento ativo.

Monitorização

Pode ser realizada por:

- Cardioscopia contínua
- Oximetria de pulso
- Pressão arterial não invasiva
- Capnografia é mandatória quando há necessidade de anestesia geral, sendo útil para detecção precoce de obstruções de via aérea ou depressão respiratória, de modo a evitar hipoxemia ou dessaturação. É fortemente recomendada em alguns *guidelines*. É descrito o uso de cateteres nasais com via de capnografia.

Acesso venoso

De maneira geral, a presença de acesso vascular periférico único é suficiente para o procedimento e o manejo clínico do paciente. Em urgências ou emergências, no entanto, sobretudo em hemorragias digestivas, acessos vasculares calibrosos são necessários para a reanimação volêmica do paciente ou para a realização de transfusões. Acessos vasculares centrais são desnecessários na maioria das situações, sendo reservados a casos emergenciais em que haja necessidade de reanimação volêmica, sem possibilidade de obtenção de acesso venoso periférico adequado.

Técnica anestésica

Sedação é a técnica anestésica de eleição para o procedimento; no entanto, a sedação não é obrigatória para a realização do exame. Em situações de emergência, preocupações com o estado mental e o nível de consciência do paciente, bem como ausência de jejum, instabilidade hemodinâmica e eventuais hemorragias, deve-se avaliar a necessidade de anestesia geral, possivelmente com indução em sequência rápida.

Durante o exame, diversas manobras são realizadas com o fibroscópio. Porém, insuflação de alças, sua tração e, consequentemente, do mesentério dessa alça, bem como manobras frequentes de retificação do aparelho, podem causar dor durante ou após o procedimento. Dessa maneira, um grau mínimo de analgesia é recomendado a fim de garantir a máxima satisfação do paciente para realização do procedimento.

Por associar alto grau de satisfação e segurança, recomenda-se sedação combinada como técnica de eleição para a colonoscopia, utilizando-se os seguintes fármacos para iniciar a sedação:

- Midazolam, 0,05 mg/kg a 2 mg
- Fentanil, 1 mcg/kg
- Propofol, 1 mg/kg.

A manutenção do nível de sedação pode ser realizada com bólus intermitentes de propofol, de 20 a 30 mg, de acordo com o nível de sedação ou se houver necessidade de aprofundamento para etapas do procedimento, com infusão contínua de até 100 mcg/kg/min ou com infusão alvo-controlada inicial a 2 mcg/mℓ em sítio efetor, titulada pela avaliação constante do nível de consciência. Recomenda-se fortemente o fornecimento de oxigênio suplementar durante todo o procedimento, sendo cateter nasal a maneira mais conveniente de administração.

Esse padrão de doses e fármacos é uma generalização e deve ser adaptado à condição clínica de cada paciente, às suas alergias e comorbidades. Procedimentos prolongados podem necessitar de sedação profunda ou de anestesia geral.

COMPLICAÇÕES DESCRITAS NA LITERATURA

As complicações da colonoscopia podem ser:

- Hipoxemia transitória ou prolongada
- Hipotensão
- Aumento no risco geral de angina, acidente vascular encefálico, acidente isquêmico transitório, infarto agudo do miocárdio
- Perfuração colônica
- Hemorragia digestiva baixa secundária ao procedimento
- Dor abdominal
- Bacteremia transitória, com raríssima evolução para infecção clinicamente significativa
- Síndrome de eletrocoagulação por polipectomia
- Explosão ou incêndio de gases.

BIBLIOGRAFIA

American Society of Anesthesiologists Task Force on Sedation and Analgesia by Non-Anesthesiologists. Practice guidelines for sedation and analgesia by non-anesthesiologists. Anesthesiology. 2002; 96:1004-17.

Carvalho PHB et al. Sedação em colonoscopia: utilização do propofol em estudo comparativo entre três diferentes modos de administração. Arq Bras Cir Dig. 2016; 29(4):264-8.

de Villiers WJ. Anesthesiology and gastroenterology. Anesthesiol Clin. 2009; 27(1):57-70.

Dominitz JA, Eisen GM, Baron TH et al. Complications of colonoscopy. Gastrointest Endosc. 2003; 57:441-5.

Ko CW, Dominitz JA. Complications of colonoscopy: magnitude and management. Gastrointest Endosc Clin N Am. 2010; 20:659-71.

Lacerda MA. Anestesia para colonoscopia. In: Cavalcanti IL, Assad AR, Lacerda MA. Anestesia fora do centro cirúrgico. SAERJ: Rio de Janeiro; 2007.

Padmanabhan U, Leslie K, Eer AS et al. Early cognitive impairment after sedation for colonoscopy: the effect of adding midazolam and/or fentanyl to propofol. Anesth Analg. 2009; 109(5):1448-55.

Sonnenberg A. Sedation in colonoscopy. Gastroenterology & Hepatology. 2016; 12(5):327-9.

Standards of Practice Committee of the American Society for Gastrointestinal Endoscopy, Lichtenstein DR, Jagannath S et al. Sedation and anesthesia in GI endoscopy. Gastrointestinal Endoscopy. 2008; 68:815-26.

Van Natta ME, Rex DK. Propofol alone titrated to deep sedation versus propofol in combination with opioids and/or benzodiazepines and titrated to moderate sedation for colonoscopy. Am J Gastroenterol. 2006; 101:2209-17.

CAPÍTULO 44

Anestesia para Colangiopancreatografia Retrógrada Endoscópica

André da Costa Aguiar Ventura
Ricardo Antonio Guimarães Barbosa

INTRODUÇÃO

Colangiopancreatografia retrógrada endoscópica (CPRE) é um procedimento diagnóstico e terapêutico. Consiste no acesso ao ducto pancreático e ao ducto colédoco através da papila de Vater, acessada na parte descendente do duodeno. As indicações terapêuticas da CPRE e o número de serviços que a realizam vêm aumentando; portanto, é cada vez mais comum no dia a dia do anestesista.

INDICAÇÕES

A CPRE é indicada nos seguintes casos:

- Obstrução biliar secundária a coledocolitíase
- Estenoses benignas e malignas do ducto biliar
- Fístulas biliares
- Casos selecionados de disfunção do esfíncter de Oddi
- Pancreatites agudas recorrentes de causa desconhecida

- Pancreatite crônica com estenoses sintomáticas
- Litíase sintomática do canal pancreático
- Tratamento de pseudocistos pancreáticos sintomáticos
- Diagnóstico de neoplasias malignas do pâncreas por meio da realização de citologia e biópsias.

CONTRAINDICAÇÕES

- Ausência de consentimento do paciente
- Distúrbios graves da coagulação (razão normalizada internacional [INR] > 1,5; plaquetas < 50.000/mcℓ). Esses distúrbios podem ser corrigidos caso haja emergência para o procedimento.

ANESTESIA PARA O PROCEDIMENTO

Avaliação pré-anestésica

A avaliação pré-anestésica conta de:

- Avaliação clínica minuciosa, atentando-se para a possibilidade de instabilidade hemodinâmica nos casos de pancreatite e colangite
- Testes de gravidez para mulheres em idade fértil que fornecem uma história de gravidez incerta ou que tenham uma história sugestiva de gravidez atual (particularmente se a fluoroscopia for usada)
- Estudos de coagulação para pacientes com sangramento ativo, ou doença hemorrágica conhecida ou suspeita
- Hemoglobina/hematócrito para pacientes com anemia significativa preexistente ou sangramento ativo
- Tipagem sanguínea para pacientes com sangramento ou anemia ativos que provavelmente necessitem de uma transfusão de sangue
- Dosagem de eletrólitos e testes de função hepática e renal para pacientes com disfunção endócrina, renal ou hepática significativa, se forem utilizados medicamentos que possam prejudicar ainda mais a função.

Monitorização

Pode ser realizada por:

- Eletrocardiografia contínua
- Oximetria de pulso

- Capnografia
- Pressão arterial não invasiva (a pressão arterial invasiva será necessária quando o paciente estiver hemodinamicamente instável)
- Temperatura.

Acessos vasculares

O acesso venoso periférico de escolha é o de calibre 18 gauge ou mais calibroso em geral, podendo variar de acordo com o estado individual de cada paciente.

Técnica anestésica

A anestesia geral com intubação traqueal é a técnica de escolha para o procedimento em nosso serviço, pois a chance de falha e o índice de complicações são menores, além de haver maior segurança para o paciente, quando comparada com a sedação.

Indução e manutenção da anestesia

É preciso ter cuidado no posicionamento do paciente (decúbito lateral e decúbito ventral, dependendo do caso). Em decúbito ventral, deve-se realizar intubação traqueal com sonda aramada.

A indução da anestesia é feita de acordo com a preferência do anestesiologista e o estado físico do paciente. Os fármacos usados na indução anestésica podem ser:

- Fentanil, 2,0 a 3,0 mcg/kg
- Propofol, 2,0 a 2,5 mg/kg, ou etomidato, 0,2 a 0,3 mg/kg
- Succinilcolina, 1,0 a 1,5 mg/kg, ou rocurônio, 0,6 mg/kg.

A manutenção da anestesia pode ser feita com sevoflurano na concentração de 1 a 2% associado ou não a fentanil ou propofol em infusão contínua.

Em alguns casos, a indução da anestesia deve ser realizada com intubação traqueal em sequência rápida, pelo risco de aspiração do conteúdo gástrico, pois muitos pacientes apresentam ascites refratárias e tumores obstrutivos do trato gastrintestinal. Os fármacos mais comumente utilizados são:

- Fentanil, 2,0 a 3,0 mcg/kg
- Propofol, 2,0 a 2,5 mg/kg, ou etomidato, 0,3 mg/kg
- Succinilcolina, 1,0 mg/kg, ou rocurônio, 1,0 mg/kg.

No caso de dor pós-operatória, deve-se administrar:

- Dipirona, 1 a 2 g por via intravenosa
- Anti-inflamatórios não esteroidais (cetoprofeno, 100 mg, quando não houver contraindicação)
- Opioides (morfina, dose variável).

Para o controle de náuseas e vômitos, administra-se dexametasona (4 mg) ou ondansentrona (4 a 8 mg); e para proteção gástrica, omeprazol (40 mg).

COMPLICAÇÕES DESCRITAS NA LITERATURA

As complicações principais da CPRE são:

- Pancreatite
- Bacteremia
- Sepse
- Perfuração duodenal
- Colangite
- Hemorragia.

Vale lembrar que o procedimento de CPRE está relacionado à maior incidência de óbitos dentre os procedimentos anestésicos realizados fora do centro cirúrgico.

BIBLIOGRAFIA

ASGE Standards of Practice Committee, Pasha SF, Acosta R et al. Routine laboratory testing before endoscopic procedures. Gastrointest Endosc. 2014; 80(1):28-33.

Cohen S, Bacon BR, Berlin JA et al. National Institutes of Health State-of-the-Science Conference Statement: ERCP for diagnosis and therapy. Gastrointest Endosc. 2002; 56(6):803-9.

Martindale SJ. Anaesthetic considerations during endoscopic retrograde cholangiopancreatography. Anaesth Intensive Care. 2006; 34:475-80.

Raymondos K, Panning B, Bachem I et al. Evaluation of endoscopic retrograde cholangiopancreatography underconscious sedationan general anesthesia. Endoscopy. 2002; 34:721-6.

CAPÍTULO 45

Anestesia para Litotripsia Extracorpórea por Ondas de Choque

Matheus Gesualdo Bartolamei
Jose Reinaldo Franco Azevedo

INTRODUÇÃO

A litotripsia extracorpórea por ondas de choque (LECO) consiste na fragmentação de cálculos por ondas acústicas pulsáteis de alta frequência e baixa intensidade, direcionadas ao cálculo por uma fonte externa ao paciente. As primeiras gerações de litotritores necessitavam de imersão do paciente em água, causando uma série de alterações hemodinâmicas e dificuldades de monitorização e acesso ao paciente pelo anestesiologista. Com o advento dos aparelhos de segunda e terceira geração, que dispensam a imersão em meio líquido, esse tipo de tratamento se tornou mais difundido, seguro e efetivo.

INDICAÇÕES

As indicações clássicas para uso de LECO em litíase urinária são: cálculos localizados na pelve renal e no ureter proximal e cálculos menores que 2,0 cm.

Alguns outros fatores prejudicam a eficácia do tratamento, devendo ser levados em consideração para a escolha desse método. São eles:

- Alta densidade do cálculo
- Posição do cálculo (cálculos caliciais e de ureter médio e distal)
- Alto índice de massa corporal (IMC)
- Anatomia renal desfavorável ou anormalidades congênitas.

CONTRAINDICAÇÕES ABSOLUTAS

As contraindicações absolutas para LECO são:

- Gestação
- Infecção do trato urinário não tratada
- Coagulopatia descompensada
- Arritmia não controlada
- Aneurisma de aorta abdominal > 4,0 cm.

ANESTESIA PARA O PROCEDIMENTO

Avaliação pré-anestésica

Para a anestesia em LECO, é preciso realizar as seguintes medidas:

- Jejum
- Teste de gravidez para mulheres em idade fértil
- Cultura de urina para diagnóstico de infecção do trato urinário
- Coagulograma completo e histórico de sangramentos
- Eletrocardiograma (ECG) se houver suspeita de arritmias
- Avaliação do IMC
- A existência de prótese ortopédica pode influenciar a onda de choque se estiver próximo ao campo
- Averiguação da presença de marca-passo cardíaco ou cardioversor desfibrilador implantável (CDI): marca-passos torácicos devem ser reprogramados para assincrônicos (sem demanda, frequência fixa) no pré-operatório.

Apesar de os fabricantes de CDI contraindicarem a LECO, existem estudos que corroboram a utilização de CDI de maneira segura durante o procedimento. Para isso, o aparelho deve ser desligado no pré-operatório e reativado imediatamente depois.

Técnica anestésica

Embora diversas técnicas anestésicas possam ser utilizadas, a anestesia geral intravenosa com máscara laríngea (quando não houver contraindicação) é o método de escolha, pois aumenta as taxas de sucesso da LECO, garantindo amnésia, analgesia e imobilidade do paciente, e proporcionando menor incidência de náuseas e vômitos pós-operatórios, além de melhor recuperação.

Monitorização

Pode ser realizada por:

- ECG contínuo: avaliar se o litotritor acopla-se ao ECG
- Oximetria de pulso
- Capnografia
- Pressão arterial não invasiva
- Temperatura.

Acessos vasculares

É preciso puncionar acesso venoso periférico de fino ou médio calibre para infusão intravenosa com segurança. Não é necessário acesso calibroso devido ao baixo risco de sangramento.

Indução e manutenção da anestesia

A indução da anestesia deve ser realizada por via intravenosa. A ventilação com máscara facial está autorizada em situações de baixo risco de aspiração do conteúdo gástrico, bem como a utilização da máscara laríngea. O bloqueio neuromuscular é facultativo. Na ausência de infecção do trato urinário, o uso de antibiótico não é necessário. Os fármacos utilizados são: fentanil, 2 a 3 mcg/kg, e propofol, 2 a 3 mg/kg.

A manutenção pode ser realizada utilizando-se:

- Propofol, 80 a 100 mcg/kg/min, em infusão contínua ou em infusão alvo-controlada de 2,0 a 4,0 mcg/mℓ
- Fentanil em bólus conforme avaliação do nível de consciência, valores pressóricos e de frequência cardíaca, ou remifentanil, 0,05 a 0,15 mcg/kg/min.

Durante a realização do procedimento, as seguintes condutas devem ser tomadas:

- Para proteção gástrica: omeprazol, 40 mg
- Utilizar ventilação com baixo volume corrente e alta frequência
- Realizar analgesia com antiespasmódico (dipirona, 2 g; butilbrometo de escopolamina, 20 mg; tramadol, 50 a 100 mg)
- Utilizar anti-inflamatórios, respeitando as comorbidades do paciente
- Utilizar profilaxia antiemética com dexametasona e ondansetrona.

COMPLICAÇÕES DESCRITAS NA LITERATURA

As principais complicações são:

- Dor no flanco
- Hematúria
- Bacteriúria
- Equimose
- Hematoma muscular
- Hematoma perirrenal: atentar para instabilidade e sinais de sangramento em sala de recuperação pós-anestésica
- Lesão pulmonar
- Arritmias cardíacas: geralmente sem repercussão e sem necessidade de tratamento. Costumam cessar após o fim do uso do litotritor.

BIBLIOGRAFIA

Al-Ansari A, As-Sadiq K, Al-Said S et al. Prognostic factors of success of extracorporeal shock wave lithotripsy (ESWL) in the treatment of renal stones. Int Urol Nephrol. 2006; 38:63-7.

Chung MK, Streem SB, Ching E et al. Effects of extracorporeal shock wave lithotripsy on tiered implantable cardioverter defibrillators. Pacing Clin Electrophysiol. 1999; 22:738-42.

Cooper D, Wilkoff B, Masterson M et al. Effects of extracorporeal shockwave lithotripsy on cardiac pacemakers and its safety in patients with implanted cardiac pacemakers. Pacing Clin Electrophysiol. 1988; 11:1607-16.

Cormack JR, Hui R, Olive D et al. Comparison of two ventilation techniques during general anesthesia for extracorporeal shock wave lithotripsy: high-frequency jet ventilation versus spontaneous ventilation with a laryngeal mask airway. Urology. 2007; 70:7-10.

El-Nahas AR, El-Assmy AM, Mansour O et al. A prospective multivariate analysis of factors predicting stone disintegration by extracorporeal shock wave lithotripsy: the value of high-resolution noncontrast computed tomography. Eur Urol. 2007; 51:1688-93.

Gonçalves TAM. Anestesia para urologia. In: Cangiani LM, Slullitel A, Poterio GMB et al. Tratado de anestesiologia SAESP. 7. ed. São Paulo: Atheneu; 2012. p. 2048-50.

Kanao K, Nakashima J, Nakagawa K et al. Preoperative nomograms for predicting stone-free rate after extracorporeal shock wave lithotripsy. J Urol. 2006; 176:1453-6.

Lingeman JE, Siegel YI, Steele B et al. Management of lower pole nephrolithiasis: a critical analysis. J Urol. 1994; 151:663-7.

Malhotra V, Sudheendra V, O'Hara J et al. Anesthesia and the renal and genitourinary systems. In: Miller R. Miller's anesthesia. 7. ed. Philadelphia: Elsevier; 2010. p. 2124-6.

Newman RC, Bezirdjian L, Steinbock G et al. Complications of extracorporeal shock wave lithotripsy: prevention and treatment. Semin Urol. 1986; 4:170-4.

Sorensen C, Chandhoke P, Moore M et al. Comparison of intravenous sedation versus general anesthesia on the efficacy of the Doli 50 lithotriptor. J Urol. 2002; 168:35-7.

Streem SB. Contemporary clinical practice of shock wave lithotripsy: a reevaluation of contraindications. J Urol. 1997; 157:1197-203.

Torricelli FC, Danilovic A, Vicentini FC et al. Extracorporeal shock wave lithotripsy in the treatment of renal and ureteral stones. Rev Assoc Med Bras. 1992; 2015; 61(1):65-71.

Vassolas G, Roth RA, Venditti FJ Jr. Effect of extracorporeal shockwave lithotripsy on implantable cardioverter defibrillators. Pacing Clin Electrophysiol. 1993; 16:1245-8.

Warner MA, Warner ME, Buck CF et al. Clinical efficacy of high frequency jet ventilation during extracorporeal shock wave lithotripsy of renal and ureteral calculi: a comparison with conventional mechanical ventilation. J Urol. 1988; 139:486-7.

Weber W, Back P, Wildgans H et al. Anesthetic considerations in patients with cardiac pacemakers undergoing extracorporeal shockwave lithotripsy. Anest Analg. 1988; 67:S251.

CAPÍTULO 46

Anestesia para Exame do Potencial Evocado Auditivo do Tronco Encefálico

Mauro Nakatani
Cristina Jeni Horita Katayama
Domingos Dias Cicarelli

INTRODUÇÃO

Brainstem evoked response audiometry (BERA) ou potencial evocado auditivo do tronco encefálico (PEATE) é um exame não invasivo para avaliar a integridade da via neural auditiva e o limiar auditivo. Ele é realizado em lactentes ou em pacientes neurológicos em que não é possível outro exame de audiometria. Durante o exame, estímulos sonoros são emitidos no ouvido, os quais desencadeiam uma reposta elétrica que é detectada por eletrodos colocados na cabeça e nos ouvidos. O paciente precisa ficar imóvel para não causar interferência nos eletrodos.

O exame pode ser feito com o paciente dormindo. Em lactentes, os pais são orientados a manter a criança acordada durante a noite, em jejum de 4 horas. Antes do exame, o paciente é alimentado e então é tentado o exame com o paciente dormindo. Em casos em que não seja possível realizar o BERA com o paciente dormindo, o exame deve ser remarcado com anestesia.

INDICAÇÕES

O exame é indicado para:

- Avaliação do limiar auditivo em lactentes que testaram positivo na triagem auditiva
- Pacientes com distúrbios neurológicos que dificultem outros exames de audiometria
- Suspeita de déficit auditivo pelo especialista.

CONTRAINDICAÇÕES ABSOLUTAS

Não há contraindicações em relação ao exame.

PRECAUÇÃO E CONTRAINDICAÇÕES RELATIVAS À ANESTESIA

As contraindicações relativas à anestesia para o procedimento são: cardiopatia descompensada, infecção das vias aéreas e febre.

ANESTESIA PARA O PROCEDIMENTO

Avaliação pré-anestésica

É fundamental a avaliação criteriosa do estado físico do paciente e das comorbidades associadas. Indivíduos com alto risco de déficit auditivo têm relação com síndromes genéticas, prematuridade, internação prolongada na unidade de terapia intensiva (UTI), uso de antibióticos aminoglicosídeos, infecção congênita (rubéola, toxoplasmose, citomegalovírus, vírus da imunodeficiência humana [HIV], herpes), anomalias craniofaciais e doenças cardíacas. Nos casos de cardiopatia associada, são necessárias a avaliação e a liberação do cardiologista para anestesia.

Monitorização

Pode ser realizada por:

- Eletrocardioscopia contínua
- Oximetria de pulso
- Capnografia
- Pressão arterial não invasiva
- Temperatura.

Acessos vasculares

Acesso venoso periférico.

Técnica anestésica

A anestesia geral é a técnica de escolha para o procedimento em nosso serviço. É realizada com monitorização mínima recomendada: eletrocardioscopia contínua, oximetria de pulso, capnografia, pressão arterial não invasiva e temperatura, caso haja possibilidade de o exame ser prolongado. Um acesso venoso periférico 22G ou 24G prévio ou após a indução inalatória deve ser obtido.

A indução da anestesia deve ser realizada com sevoflurano 4 a 5%, podendo ser associado a óxido nitroso 66% e oxigênio 33%. Após a indução, o óxido nitroso é desligado em função do risco de abaulamento da membrana timpânica e interferência no exame. A anestesia pode ser complementada com fentanil, 1,0 a 2,0 mcg/kg; propofol, 3,0 a 3,5 mg/kg, ou cetamina, 1 mg/kg. Porém, vale ressaltar que a anestesia pode ser feita, do começo ao fim, com sevoflurano, optando-se pelo uso de máscara laríngea para manutenção de via aérea e ventilação espontânea. O manejo da via aérea pode ser realizado com máscara laríngea de acordo com o peso; em casos de risco de aspiração ou mau acoplamento da máscara laríngea, deve ser realizada a intubação traqueal.

Caso ocorra bradicardia durante a indução anestésica, o tratamento pode ser feito com atropina, 0,01 a 0,02 mg/kg, por via intravenosa. A manutenção da anestesia pode ser feita com sevoflurano em concentrações de 2 a 3%. O paciente pode ser mantido em plano anestésico superficial apenas com sevoflurano, em ventilação espontânea utilizando o sistema respiratório de Mapleson A.

Estudos experimentais e clínicos demonstraram que o plano anestésico pode interferir no resultado obtido no BERA; por isso, deve-se ter o cuidado de não aprofundá-lo.

COMPLICAÇÕES DESCRITAS NA LITERATURA

As complicações mais frequentes do BERA com anestesia geral são relacionadas à anestesia. São elas: náusea, vômito, hipoxemia, laringoespasmo e broncospasmo.

BIBLIOGRAFIA

Abulebda K, Patel VJ, Ahmed SS et al. Comparison between chloral hydrate and propofol-ketamine as sedation regimens for pediatric auditory brainsteam response testing. Braz J Otorhinolaryngol. 2017. Disponível em: http://dx.doi.org/10.1016/j.bjorl.2017.10.003.

Black SA, Maxwell LG. General anesthesia in neonates and children: Agents and techniques. In: Crowley M (Ed.). UpToDateDec. 2017.

Grasty MA, Ittenbach RF, Knightly C et al. Hearing loss after cardiac surgery in infancy: na unintended consequence of life-saving care. J Pediatr. 2018; 192:144-51.e1. doi: 10.1016/j.jpeds.2017.09.049.

Norrix LW, Trepanier S, Atlas M et al. The auditory brainsteam response: latencies obtained in children while under general anesthesia. Am Acad Audiol. 2012; 23(1):57-63.

CAPÍTULO 47

Anestesia para Captação de Folículos Ovarianos

Domingos Dias Cicarelli

INTRODUÇÃO

A prevalência de infertilidade é elevada em países em desenvolvimento como o Brasil; entretanto, a melhora das técnicas e o desenvolvimento de novas medicações para a hiperestimulação dos ovários aumentaram as chances de gravidez em casais inférteis. Desse modo, percebe-se que têm aumentado muito os procedimentos relacionados às técnicas de fertilização *in vitro*; dentre eles, a anestesia para captação de folículos ovarianos tornou-se muito frequente.

A punção folicular guiada por ultrassonografia é sempre realizada em ambiente estéril, normalmente uma sala de centro cirúrgico, aproximadamente 34 a 36 horas após a paciente ter ingerido a medicação estimuladora ovariana. Assim, pela limitação de horário, as pacientes devem ter sido avaliadas em ambulatório de pré-anestésico e previamente liberadas para cirurgia ou encaminhadas para especialistas, quando tiverem doenças que necessitem de avaliação prévia. Também devem ser orientadas quanto ao jejum necessário para a realização do procedimento anestésico e a necessidade de acompanhante no momento da alta hospitalar.

ANESTESIA PARA O PROCEDIMENTO

Monitorização

Pode ser realizada por:

- Eletrocardioscopia contínua
- Oximetria de pulso
- Capnografia
- Pressão arterial não invasiva
- Temperatura.

Acessos vasculares

A escolha é pelo acesso venoso periférico.

Técnica anestésica

A técnica anestésica utilizada é a sedação, devido ao estímulo do procedimento ser pouco doloroso e de duração curta (Antunes Jr. et al., 2003). Normalmente, os anestésicos mais utilizados são fentanil/alfentanil associados ao propofol em bólus intravenoso. As doses de fentanil variam de 50 a 100 mcg em bólus (opção de alfentanil 500 a 1.000 mcg) e propofol, 30 a 50 mg em bólus (Benseñor e Cicarelli, 2003). Em geral, durante a sedação, as pacientes são mantidas com cateter nasal de oxigênio 3 ℓ/min. Caso a opção seja por maiores doses de propofol em bólus (100 a 150 mg), recomenda-se a ventilação manual com máscara facial até que a paciente assuma frequência e amplitude respiratórias adequadas.

Como medicações adjuvantes, utilizam-se injeções intravenosas de dipirona 1 a 2 g, ondansetrona 4 mg ou dimenidrinato 30 mg e escopolamina 20 mg. Mostrou-se interessante a administração de antiespasmódicos, pois a principal queixa das pacientes no pós-operatório imediato é a presença de cólicas. Em virtude de o estímulo álgico desse procedimento ser decorrente da punção realizada com agulha acoplada ao ultrassom transvaginal, e na maioria das vezes ser uma punção para cada ovário, totalizando duas punções, muitos anestesiologistas optam pela utilização somente do propofol em bólus intravenoso sem a associação de opioides.

Alguns autores avaliaram as várias técnicas de sedação para esse procedimento, e Kwan et al. (2006; 2013) analisaram 21 estudos randomizados e controlados sem encontrar superioridade de nenhuma das técnicas descritas. As técnicas avaliadas nessa revisão foram: sedação consciente e analgesia, anestesia geral, acupuntura, sedação com bloqueio paravertebral e sedação consciente controlada pela paciente. Segundo os autores, apesar de não encontrarem superioridade de nenhuma das técnicas, as evidências foram de baixa qualidade devido aos tamanhos das amostras serem pequenos.

Em outra revisão, o mesmo grupo de autores descreveu as técnicas mais frequentemente utilizadas para esse procedimento: bomba de *patient controlled analgesia* (PCA) com fentanil, bomba de PCA com fentanil e propofol, sedação com meperidina, sedação com fentanil e midazolam, bomba de PCA com alfentanil e bomba de PCA com propofol.

Lier et al. (2015) compararam duas técnicas de anestesia para o procedimento: um grupo recebeu bomba de PCA com remifentanil 0,05 mcg/kg/min com possibilidade de autoadministração de 0,5 mcg/kg em bólus com intervalo mínimo de 3 min, tendo recebido diclofenaco 50 mg por via retal 30 min antes do procedimento. No outro grupo, anestesia com midazolam 7,5 mg, por via oral e meperidina 2 mg/kg intramuscular 30 min antes do procedimento. Os grupos tiveram escores de alívio da dor semelhantes no intraoperatório, com menos dor pós-operatória no grupo de midazolam/meperidina. Quanto à sedação, o grupo de PCA com remifentanil esteve associado a menor sedação, mas com mais satisfação das pacientes em comparação ao grupo de midazolam/meperidina.

Lok et al. (2002) avaliaram a bomba de PCA com propofol e alfentanil misturados com 10 mg/mℓ de propofol e alfentanil 50 mcg/mℓ em doses de 1 a 200 mℓ/hora, comparada com a administração de diazepam 0,1 mg/kg e meperidina 1,5 mg/kg intravenosos pelo anestesiologista 5 a 10 min antes do procedimento. O nível de sedação foi semelhante entre os grupos, mas o escore de dor foi maior no grupo de propofol/alfentanil tanto no intra como no pós-operatório.

COMPLICAÇÕES DESCRITAS NA LITERATURA

As complicações mais frequentes do procedimento são as observadas em qualquer sedação, como a depressão respiratória, que, devido às pequenas doses utilizadas, dura poucos segundos, mas deve ser tratada prontamente com ventilação assistida manual por máscara facial. Náuseas e vômitos pós-operatórios não são frequentes, e a dor pós-operatória pode ser tratada com anti-inflamatórios não hormonais ou tramadol. Outras complicações mais graves podem ocorrer alguns dias após o procedimento, mas, na maioria das vezes, associadas com a hiperestimulação hormonal sofrida pelas pacientes (derrame pleural, ascite).

CONTRAINDICAÇÕES

As contraindicações a esse procedimento são as mesmas da realização de qualquer anestesia em regime ambulatorial, obedecendo às normas e legislação vigentes relacionadas à anestesia ambulatorial. Os mesmos critérios de alta devem ser obedecidos.

CONSIDERAÇÕES FINAIS

A técnica anestésica utilizada deve oferecer conforto à paciente e condições para o ginecologista realizar o procedimento, que é de curta duração (10 a 20 min). Portanto, medicações anestésicas com meia-vida de ação longa devem ser evitadas, pois podem retardar ou até inviabilizar a alta dessas pacientes (Benseñor e Cicarelli, 2003).

BIBLIOGRAFIA

Antunes Júnior N, Badra GH, Cordts EB et al. Fertilização in vitro com ciclos programados de baixo custo – avaliação de resultados iniciais de um centro de reprodução humana de hospital de ensino. Rev Bras Gin Obs. 2003; 25:679-86.

Benseñor FEM, Cicarelli DD. Sedação e analgesia em terapia intensiva. Rev Bras Anestesiol. 2003; 53:680-93.

Kwan I, Bhattacharya S, Knox F et al. Conscious sedation and analgesia for oocyte retrieval during IVF procedures: a Cochrane review. Hum Reprod. 2006; 21:1672-9.

Kwan I, Bhattacharya S, Knox F et al. Pain relief for women undergoing oocyte retrieval for assisted reproduction. Cochrane Database of Systematic Reviews. 2013; 1:CD004829. doi: 10.1002/14651858. CD004829.pub3.

Lier MC, Douwenga WM, Yilmaz F et al. Patient-controlled remifentanil analgesia as alternative for pethidine with midazolam during oocyte retrieval in

IVF/ICSI procedures: a randomised controlled trial. Pain Practice. 2015; 15:487-95.

Lok IH, Chan MTV, Chan DLW et al. A prospective randomized trial comparing patient-controlled sedation using propofol and alfentanil and physician-administered sedation usind diazepam and pethidine during transvaginal ultrasound-guided oocyte retrieval. Hum Reprod. 2002; 17:2101-6.

CAPÍTULO 48

Anestesia para Broncoscopia

Eliana Meishin Lee
Gustavo Marques da Silva
Domingos Dias Cicarelli

INTRODUÇÃO

A broncoscopia se iniciou com Gustav Killian em 1876, quando ele removeu um pedaço de osso suíno da via aérea de um fazendeiro usando um esofagoscópio, o que subsidiou a elaboração do broncoscópio rígido no início do século XX. Desde então, a broncoscopia passou por inúmeras inovações técnicas, com o incremento do uso da fibra óptica e o surgimento do broncoscópio flexível. Atualmente, broncoscopia e pneumologia intervencionista tornaram-se parte integral da medicina pulmonar e uma subespecialidade consolidada, essencial no sucesso do manejo de patologias e do transplante pulmonar, podendo ser utilizada tanto para diagnóstico quanto para tratamento.

INDICAÇÕES

A broncoscopia é empregada para inspeção e/ou coleta de material da via aérea. São indicações usuais para inspeção:

- Tosse persistente ou sem causa identificável
- Hemoptise
- Rouquidão, estridor ou paralisia de cordas vocais
- Suspeita de fístula traqueoesofágica ou traqueomalacia
- Inalação de agentes tóxicos ou queimaduras
- Verificação de posicionamento de traqueostomia ou tubo endotraqueal
- Avaliação de lesões pré-cancerígenas, massas ou nódulos pulmonares
- Avaliação do pulmão de doador de órgãos.

Biópsia, lavado broncoalveolar e outros procedimentos são realizados nas seguintes situações:

- Hiperinflação ou hipertransparência focal unilateral
- Localização de fístula broncopleural
- Atelectasia persistente
- Pneumonia recorrente, nosocomial ou em imunocomprometidos
- Presença ou suspeição de corpo estranho em vias aéreas
- Avaliação de rejeição de transplante pulmonar.

INDICAÇÕES TERAPÊUTICAS DA BRONCOSCOPIA

Algumas indicações terapêuticas da broncoscopia são:

- Acúmulo de muco nas vias aéreas
- Remoção de corpo estranho
- Posicionamento de tubo endotraqueal
- Coagulação com *laser* ou argônio
- Terapia fotodinâmica
- Eletrocoagulação
- Crioterapia
- Dilatação com balão
- Implante de cateter para braquiterapia
- Implante de *stent* traqueobronquial
- Termoplastia bronquial
- Facilitação de colocação de cateteres e drenos longos
- Aspiração de cisto mediastinal por agulhamento
- Tratamento de enfisema
- Tratamento de fístula broncopleural.

CONTRAINDICAÇÕES ABSOLUTAS

A broncoscopia tem como contraindicações absolutas:

- Inexperiência do broncoscopista
- Instalações inadequadas
- Ausência do termo de consentimento informado
- Inabilidade em manter um suprimento adequado de oxigênio.

CONTRAINDICAÇÕES RELATIVAS

É importante sempre avaliar o custo-benefício para cada caso. São contraindicações relativas:

- Infarto agudo do miocárdio (IAM) recente, com menos de 4 a 6 semanas de evolução
- Coagulopatia grave (razão normalizada internacional [INR] > 1,3)
- Plaquetopenia (plaquetas < 50.000/mcℓ)
- Uso recente de anticoagulantes (heparina de baixo peso molecular nas últimas 12 horas) ou antiplaquetário (clopidogrel nos últimos 5 dias)
- Hipoxemia grave, fora de uma situação de emergência
- Doenças obstrutivas das vias aéreas, como asma e doença pulmonar obstrutiva crônica (DPOC), se graves ou instáveis
- Gestantes até 28ª semana de gestação
- Hipertensão pulmonar moderada e grave não tratada.

ANESTESIA PARA O PROCEDIMENTO

Avaliação pré-anestésica

A avaliação pré-anestésica pode ser realizada por:

- Avaliação clínica e dos antecedentes pessoais do paciente
- Otimização do controle da DPOC e da asma antes do procedimento. O uso de broncodilatadores aerossóis antes da broncoscopia em asmáticos é benéfico, sendo uma recomendação atual
- Avaliação da função pulmonar na suspeição de doenças pulmonares obstrutivas graves
- Tomografia computadorizada de tórax, em caso de hemoptise ou suspeição de neoplasia

- Gasometria arterial para avaliação do estado basal da hipoxemia e hipercapnia em pacientes retentores crônicos
- Avaliação cardiológica em casos de IAM anterior, idealmente com mais de 4 a 6 semanas de evolução antes do procedimento, ou em pacientes de alto risco cardiovascular
- Coagulograma, contagem de plaquetas e concentração de hemoglobina (história pessoal ou familiar de sangramentos, hepatopatas, em uso de anticoagulantes ou com evidências físicas de hemorragia). É importante suspender o uso de clopidogrel de 5 a 7 dias e da heparina de baixo peso molecular ao menos 12 horas antes do procedimento. Se houver necessidade da realização do exame (emergência) e a dosagem de plaquetas for < 30.000 mcℓ, deve-se transfundir concentrado de plaquetas antes da broncoscopia
- Idade não é um parâmetro isolado para avaliação; contudo, devem ser utilizadas menores doses de opioides e benzodiazepínicos em pacientes idosos.

Monitorização

Pode ser realizada por:

- Eletrocardioscopia contínua
- Oximetria de pulso
- Capnografia
- Pressão arterial não invasiva
- Temperatura.

Acessos vasculares

A escolha é o acesso venoso periférico.

Técnica anestésica

A anestesia ideal combina hipnose, analgesia e relaxamento muscular. Para isso, deve haver constante comunicação com o broncoscopista e planejamento conjunto sobre a técnica anestésica para adequá-la ao procedimento, podendo ser realizada anestesia tópica, sedação ou anestesia geral. Geralmente, indica-se anestesia geral para a realização de broncoscopia rígida, a fim de garantir relaxamento muscular adequado para a realização do procedimento.

Anestesia tópica

Consiste na aplicação de anestésico local nas vias aéreas, podendo ser realizada com lidocaína gel 2%, *spray* 10% ou solução 1%. As técnicas de administração mais utilizadas são:

- Borrifar e aplicar anestésico local enquanto se progride o broncoscópio
- Aplicar injeção direta para a traqueia superior pela membrana cricotireóidea. Outras doses podem ser necessárias enquanto se progride o broncoscópio.

O bloqueio do nervo glossofaríngeo bilateral também pode ser realizado. É importante ressaltar que o volume é mais importante que a concentração do anestésico local para a obtenção de uma anestesia local adequada, que pode ser usada juntamente com a sedação.

Sedação

A sedação pode ser realizada caso não haja contraindicações e pode ser feita tanto pelo broncoscopista quanto pelo anestesiologista. A profundidade alcançada deve ser ajustada conforme o procedimento a ser realizado. Comumente, objetiva-se sedação leve, em que o paciente mantém estabilidade cardiovascular e perviedade das vias aéreas, permanecendo consciente. Broncoscopia com intervenção deve ser realizada com sedação mais profunda. Alguns pacientes conseguem tolerar o exame sem sedação, devendo-se sempre avaliar a preferência do paciente antes de iniciar o procedimento.

Os fármacos que podem ser utilizados para sedação são:

- Midazolam, 0,01 a 0,1 mg/kg, por via intravenosa. É o benzodiazepínico de escolha para esses casos e pode ser revertido com flumazenil. No entanto, deve-se ressaltar que a meia-vida do flumazenil é inferior à do midazolam, o que pode causar depressão respiratória mesmo após reversão do efeito do benzodiazepínico. Sua associação com propofol pode ser útil, diminuindo a dose de ambas as medicações
- Propofol, 0,5 a 1,0 mg/kg, por via intravenosa, para indução da sedação e manutenção de 1,5 a 4,5 mg/kg/h. É um excelente anestésico; porém, devido à estreita janela terapêutica entre sedação moderada e anestesia geral, recomenda-se seu uso apenas por anestesiologistas
- Fentanil: é um opioide cuja dose deve ser titulada em bólus de 25 a 50 mcg
- Remifentanil: bólus de 2,0 mcg/kg e manutenção com 0,15 mcg/kg/min. Pode ser o opioide de escolha para a realização do procedimento

- Cetamina: 0,2 a 0,5 mg/kg; apresenta atividade broncodilatadora
- Dexmedetomidina: trata-se de um alfa$_2$-agonista seletivo, e seu uso isolado pode ser indicado para broncoscopias diagnósticas rápidas, embora necessite de associação com opioides, benzodiazepínicos e/ou anestésico dissociativo (cetamina) para maiores taxas de sucesso.

Anestesia geral

Entre os procedimentos que costumam requerer anestesia geral estão: colocação de valva endobronquial, *stent*, terapia a *laser*, broncoscopia com navegação eletromagnética, redução de volume pulmonar broncoscópico, termoplastia bronquial, braquiterapia endoscópica de alta dose, terapia de coagulação de plasma de argônio, eletrocautério, dilatação por balão, broncoscopia rígida, ultrassom endobrônquico curvilíneo e aspiração por agulhamento transbronquial. Nesse caso, os fármacos utilizados na indução anestésica são:

- Fentanil, 2 a 3 mcg/kg
- Propofol, 2,0 a 2,5 mg/kg, ou etomidato, 0,2 a 0,3 mg/kg
- Succinilcolina, 1,0 a 1,5 mg/kg, ou rocurônio, 0,6 mg/kg

A manutenção da anestesia pode ser feita com sevoflurano na concentração de 1 a 2%, associado ou não a fentanil (objetivando plano analgésico adequado a cada paciente) e cisatracúrio na dose de 0,1 mg/kg. Pode-se fazer uso, ainda, de remifentanil em infusão contínua para manutenção.

VIA AÉREA

O uso da máscara laríngea, quando não houver contraindicações, possibilita aumento do campo visual e proporciona flexibilidade para o broncoscopista, principalmente durante as intervenções. O tubo endotraqueal é o dispositivo que proporciona a segurança da via aérea definitiva. Normalmente, utilizam-se tubos endotraqueais de maior diâmetro para possibilitar livre movimentação do broncoscópio e facilitar a ventilação, sem aumentar em demasia a pressão na via aérea.

ESTRATÉGIAS PARA VENTILAÇÃO

Além da ventilação controlada comumente utilizada, a ventilação espontânea assistida pode ser útil em exames rápidos, realizados sob sedação consciente.

Ventilação a jato de alta frequência é utilizada pela maioria dos anestesiologistas em broncoscopia rígida, apesar de não haver evidências que apoiem a prática.

A suplementação rotineira de oxigênio mostrou-se benéfica na fibroscopia durante sedação moderada. Pode ser realizada tanto por cateter nasal quanto por cateter faríngeo, com fluxo > 2 ℓ/min, ou ventilação a jato de alta frequência.

Equipamentos e medicamentos para reanimação cardiopulmonar devem estar disponíveis e ser de fácil acesso.

COMPLICAÇÕES DESCRITAS NA LITERATURA

As principais complicações são:

- Hipoxemia e/ou hipercapnia
- Tosse
- Broncospasmo e/ou laringoespasmo
- Sangramento
- Pneumotórax
- Fogo em via aérea
- Lesão de estruturas glóticas e ruptura traqueal
- Barotrauma pulmonar
- Embolia gasosa cardíaca ou cerebral
- Pneumonia
- Arritmias.

BIBLIOGRAFIA

Chadha M, Kulshrestha M, Biyani A. Anaesthesia for bronchoscopy. Indian J Anaesth. 2015; 59(9):565-73.

De S. Assessment of patient satisfaction and lidocaine requirement during flexible bronchoscopy without sedation. J Bronchol. 2009; 16:176-9.

Dincq AS, Gourdin M, Collard E. Anesthesia for adult rigid bronchoscopy. Acta Anaesthesiol Belg. 2014; 65(3):95-103.

Du Rand IA, Blaikley J, Booton R et al. British Thoracic Society guideline for diagnostic flexible bronchoscopy in adults: accredited by NICE on behalf of the British Thoracic Society Bronchoscopy Guideline Group. Thorax. 2013; 68:i1-i44 doi:10.1136/thoraxjnl-2013-203618.

Facciolongo N, Patelli M, Gasparini S et al. Incidence of complications in bronchoscopy. Multicentre prospective study of 20,986 bronchoscopies. Monaldi Arch Chest Dis. 2009; 71:8-14.

Fleisher LA, Beckman JA, Brown KA et al. ACC/AHA 2007 guidelines on perioperative cardiovascular evaluation and care for noncardiac surgery. Circulation. 2007; 116:e418-500.

Hong KS, Choi EY, Park DA et al. Safety and efficacy of the moderate sedation during flexible bronchoscopic procedure: a systematic review and meta-analysis of randomized controlled trials. Medicine (Baltimore). 2015; 94(40):e1459.

Ishiwata T, Tsushima K, Fujie M et al. End-tidal capnographic monitoring to detect apnea episodes during flexible bronchoscopy under sedation. BMC Pulm Med. 2017; 17(1):7.

José RJ, Shaefi S, Navani N. Sedation for flexible bronchoscopy: current and emerging evidence. Eur Respir Rev. 2013; 22(128):106-16.

Panchabhai TS, Mehta AC. Historical perspectives of bronchoscopy. Connecting the dots. Ann American Thoracic Society. 2015; 12(5):631-41. doi: 10.1513/Annals ATS.201502-089PS.

Paradis TJ, Dixon J, Tieu BH. The role of bronchoscopy in the diagnosis of airway disease. J Thorac Dis. 2016; 8(12):3826-37. doi: 10.21037/jtd.2016.12.68.

Pathak V, Welsby I, Mahmood K et al. Ventilation and anesthetic approaches for rigid bronchoscopy. Ann Am Thorac Soc. 2014; 11(4):628-34, 661.

Putinati S, Ballerin L, Corbetta L, et al. Patient satisfaction with conscious sedation for bronchoscopy. Chest. 1999; 115:1437-40.

Stahl DL, Richard KM, Papadimos TJ. Complications of bronchoscopy: a concise synopsis. International Journal of Critical Illness and Injury Science. 2015; 5(3):189-95. doi:10.4103/2229-5151.164995.

CAPÍTULO 49

Anestesia para Eletroconvulsoterapia

Flávia Muraro Bonini
Joana Lilly Dwan

INTRODUÇÃO

A eletroconvulsoterapia (ECT) consiste em provocar uma convulsão tônico-clônica generalizada por meio de estímulo elétrico. É indicada para o tratamento de pacientes com depressão grave, associada ou não a transtorno bipolar, e indivíduos diagnosticados com esquizofrenia, catatonia, mania, síndromes neurolépticas malignas, epilepsia e grávidas com psicopatias devido a restrições quanto à medicação.

O mecanismo de ação não foi totalmente elucidado, mas se sabe que a ECT provoca aumento da liberação de neurotransmissores, como dopamina, serotonina, epinefrina e norepinefrina, além de dessensibilizar receptores adrenérgicos pré-sinápticos. A liberação de dopamina provavelmente está relacionada à melhora de sintomas motores da doença de Parkinson.

Estudos sugerem que a ECT também leva à liberação de hormônios como prolactina, hormônio estimulante da tireoide (TSH), hormônio adrenocorticotrófico (ACTH) e endorfinas pelo hipotálamo e pela glândula pituitária, contribuindo para melhora do quadro de depressão. A ECT ainda tem efeito anticonvulsivante, com aumento dos níveis de ácido gama-aminobutírico (GABA), assim como de receptores GABAérgicos, o que explica o efeito benéfico observado em pacientes epilépticos. Há indicações de que a ECT aumente a expressão de fator neurotrófico derivado do cérebro (BDNF, *brain-derived neurotrophic factor*), induzindo neurogênese e levando ao aumento do volume de massa cinzenta em hipocampo, amígdalas e lobos temporais. A ECT parece também alterar a conectividade cerebral. Estudos com eletroencefalograma (EEG) mostraram aumento da atividade de onda delta no córtex pré-frontal após ECT, o que está relacionado com a resposta clínica.

A eficácia e a segurança da ECT estão bem estabelecidas. Como exemplo, pacientes com depressão grave apresentam rápida remissão com ECT, geralmente após 2 a 4 sessões, e aqueles com ideias suicidas também respondem rapidamente com ECT. Além disso, metanálises evidenciaram que a ECT é mais eficaz no tratamento de depressão grave do que qualquer outra terapêutica.

A corrente elétrica é aplicada de maneira transcutânea, por eletrodos posicionados bilateral ou unilateralmente. O tempo ideal de duração da convulsão permanece desconhecido, mas estudos sugerem que a quantidade de corrente aplicada é mais importante que a duração.

No entanto, a corrente elétrica aplicada causa algumas alterações fisiológicas, uma vez que o estímulo leva à ativação do sistema nervoso autônomo. Inicialmente, isso provoca uma descarga parassimpática que pode resultar em bradicardia, hipotensão e até assistolia. Após esse período, uma resposta simpática aumenta de 30 a 40% a pressão arterial e cerca de 20% a frequência cardíaca, podendo ocorrer também arritmias. A demanda miocárdica por oxigênio também aumenta, bem como a pressão intracraniana, o metabolismo, o consumo de oxigênio cerebral e a pressão intraocular e intragástrica.

INDICAÇÕES

A ECT é indicada nos casos de:

- Depressão grave
- Catatonia
- Mania
- Transtorno bipolar
- Esquizofrenia

- Síndrome neuroléptica maligna
- Doença de Parkinson
- Epilepsia.

CONTRAINDICAÇÕES

Não existem contraindicações absolutas à realização da ECT, mas é preciso estar ciente dos riscos de usá-la no tratamento de pacientes com determinadas condições clínicas, pois apresenta risco aumentado de complicações em indivíduos com:

- Doença cardiovascular grave ou instável
- Hipertensão intracraniana
- Hemorragia cerebral ou acidente vascular encefálico (AVE) recente
- Doença pulmonar grave
- Pacientes ASA IV ou V
- Fratura instável
- Osteoporose grave
- Descolamento de retina e glaucoma
- Feocromocitoma
- Implante coclear
- Trombose venosa profunda (TVP).

É importante ressaltar que medicações psiquiátricas têm uma série de efeitos adversos e podem interagir com substâncias anestésicas.

ANESTESIA PARA O PROCEDIMENTO

Avaliação pré-anestésica

Deve-se avaliar a condição clínica do paciente para identificar e tratar condições associadas a um aumento do risco de efeitos adversos no procedimento, como estenose aórtica, asma, doença pulmonar obstrutiva crônica (DPOC), fibrilação atrial, doença arterial coronariana, diabetes melito, hipertensão, implante de cardioversor desfibrilador implantável (CDI) ou marca-passo, anticoagulação e gestação. Desse modo, é preciso avaliar a história clínica e realizar exame físico. Exames laboratoriais, como eletrocardiograma e outras investigações, devem ser realizados conforme os achados clínicos. Consentimento informado também deve ser obtido. Medicações sedativas pré-anestésicas podem interferir nas convulsões e devem ser evitadas.

Técnica anestésica

A anestesia geral é a técnica de escolha para o procedimento, pois proporciona maior conforto e segurança para o paciente, além de possibilitar o controle de alterações hemodinâmicas e o melhor manejo de possíveis complicações.

Monitorização

Pode ser realizada por:

- Eletrocardioscopia contínua
- Oximetria de pulso
- Pressão arterial não invasiva
- Capnografia.

Acessos vasculares

Acesso venoso periférico pérvio deve ser mantido até a alta do paciente.

Indução e manutenção da anestesia

O objetivo da anestesia para esse procedimento é promover inconsciência e relaxamento neuromuscular; por isso, ela não deve ser profunda a ponto de suprimir a atividade convulsiva, que é fundamental para o tratamento. Muitos fármacos anestésicos têm efeitos anticonvulsivantes, e isso deve ser levado em consideração na escolha dos fármacos. Essa escolha deve promover um balanço com a anestesia adequada, mas sem efeitos adversos afetando a eficácia do procedimento. Devem também estar disponíveis fármacos e materiais para tratamento de parada cardíaca, caso seja necessário.

Via aérea

Inicia-se com a pré-oxigenação do paciente até saturação próxima a 100%. Intubação traqueal geralmente não é necessária. O paciente deve ser ventilado logo após a indução, com o uso de uma máscara facial. Deve ser inserido um protetor de dentes, lábios e língua. Após a aplicação do choque, deve-se ventilar o paciente com uso de máscara até o retorno da ventilação espontânea. Em caso de gestantes, considera-se a possibilidade de intubação traqueal para garantir a proteção das vias aéreas.

Fármacos

Os fármacos usados na indução anestésica são um hipnótico e um bloqueador neuromuscular. O hipnótico ideal deve ter meia-vida curta, proporcionar rápida recuperação, manter estabilidade hemodinâmica e não interferir nas convulsões. Os principais são:

- Etomidato: 0,15 a 0,6 mg/kg
- Cetamina: 1,5 a 2,0 mg/kg
- Propofol: 0,75 a 2,5 mg/kg
- Metoexital: 0,5 a 1,0 mg/kg
- Tiopental: 2 a 5 mg/kg
- Sevoflourano: 6 a 8% de concentração inspirada.

O hipnótico pode ser combinado com opioides de curta duração, como remifentanil (1 mcg/kg) e alfentanil (10 a 25 mcg/kg), que podem aumentar a duração da convulsão. Os bloqueadores neuromusculares contribuem para reduzir o risco de lesão durante as convulsões. Os mais utilizados são:

- Succinilcolina: 0,5 a 1,5 mg/kg (mais utilizado)
- Rocurônio: 0,6 a 1,0 mg/kg + sugamadex
- Mivacúrio: 0,08 mg/kg.

Uma substância anticolinérgica, como atropina (0,5 a 1,0 mg) ou glicopirrolato, deve ser utilizada para prevenir bradicardia ou assistolia, que podem surgir devido à descarga parassimpática que ocorre durante a convulsão. Os efeitos simpáticos podem ser atenuados com uso de betabloqueadores antes (atenolol) ou durante o procedimento (esmolol e labetolol). Bloqueadores do canal de cálcio podem ser utilizados para controle da pressão arterial.

Recuperação pós-anestésica

Após a recuperação da ventilação espontânea e da consciência, devem ser avaliados sinais vitais, nível de consciência e possíveis complicações. Por ser muitas vezes um procedimento ambulatorial, todos os critérios de alta ambulatorial são aplicados nesses pacientes.

COMPLICAÇÕES DESCRITAS NA LITERATURA

A ECT é um dos procedimentos mais seguros com anestesia geral. A mortalidade estimada é entre 2 e 4 mortes para cada 100 mil procedimentos, similar à da anestesia para pequenos procedimentos, e está principalmente relacionada a eventos cardiopulmonares.

As convulsões aumentam o trabalho cardíaco e a demanda por oxigênio, podendo causar eventos isquêmicos em pacientes coronariopatas. As principais complicações incluem:

- Lesões em língua e dentes
- Cefaleia
- Náusea
- Mialgia
- Confusão mental aguda
- Amnésia
- Pneumonia aspirativa
- Crise hipertensiva
- Arritmias cardíacas
- Fraturas
- Tromboembolia (principalmente em pacientes com TVP e acamados).

BIBLIOGRAFIA

Bryson EO, Aloysi AS, Farber KG et al. Individualized anesthetic management for patients undergoing electroconvulsive therapy: a review of current practice. Anesthesia & Analgesia. 2017; 124(6):1943-56.

Kadiyala PK, Kadiyala LD. Anaesthesia for electroconvulsive therapy: an overview with an update on its role in potentiating electroconvulsive therapy. Indian Journal of Anaesthesia. 2017; 61(5):373-80.

Pourafkari N, Pourafkari L, Nader ND. Electroconvulsive therapy for depression following acute coronary syndromes: a concern for the anesthesiologist. Journal of Clinical Anesthesia. 2016; 31:223-8.

Sackeim HA, Dillingham EM, Prudic J et al. Effect of concomitant pharmacotherapy on electroconvulsive therapy outcomes: short-term efficacy and adverse effects. Arch Gen Psychiatry. 2009; 66(7):729-37.

Saito S. Anesthesia management for electroconvulsive therapy: hemodynamic and respiratory management. J Anesth. 2005; 19:142-9.

White PD, Amos Q, Zhang Y et al. anesthetic considerations for magnetic seizure therapy: a novel therapy for severe depression. Anesthesia & Analgesia. 2006; 103(1):76-80.

Zhengnian D, White PF. Anesthesia for electroconvulsive therapy. Anesthesia & Analgesia. 2002; 94(5):1351-64.

CAPÍTULO 50

Anestesia para Procedimentos Oftalmológicos

Thamires Marques de Lima
Daniel Espada Lahoz

INTRODUÇÃO

O principal procedimento oftalmológico é a cirurgia de catarata. No entanto, outras doenças, como descolamento de retina, retinopatia diabética, glaucoma congênito e cirurgia do trauma, têm sido cada vez mais abordadas.

A maioria dos pacientes submetidos a procedimentos oftalmológicos encontra-se nos extremos de idade, o que implica a necessidade de uma boa avaliação pré-anestésica, principalmente dos idosos, que geralmente apresentam várias comorbidades associadas e fazem uso crônico de diversas medicações.

O sucesso da anestesia para cirurgia oftálmica deve abedecer aos seguintes princípios:

- Controle do reflexo oculocardíaco (ROC)
- Controle da pressão intraocular (PIO)
- Imobilidade absoluta do globo ocular
- Baixo sangramento no campo operatório

- Despertar tranquilo
- Mínimo risco para o paciente.

ANATOMIA OCULAR

Órbita

É o arcabouço ósseo que protege o globo ocular. É formado pelos seguintes ossos: frontal, esfenoide, etmoide, palatino, nasal, maxilar e zigomático.

Musculatura extrínseca

É responsável pela mobilidade do globo ocular. São os músculos: reto superior, reto inferior, reto lateral, reto medial, oblíquo superior e oblíquo inferior.

Vascularização

O suprimento sanguíneo arterial da órbita é feito, principalmente, pela artéria oftálmica (ramo da carótida interna) e pelas artérias ciliares longas e curtas que acompanham o nervo óptico. A drenagem venosa é feita pelas veias oftálmicas superior e inferior. É importante saber que a extremidade lateral do rebordo orbitário inferior e a região medial da órbitas são as regiões menos vascularizadas e, por isso, são pontos referenciais para bloqueios.

Inervação

A estrutura óptica tem a seguinte inervação:

- Inervação sensorial: nervo óptico (II)
- Inervação motora: nervo oculomotor (III), nervo troclear (IV), nervo abducente (VI), nervo facial (VII)
- Inervação autonômica: nervo oculomotor (III), ramo parassimpático do gânglio ciliar, ramo simpático (gânglio cervical superior)
- Inervação sensitiva: nervo trigêmeo (V)
    - Ramo oftálmico: nervo frontal, nervo lacrimal, nervo nasociliar, nervo supraorbitário, nervo supratroclear
    - Ramo maxilar: nervo infraorbitário.

REFLEXO OCULOCARDÍACO

É o reflexo mais importante que pode ocorrer durante o procedimento oftalmológico. Pode desencadear bradicardia intensa (mais frequente), ritmo nodal, bloqueio atrioventricular (AV), bigeminismo e até parada cardiorrespiratória. É passível de ocorrer em qualquer cirurgia oftalmológica; porém, as maiores incidência e intensidade são nas cirurgias de estrabismo e descolamento de retina. A via aferente é o ramo oftálmico do nervo trigêmeo, e a via eferente é o nervo vago.

Fatores que podem desencadear o reflexo são: tração conjuntival, tração dos músculos extraoculares, pressão sobre o globo ocular, injeção retro ou peribulbar e hematoma retrobulbar.

No ROC pode ocorrer fadiga, pois trações suaves da musculatura levam a respostas menores e ao consequente esgotamento do reflexo. A primeira conduta perante a ocorrência do ROC durante a cirurgia oftálmica é pedir ao cirurgião o alívio da manobra que provocou o reflexo. Se houver recorrência, pode-se lançar mão de atropina 0,01 a 0,02 mg/kg.

REFLEXO DE PISCAR

A estimulação da córnea ativa o nervo oftálmico, que leva o impulso até o núcleo sensitivo do nervo trigêmeo, estimulando posteriormente o nervo facial e culminando com o fechamento da pálpebra.

REFLEXO ESTERNUTATÓRIO VAGAL

É o reflexo de espirrar. Parte do nervo etmoidal, que é ramo do nervo oftálmico, o qual, por sua vez, é um dos ramos do nervo trigêmeo e segue pela via eferente do vago. Esse reflexo pode ser testado colocando-se um filete de algodão dentro da narina.

PRESSÃO INTRAOCULAR

A PIO é determinada pelos seguintes elementos: humor vítreo, humor aquoso, vasos sanguíneos e compressão do globo ocular por forças externas. Substâncias hiperosmóticas, como manitol, ureia, glicerol e ascorbato de sódio, desidratam o humor vítreo, diminuindo a PIO. Desse modo, manitol é usado a 20%, 1 a 1,5 g/kg, por via intravenosa, com tempo de infusão de 20 a 40 min. É preciso administrá-lo no pré-operatório, 1 hora antes da cirurgia. É preciso ter cuidado porque a infusão rápida de manitol pode causar hipertensão arterial, piora da insuficiência cardíaca, isquemia miocárdica e edema agudo de pulmão.

A acetazolamida, uma substância inibidora da anidrase carbônica, diminui a formação de humor aquoso, reduzindo a PIO.

Quanto aos vasos sanguíneos, variações de pressão arterial (PA), pressão venosa central (PVC), pressão parcial de dóxido de carbono ($PaCO_2$) e pressão parcial de oxigênio (PaO_2), além da ação de fármacos, podem alterar o calibre dos vasos coroidianos, aumentando ou diminuindo a PIO. Todos os fatores que provocam o aumento da PVC (manobra de Valsalva, tosse, espirro, vômitos, expiração dificultada, aumento da $PaCO_2$) e causam vasodilatação elevam a PIO.

Outros fatores que aumentam a PIO são intubação orotraqueal, reação ao tubo traqueal, tração da musculatura extrínseca do olho e agentes anestésicos (cetamina e succinilcolina). O uso de midazolam, fentanil (2,5 mcg/kg) e lidocaína (1,5 a 2,0 mcg/kg) antes do propofol previne a elevação da PIO causada pela succinilcolina, pela laringoscopia e pela intubação traqueal.

Os fatores que diminuem a PIO são: cefaloaclive, manitol, glicose hipertônica, ascorbato de sódio, cafeína, teofilina, diminuição da PVC, glicosídeos cardíacos, glucagon, gastrina, propranolol, epinefrina, norepinefrina, fenilefrina, acetazolamina, diazepam, midazolam, droperidol, fentanil, etomidato, propofol, halotano, isoflurano, enflurano, sevoflurano e bloqueadores neuromusculares adespolarizantes.

TIPOS DE PROCEDIMENTOS E ESCOLHA DA ANESTESIA

A escolha da anestesia para determinados procedimentos deve ser a seguinte:

- Exames diagnósticos: fundoscopia, medida de PIO, exame de lâmpada de fenda, ecografia etc.
    - Adultos: pode ser feito com anestesia tópica
    - Crianças: preferencialmente com anestesia geral inalatória
- Cirurgias extraoculares: pterígio, estrabismo, descolamento de retina (cerclagem e criopexia), calázio, ptose palpebral, ectrópio, entrópio, xantelasma, dacriocistorrinostomia, tubo de Lester-Jones, orbitotomias, recobrimento conjuntival, cirurgia refrativa, enucleações, eviscerações e exenterações da órbita
    - Cirurgias superficiais da córnea e da conjuntiva: em adultos, com anestesia tópica; em crianças, com anestesia geral inalatória ou venosa + anestesia tópica

- Cirurgias das pálpebras: adultos com sedação + anestesia local ou bloqueios de nervos periféricos. Em crianças, anestesia geral inalatória ou venosa ou combinada
- Cirurgias dos canais lacrimais: anestesia geral com intubação traqueal, em função do risco de sangramento e aspiração de sangue
- Cirurgia de estrabismo: anestesia geral (geralmente são crianças)

- Cirurgias intraoculares: catarata intracapsular, catarata extracapsular com implante ou não de lente intraocular, vitrectomia, paracenteses, cirurgias de glaucoma, transplante de córnea, extração de cisticerco, *endolaser*, extração de corpo estranho, cirurgia de descolamento de retina.

ANESTESIA

Avaliação pré-anestésica

Deve ser dirigida para os seguintes pontos:

- Anestesias anteriores: questionar sensibilidade a náuseas e vômitos no pós-operatório
- Estados de hipersensibilidade: asma, alergia a medicamentos
- Hábitos: fumo (pode levar o paciente a tosse crônica)
- Uso de fármacos: principalmente em idosos, é comum o uso crônico de medicações hipotensoras, diuréticas, antiarrítmicas, hipoglicemiantes, anticoagulantes, antiplaquetárias etc. Atenção especial para o uso de colírio com acetilcolina, atropina, ecotiofato, pilocarpina, timolol e fenilefrina, que podem causar repercussões sistêmicas
- Doenças preexistentes: frequentemente pacientes são ASA III
- Medicação pré-anestésica: midazolam 1 hora antes da cirurgia. Não realizar em pacientes idosos ou debilitados.

Técnicas anestésicas

Anestesia geral

Principalmente para cirurgias intraoculares, quando há necessidade de um plano profundo e imobilidade. Alguns aspectos devem ser considerados:

- São suficientes pequenas doses de bloqueador neuromuscular ou benzodiazepínicos para manter hipotonia da musculatura extrínseca do olho

- A manutenção da anestesia pode ser feita com halogenado
- É preciso aspirar secreção da orofaringe de maneira suave, preferindo extubar em plano sempre que possível
- Em crianças, quando a opção for intubar sem bloqueador neuromuscular, usar lidocaína 1 a 2 mg/kg para diminuir reação ao tubo e consequente elevação da PIO.

Anestesia locorregional

Anestesia tópica com solução de anestésico local (lidocaína 2% gel) na córnea, com posterior injeção intracameral de solução anestésica (lidocaína 1%) + sedação (para cirurgia de catarata em adulto). Não abole totalmente o incômodo da manipulação nem promove imobilidade do globo ocular.

Dependendo da técnica e do volume de solução empregada, os bloqueios oftálmicos promovem analgesia do globo ocular, acinesia dos músculos extrínsecos do olho, perda temporária da visão, bloqueio do reflexo oculocardíaco, diminuição da pressão intraocular, acinesia do músculo orbicular ocular e anestesia das pálpebras. É preciso atentar para as seguintes recomendações:

- Antes da realização do bloqueio:
  - Verificação da lateralidade
  - Venóclise com jelco 20G
  - Monitorização com cardioscópio, oxímetro de pulso e medida de pressão arterial
  - Sedação com midazolam e fentanil, de modo que o paciente fique calmo e cooperativo. Podem ser usadas pequenas doses de propofol
  - Cateter nasal para fornecimento de oxigênio
  - Assepsia do local com clorexidina ou solução iodada
- Anestésicos locais utilizados: lidocaína a 1 ou 2%, bupivacaína a 0,5 ou 0,75%, ropivacaína 0,75%. Lidocaína e bupivacaína causam vasodilatação, o que aumenta a PIO. A adição de epinefrina 1:200.000 minimiza o aumento da PIO (a ropivacaína, por sua atividade vasoconstritora, dispensa o uso de epinefrina). Associação com clonidina prolonga a duração do bloqueio (principalmente com lidocaína). O uso de hialuronidase, 16 a 50 UI/mℓ de anestésico local, facilita a dispersão do mesmo.

Bloqueio retrobulbar intraconal

- A punção deve ser na borda inferoexterior ou inferolateral da órbita

- Introduzir agulha (de preferência de bisel curto e rombo) paralelamente ao assoalho da órbita e depois direcionar para medial e rumo ao vértice do cone. Introduzir a agulha no máximo 23 mm
- Injetar 1 mℓ da solução e observar proptose (certificação de que a agulha está no local correto); depois, injetar o restante do volume desejado (3 a 6 mℓ). Se a proptose não ocorrer, não injetar o restante
- Realizar compressão leve do globo ocular e aguardar fixação do bloqueio
- O bloqueio produz os seguintes efeitos: analgesia do globo ocular, perda temporária da visão (pela anestesia do nervo óptico), bloqueio do reflexo oculocardíaco e acinesia do globo ocular
- As complicações podem ser: hematoma retrobulbar, reações tóxicas pela injeção intravascular, perfuração do globo ocular, lesão de nervo óptico, neuropatias e atrofia do nervo óptico, oclusão da artéria central da retina e amaurose bilateral transitória. Entretanto, elas são raras se houver o emprego da técnica correta.

Bloqueio peribulbar clássico com dupla punção

- Punções são realizadas através da pálpebra no canto superomedial e inferoexternal
- Introdução da agulha no máximo 20 mm. Injetar 1 mℓ e observar proptose ou deslocamento do globo ocular. Injetar 3 mℓ em cada punção. Compressão leve do globo ocular. Aguardar fixação do bloqueio. Tempo de latência é maior
- As complicações são as mesmas do bloqueio retrobulbar.

Bloqueio extraconal

- Punção no ponto inferolateral da órbita. A agulha atravessa a linha do equador do globo ocular, e o anestésico fica em volta do cone musculomembranoso
- Pode ser por punção única ou dupla. Volume total de anestésico 4 a 6 mℓ
- As complicações são as mesmas do bloqueio retrobulbar.

Bloqueio medial da órbita

- Injeção entre a carúncula e a fenda palpebral, por via transconjuntival
- Introdução da agulha 20 mm com inclinação medial em direção à parede da órbita. Não tocar na órbita. Volume máximo de 3 mℓ.

Bloqueio do nervo facial (acinesia das pálpebras)

- Nervo facial: movimentação do músculo orbicular ocular e de toda a mímica facial
- Técnica de O'Brien: 1 a 2 cm do trágus; palpa-se o côndilo da mandíbula (pedindo ao paciente que abra e feche a boca). Abaixo desse ponto, introduz-se a agulha até encontrar resistência óssea do processo ascendente da mandíbula. Injetar 2 mℓ de solução e comprimir por 15 segundos.

Bloqueio subtentoniano

- Muitas vezes não causa imobilização do globo ocular nem das pálpebras
- Punção com agulha curva ou introdução de cateter 20G ou 22G por abertura realizada na conjuntiva ocular perilimbar. Injeção de 2 mℓ no polo posterior do globo ocular bem próximo do gânglio ciliar e dos nervos curtos ciliares. Promove analgesia e bloqueio autonômico.

Bloqueio episcleral

- Punção pelo fórnix, tangenciando o globo ocular. Após passar a conjuntiva, guiar a agulha para posterior (o globo é desviado para medial), e após um pequeno clique (globo retorna a sua posição), injetar 3 a 5 mℓ para analgesia do globo e 5 a 10 mℓ para bloqueio motor.

COMPLICAÇÕES DESCRITAS NA LITERATURA

Se respeitadas as regras, as complicações são raras, mas podem ser:

- Quemose
- Hematoma retrobulbar: para evitar, usar agulhas com bisel curto
- Hematomas perioculares
- Perfuração do globo ocular: palpar o globo ocular e afastá-lo da órbita no momento da punção
- Injeção subaracnóidea de anestésico local através da bainha do nervo óptico ou do forame orbitário, levando a perda de consciência e apneia. É importante que a proptose seja observada após a injeção do primeiro mililitro de solução; caso contrário, suspender a injeção e observar o paciente, providenciando ventilação mecânica, se necessário
- Atrofia do nervo óptico por lesão direta da agulha.

BIBLIOGRAFIA

Lee RM, Thompson JR, Eke T. Severe adverse events associated with local anaesthesia in cataract surgery: 1 year national survey of practice and complications in the UK. Br J Ophthalmol. 2016; 100:772.

McGoldrick KE, Gayer SI. Anesthesia for opthalmologic surgery. In: Clinical anesthesia. 7. ed. Barash PG (Ed.). Philadelphia: Lippincott Williams & Wilkins; 2013. p. 1373.

Seidenari P, Santin G, Milani P et al. Peribulbar and retrobulbar combined anesthesia for vitreoretinal surgery using ropivacaine. Eur J Ophthalmol. 2006; 16:295.

CAPÍTULO 51

Prevenção de Queimaduras em Pacientes Submetidos a Procedimentos com Fonte de Oxigênio Suplementar

Thamires Marques de Lima
Sérgio Hedwin Augusto Sachiepo
Fernando Chuluck Silva
Cristiane Maria Federicci Haddad

INTRODUÇÃO

O uso de técnica combinada de anestesia local com sedação venosa tem sido uma escolha cada vez mais frequente em alguns procedimentos cirúrgicos, pela comodidade que oferece aos pacientes e por diminuir o tempo de internação hospitalar. Além disso, a concentração de oxigênio que deve ser usada em máscaras ou cateteres não está protocolada, e casos de incêndio envolvendo altas concentrações de oxigênio podem ocorrer. Essa diretriz, portanto, visa padronizar meios de prevenção e controle de incêndios no ambiente cirúrgico.

Incêndios em ambientes cirúrgicos podem ser devastadores e mortais. Apesar de terem causas bem definidas e passíveis de prevenção, nos EUA, por exemplo, mais de 600 casos são relatados todos os anos, representando cerca de 2,2% dos processos médicos, segundo a American Society of Anesthesiologists (ASA). Esse número, no entanto, provavelmente é subestimado, uma vez que nem todos os casos são relatados.

Para que o incidente ocorra e se mantenha, é necessário que haja a chamada tríade do incêndio: um agente oxidante (oxigênio, ar, óxido nitroso), uma fonte de ignição (eletrocautérios, ferramentas elétricas, *lasers*, cabo elétrico de fibra óptica) e combustíveis (álcool e seus derivados, lençóis, cabelo, máscaras, anestésicos voláteis, absorventes de dióxido de carbono). É importante ressaltar que materiais que não mantêm chama em uma concentração de 21% de oxigênio podem fazê-lo em concentrações maiores. Isso é de especial importância para cânulas orotaqueais e cateres.

A maioria dos 103 incidentes listados entre 1985 e 2009 pela ASA envolvia grande oferta de oxigênio suplementar para cirurgias de cabeça, face, pescoço, oftalmológicas, otorrinolaringológicas, cirurgias plásticas e procedimentos na região superior do tórax. Além disso, 90% foram desencadeados pelo uso de eletrocautério.

CONDUTAS

Inicialmente e durante o procedimento, algumas medidas devem ser tomadas, como:

- Divulgar o protocolo de controle de incêndios
- Verificar se há risco elevado para incêndio (presença de fonte de ignição em ambiente enriquecido com oxigênio)
- Cada membro da equipe é responsável por checar um dos componentes da tríade do incêndio: o circulante deve checar os combustíveis, o anestesista deve checar os agentes oxidantes, e o cirurgião deve checar as fontes de ignição
- Manter cabelos presos e protegidos embaixo do campo cirúrgico, e sobrancelhas protegidas sempre que possível. Usar gel lubrificante solúvel em água para torná-los pouco inflamáveis. O mesmo vale para barbas e bigodes
- Não posicionar os campos cirúrgicos até que as soluções alcoólicas usadas para preparar a pele estejam completamente secas. O recomendado é aguardar pelo menos 2 min
- Após o término do preparo da pele, as soluções com álcool devem ser retiradas do campo e da mesa cirúrgica, além de serem desprezadas
- Manter gazes e compressas umedecidas em campo cirúrgico
- Dar preferência para uso de cautério bipolar em vez de monopolar

- Assegurar que equipamentos de combate a incêndio estejam em ordem e disponíveis
- Garantir que as rotas de evacuação em caso de incêndio estejam livres
- Manter a equipe atualizada com os treinamentos da brigada de incêndio

ANESTESIA

Para evitar queimaduras provenientes da anestesia, deve-se proceder às seguintes recomendações:

- Pacientes submetidos a sedação para as cirurgias citadas que consigam manter uma oximetria adequada, acima de 93%, com respiração espontânea, não devem receber oxigênio suplementar
- Iniciar a suplementação com ar fresco, pois o fluxo ajuda a manter a patência das vias aéreas
- Se for necessário usar oxigênio suplementar, manter uma concentração $< 30\%$
- Cateter nasal de oxigênio com fluxo de 2 ℓ/min promove uma concentração de aproximadamente 25% alguns centímetros imediatamente ao redor do cateter. Com um fluxo de 6 ℓ/min, a concentração passa a 50%. O eletrocautério deve ser mantido a uma distância mínima de 10 cm quando o fluxo de oxigênio por cateter nasal exceder 4 ℓ/min
- Se houver necessidade de fornecimento de uma fração inspirada de oxigênio (FiO_2) $> 30\%$, dar preferência para máscara laríngea ou tubo endotraqueal, a fim de evitar o acúmulo de oxigênio próximo ao rosto do paciente por fluxo aberto
- Se o cirurgião necessitar fazer uso de uma fonte de ignição e o paciente estiver recebendo oxigênio suplementar por uma fonte aberta (cateter nasal ou máscara facial), o cirurgião deverá comunicar o anestesista para que o mesmo desligue ou diminua a oferta de oxigênio a um nível seguro quando o instrumento for acionado
- Evitar óxido nitroso.

MEDIDAS EM CASO DE INCÊNDIO

Caso ocorra um incidente, é preciso tomar as seguintes medidas:

- Reconhecer rapidamente sinais de fogo, como cheiro, fumaça ou chamas
- Remover materiais em chamas do contato com o paciente e extinguir o fogo com solução salina (soro fisiológico). Se não for efetivo, utilizar extintor de CO_2

- Desligar imediatamente as fontes de oxigênio
- Cuidados com o paciente:
  - Controle da via aérea: ventilar com máscara; considerar uso de fibroscópio para garantir via aérea com tubo endotraqueal se estiver lesionada
  - Retirar o paciente do ambiente cirúrgico se houver risco de fogo ou inalação de fumaça
  - Reexaminar o paciente e administrar os cuidados das lesões
- Se o fogo não for controlado:
  - Avisar grupo de controle de incêndio
  - Evacuar imediatamente a sala, retirando o paciente
  - Acionar bombeiros para isolar a sala em chamas ou com fumaça. São esperadas a prevenção de incêndio e queimaduras nos pacientes e a resposta rápida e eficaz em caso de incêndio.

Informações adicionais podem ser obtidas no *site* da Anesthesia Patient Safety Foundation, sob a forma de vídeo instrutivo.

BIBLIOGRAFIA

American Society of Anesthesiologists Task Force on Operating Room Fires. Practice advisory for the prevention and management of operating room fires. Anesthesiology. 2013; 118(2):271-90.

Kaye AD, Kolinsky D, Urman RD. Management of a fire in the operating room. J Anesth. 2014; 28:279-87.

O'Driscoll BR, Howard LS, Earis J et al. British Thoracic Society Emergency Oxygen Guideline Group; BTS Emergency Oxygen Guideline Development Group: BTS guideline for oxygen use in adults in healthcare and emergency settings. Thorax. 2017; 72(Suppl 1):1-90.

Rinder CS. Fire safety in operating room. Curr Opin in Anaesthesiol. 2008; 21(6):790-5.

Stewart MW, Bartley GB. Fires in the operating room: prepare and prevent. Ophthalmology. 2015; 122(3):445-7.

The Joint Commission. Sentinela Event Alert. 2003; 29.

CAPÍTULO 52

Transporte de Paciente Crítico Fora do Centro Cirúrgico

Fernando Chuluck Silva
Domingos Dias Cicarelli

INTRODUÇÃO

Muitos procedimentos realizados fora do centro cirúrgico necessitam de transporte para o seu próximo destino, seja ele a recuperação pós-anestésica (RPA), o leito de origem, a unidade de terapia intensiva (UTI) ou o centro cirúrgico. Alguns pontos são cruciais nessa etapa de atendimento, como as condições clínicas do paciente, sua monitorização e os materiais. Neste capítulo, o objetivo é informar sobre o cuidado a ser despendido com o paciente mais grave, ficando a cargo do julgamento clínico as adaptações possíveis.

O transporte é um fator que pode causar instabilidade e riscos para o paciente, principalmente em estado crítico, sobretudo com relação aos quadros hemodinâmico e ventilatório. Portanto, todo e qualquer transporte de paciente crítico deve ser avaliado quanto à real necessidade e ao possível benefício em detrimento do risco ao qual será submetido. A movimentação do paciente durante o transporte, a aceleração e a desaceleração, a mudança na posição e a transferência entre uma superfície e outra (cama da UTI e maca de transporte, maca de transporte e maca para a realização de exames) são variáveis com potencial para repercussões hemodinâmicas, respiratórias, neurológicas, psicológicas e álgicas. A mudança dos equipamentos, os ruídos e as mudanças de posição podem ser fontes causadoras de desconforto, provocando aumento do estresse psicológico nesses pacientes.

A razão básica para o transporte desses pacientes está relacionada à necessidade de cuidados adicionais, principalmente com relação à realização de exames diagnósticos como tomografia computadorizada (TC), ressonância magnética (RM), angiografia e procedimentos cirúrgicos. Alguns estudos relatam mudança na conduta terapêutica em apenas 29 a 39% dos pacientes após exames diagnósticos; porém, cerca de 68 a 70% deles apresentam alterações fisiológicas graves durante o transporte, sendo que 31 a 37,4% sofrem complicações como pneumotórax, atelectasia e hipoglicemia, com aumento no tempo de permanência na UTI. A prevalência de parada cardíaca durante o transporte intra-hospitalar varia de 0,34 a 1,6%.

Diante desses dados, após análise crítica do benefício real, deve ser decidido pelo transporte ou não do paciente crítico. Desse modo, pode-se dividir o transporte intra-hospitalar do paciente crítico em três fases: preparo para o transporte, fase de transferência e chegada ao destino.

PREPARO PARA O TRANSPORTE

Em nosso serviço realizamos um planejamento do transporte, tentando minimizar as complicações. As principais etapas nesse planejamento são:

- Equipe de transporte
- Monitorização adequada do paciente
- Estabilidade hemodinâmica e ventilatória do paciente
- Utilização de acessos vasculares, medicações e bombas de infusão durante o trajeto
- Cuidados com equipos, cateteres, drenos, curativos e sondas
- Planejamento do percurso
- Notificação da equipe de destino.

A equipe de transporte deve incluir um médico e pelo menos um técnico de enfermagem treinado em cuidado de pacientes graves. Caso alguma complicação grave aconteça, uma equipe de retaguarda composta por um médico e um enfermeiro deve estar à disposição. A melhor organização de uma equipe de transporte deveria incluir um médico, um enfermeiro e outras duas pessoas responsáveis pela condução da maca de transporte, sendo que pacientes em ventilação mecânica poderiam ser acompanhados também por um fisioterapeuta respiratório.

A monitorização mínima deve ser feita com eletrocardioscopia contínua, oximetria de pulso e pressão arterial não invasiva. Caso o paciente esteja em uso de medicações vasoativas e seja monitorado com pressão arterial invasiva, um módulo para monitorar a pressão invasiva deve ser acrescentado ao monitor de transporte. O uso do capnógrafo também é recomendado sempre que o paciente estiver sob ventilação mecânica, como forma de detecção precoce de extubação e para pacientes neurológicos.

A ventilação do paciente deve ser mantida com um ventilador de transporte que possua todos os recursos dos ventiladores de UTI. Assim, ao se decidir pelo transporte de um paciente crítico que está com ventilação mecânica, serão reproduzidos no ventilador de transporte todos os parâmetros que estão sendo utilizados para a ventilação desse paciente na UTI. Talvez o único parâmetro que deva ser modificado em relação à ventilação que o paciente está recebendo na UTI seja a fração inspirada de oxigênio (FiO_2).

Durante o transporte, é admissível ventilar o paciente com FiO_2 de 100%, em virtude de se tratar de uma situação temporária especial, garantindo, assim, maior reserva na oxigenação do paciente em caso de intercorrência. Sempre deve ser levado em consideração o sistema de ventilação manual (Ambu) para o caso de falha do ventilador, máscara facial e cânula orofaríngea ou de Guedel para ventilação manual com máscara facial em uma situação de extubação acidental durante o transporte, além de sonda de intubação reserva e laringoscópio. Não deve ser esquecida a checagem da quantidade de oxigênio para o transporte, levando em conta a possibilidade de intercorrência com consequente demora maior do que o planejado.

Com relação às medicações em uso pelo paciente administradas por bombas de infusão contínua, somente medicações vasoativas devem ser levadas nas bombas de infusão para garantir a estabilidade hemodinâmica do paciente. Devem ser checadas as quantidades desses fármacos para que não acabem durante o transporte, bem como as baterias das bombas de infusão. Medicações sedativas de uso contínuo em bomba de infusão podem ser desligadas e administradas em bólus para diminuir a quantidade de equipamentos necessários durante o transporte. Quanto menor a quantidade de equipamentos envolvidos no transporte, tanto mais fácil e rápido este pode ser efetuado, além de ser menor o risco de falha de equipamento. A sedação deve ser otimizada antes do início do transporte, e quantidades extras podem ser levadas para novos bólus, caso haja necessidade.

Uma maleta de transporte deve ser montada com os equipamentos e medicações necessários para o transporte, devendo ser levada sempre por um dos membros da equipe de transporte. Ela deve conter, além do material para restauração de via aérea (Ambu, cânula de Guedel, sondas de intubação, laringoscópio, máscara facial), medicações para resgate do suporte hemodinâmico em casos emergenciais de instabilidade. Uma sugestão de medicação seria epinefrina, amiodarona, lidocaína, atropina, adenosina, bicarbonato de sódio, cloreto de cálcio, dexametasona, dopamina, dobutamina, norepinefrina, furosemida, manitol, sulfato de magnésio, naloxona, nitroglicerina, nitroprussiato de sódio, fenitoína, flumazenil, cloreto de potássio e benzodiazepínicos. As citadas são consideradas essenciais pelo autor deste livro. A necessidade de outros sedativos e até bloqueadores neuromusculares deve ser avaliada individualmente pelo médico responsável pelo transporte.

A comunicação entre a unidade de origem do paciente e a que irá recebê-lo deve ocorrer de maneira clara e inequívoca, para que não haja atraso e para que a real condição do paciente seja do conhecimento de todos os envolvidos no processo. Desse modo, economiza-se tempo e diminui-se o risco para o indivíduo. Além disso, deve ser realizada uma avaliação breve do percurso a ser seguido, desviando ou evitando eventuais problemas de ordem estrutural do hospital.

É preciso também ser avaliada a condição de todos os drenos, sondas e cateteres do paciente em questão, fechando todos os que puderem ser fechados para diminuir a quantidade de equipos e soros atrelados ao paciente, reduzindo, assim, os riscos no transporte. Atenção especial deve ser dada ao dreno de tórax, pelos riscos graves que o erro na sua manipulação pode impor ao paciente.

A Tabela 52.1 indica uma sequência para o planejamento do transporte intra-hospitalar de pacientes críticos, e a Tabela 52.2 pode ser utilizada como lista de checagem antes do transporte.

Tabela 52.1 Roteiro de planejamento de transporte intra-hospitalar de pacientes críticos.

Indicação do transporte	É necessária a realização deste exame? A intervenção modificará o prognóstico deste paciente?
Quadro clínico do paciente	Este paciente poderá instabilizar-se hemodinamicamente durante o transporte a ponto de ter uma parada cardíaca? Este é o melhor momento para o transporte?
Equipamento	Há equipamento adequado para este transporte? O equipamento tem autonomia para a duração do transporte? A monitorização é suficiente?
Rota de transporte	O caminho escolhido é o mais curto? O caminho está livre?
Destino	O setor de destino possui pessoal e equipamentos necessários para a manutenção do paciente? O pessoal está preparado para receber o paciente?

Fonte: adaptada de Brandão et al., 2011.

Tabela 52.2 Lista de checagem para o transporte intra-hospitalar de pacientes críticos.

- Equipe de transporte: médico, enfermeiro ou técnico de enfermagem
- Definição do setor de destino e estimativa do tempo de transporte: avisar o setor de destino
- Equipamento necessário para vias aéreas: máscara facial, cânula de Guedel, Ambu, sondas de intubação, laringoscópio funcionante
- Monitor de transporte funcionante com autonomia da bateria
- Maleta com medicações de resgate
- Ventilador funcionante com autonomia da bateria e do cilindro de oxigênio
- Verificar fixação de tubos endotraqueais, sondas e cateteres: manter somente as infusões indispensáveis
- Esvaziar coletores de urina e secreção gástrica
- Manter dreno torácico em selo d'água aberto em posição inferior à do paciente

Ambu: sistema de ventilação manual.

Fonte: adaptada de Harish et al., 2016.

FASE DE TRANSFERÊNCIA

Esta fase é a que impõe ao paciente as maiores alterações hemodinâmicas, sendo talvez a mais negligenciada do transporte, na qual há o maior número de intercorrências (Jarden e Quirke, 2010). Problemas como deslocamento da sonda de intubação, extubação acidental, término do suprimento de oxigênio, término de bateria dos equipamentos, interferência na monitorização, perda de sondas e cateteres e necessidade de decisões rápidas são mais frequentes nessa fase do transporte. Por essa razão, quanto mais detalhada e melhor executada for a fase de preparo, mais bem-sucedida tenderá a ser a fase de transferência.

A Tabela 52.3 indica alguns cuidados específicos para a transferência de pacientes neurológicos.

Tabela 52.3 Roteiro de transporte de pacientes neurológicos.

• Manter cabeceira elevada a 30°, com cabeça na posição neutra
• Manter colar cervical nos politraumatizados
• Assegurar proteção de vias aéreas
• Assegurar oxigenação adequada
• Manter pressão de perfusão cerebral, evitando hipotensão
• Evitar hiper ou hipocapnia

Fonte: adaptada de Brandão et al., 2011.

CHEGADA AO DESTINO

Neste momento, deve ser realizada uma checagem de todos os itens relacionados ao paciente, como sondas e cateteres, bombas de infusão e monitores, buscando restaurar as condições respiratórias e hemodinâmicas pré-transporte do paciente e repor qualquer item que tenha apresentado defeito ou possa apresentar defeito na fase de retorno à unidade de origem.

COMPLICAÇÕES DESCRITAS NA LITERATURA

Em uma coorte prospectiva realizada na França entre 2000 e 2010, Schwebel et al. (2013) avaliaram 6.242 pacientes em ventilação mecânica, dos quais 3.687 foram submetidos a transporte intra-hospitalar. Os autores concluíram que pacientes submetidos ao transporte intra-hospitalar apresentaram 2,2 vezes mais chance de evoluírem com sangramento grave, 4,4 vezes mais risco de trombose venosa profunda (TVP), 2,6 vezes mais potencial de apresentarem pneumotórax, 38% a mais de risco de pneumonia, 2,8 vezes mais chance de apresentarem atelectasia, bem como risco aumentado de hiperglicemia, hipoglicemia e hipernatremia, sem alteração na mortalidade desses pacientes durante sua internação na UTI ou em 28 dias.

Em outro estudo observacional prospectivo realizado na França, Parmentier-Decrucq et al. (2013) avaliaram 262 pacientes em ventilação mecânica submetidos a transporte intra-hospitalar. Nesse estudo, os autores avaliaram situações que poderiam predizer risco de eventos adversos durante o transporte. Os resultados concluíram que 45,8% dos pacientes que foram submetidos a transporte intra-hospitalar apresentaram eventos adversos, e que o início da sedação antes do transporte, os pacientes com ventilação mecânica em uso de pressão positiva expiratória final (PEEP) > 6 cmH_2O, o grande número de bombas de infusão e a prova de volume (infusão de cristaloides) antes do transporte foram situações que aumentaram o risco de eventos adversos. Outros autores também relacionam a maior necessidade de PEEP com maior risco de deterioração do quadro clínico do paciente durante o transporte.

A Tabela 52.4 resume os principais eventos adversos relatados por alguns autores durante o transporte intra-hospitalar de pacientes graves, bem como suas frequências.

Tabela 52.4 Eventos adversos observados durante transporte intra-hospitalar de pacientes críticos.

NATUREZA DO EVENTO	EVENTO	FREQUÊNCIA
Relacionado ao equipamento	Incidente com bomba de infusão: alarme; bateria	32,8 a 45,9%
	Incidente com o ventilador de transporte: alarme, ajustes, vazamentos	1,8 a 17,6%
	Incidente com a monitorização: mau posicionamento ou desconexão do *probe* do oxímetro, alarme, bateria	10,6 a 17,6%
Relacionado ao paciente	Queda da saturação ou hipoxemia	26,2 a 37%
	Extubação	2,3 a 8,8%
	Problemas relacionados a linhas arteriais, venosa e cateter venoso central	Linhas arteriais (0,4%), venosas (6,1%) e cateter venoso central (19,7%)
	Instabilidade hemodinâmica	5,0 a 5,5%
	Agitação ou tosse	5,7 a 14,5%
	Perda de sonda nasogástrica ou sonda urinária	0,8 a 2,5%

Fonte: adaptada de Papson et al., 2007; Parmentier-Decrucq et al., 2013.

A ocorrência de eventos adversos durante o transporte intra-hospitalar de pacientes críticos é frequente. Portanto, este é um momento em que a atenção dos profissionais envolvidos no transporte deve ser redobrada. A avaliação dos benefícios em relação aos riscos deve ser sempre realizada, lembrando que a meticulosidade na fase de preparação é que costuma garantir o sucesso nas outras fases do transporte intra-hospitalar.

BIBLIOGRAFIA

Brandão ACA, Vieira AM, Brandão TA et al. Transporte intra-hospitalar do paciente crítico. In: Cangiani LM, Slullitel A, Potério GMB et al. (Eds.). Tratado de anestesiologia – SAESP. 7. ed. São Paulo: Atheneu; 2011. p. 2581-7.

Fanara B, Manzon C, Barbot O et al. Recommendations for the intra-hospital transport of critically ill patients. Crit Care. 2010; 14:R87.

Harish MM, Janarthanan S, Siddiqui SS et al. Transport of adult intensive care unit patients. Indian J Crit Care Med. 2016; 20(8):448-52.

Jarden RJ, Quirke S. Improving safety and documentation in intrahospital transport: development of an intrahospital transport tool for critically ill patients. Int Crit Care Nurs. 2010; 26:101-7.

Jones HM, Zychowicz ME, Champagne M et al. Transport of the critically ill adult: a standardized evaluation plan. Dimens Crit Care Nurs. 2016; 35(3):133-46.

Lacerda MA, Cruvinel MGC, Silva WV. Transporte de pacientes: intra-hospitalar e inter-hospitalar. In: Bagatini A, Carraretto AR, Vianna PTG (eds.). Curso de educação à distância em anestesiologia: volume VII, Sociedade Brasileira de Anestesiologia. São Paulo: Segmento Farma; 2007. p. 105-23.

Nuckols TK. Reducing the risks of intrahospital transport among critically ill patients. Crit Care Med. 2013; 41:2044-5.

Papson JPN, Russel KL, Taylor DM. Unexpected events during intrahospital transport of critically ill patients. Acad Emerg Med. 2007; 14:574-77.

Parmentier-Decrucq E, Poissy J, Favory R et al. Adverse events during intrahospital transport of critically ill patients: incidence and risk factors. Ann Int Care. 2013; 3:10.

Quenot JP, Milési C, Cravoisy A et al. Intrahospital transport of critically ill patients (excluding newborns) recommendations of the Société de Réanimation de Langue Française (SRLF), the Société Française d'Anesthésie et de Réanimation (SFAR), and the Société Française de Médecine d'Urgence (SFMU). Ann Int Care. 2012; 2:1.

Schwebel C, Clec'h C, Magne S et al. Safety of intrahospital transport in ventilated critically ill patients: a multicenter cohort study. Crit Care Med. 2013; 41:1919-28.

Voigt LP, Pastores SM, Raoof ND et al. Intrahospital transport of critically ill patients: outcomes, timing and patterns. J Intensive Care Med. 2009; 24:108-15.

Zuchelo LTS, Chiavone PA. Transporte intra-hospitalar de pacientes sob ventilação invasiva: repercussões cardiorrespiratórias e eventos adversos. J Bras Pneumol. 2009; 35:367-74.

CAPÍTULO 53

Sedação por Médicos Não Anestesiologistas

Maria José Carvalho Carmona
Ricardo Antonio Guimarães Barbosa

INTRODUÇÃO

As diretrizes sobre sedação por médicos não anestesiologistas são as seguintes: definição dos procedimentos relacionados ao ambiente, qualificação dos recursos humanos e das responsabilidades, e equipamentos e medicações para o tratamento de intercorrências.

De acordo com a Resolução nº 1.670/2003 do Conselho Federal de Medicina (CFM), sedação é um ato médico, realizado mediante a utilização de medicamentos, com o objetivo de proporcionar conforto ao paciente para a realização de procedimentos médicos ou odontológicos. O profissional que realiza o procedimento não pode ser o mesmo que realiza a sedação; portanto, para procedimentos com sedação, deve haver a presença de dois médicos.

TIPOS DE SEDAÇÃO

Há três tipos de sedação, conforme descrito a seguir.

Sedação leve. Estado obtido com o uso de medicamentos em que o paciente responde ao comando verbal. A função cognitiva e a coordenação podem estar comprometidas, mas as funções cardiovasculares e respiratórias não apresentam comprometimento.

Sedação moderada ("consciente"). Estado de depressão da consciência no qual o paciente responde ao estímulo verbal isolado ou acompanhado de estímulo tátil. Não são necessárias intervenções para manter as vias aéreas permeáveis; a ventilação espontânea é suficiente, e a função cardiovascular geralmente é mantida de maneira adequada.

Sedação profunda. É a depressão da consciência, em que o paciente dificilmente é despertado por comandos verbais, mas responde a estímulos dolorosos. A ventilação espontânea pode estar comprometida e ser insuficiente, podendo haver a necessidade de assistência para a manutenção da via aérea permeável. A função cardiovascular geralmente é mantida.

CONDUTAS PARA O PROCEDIMENTO

Nas áreas onde for realizada a sedação, deverão estar disponíveis:

- Aparelho para medir pressão arterial
- Máscaras faciais e laríngeas
- Cânulas naso e orofaríngeas
- Dispositivo bolsa-valva-máscara
- Monitor cardíaco
- Desfibrilador
- Oxímetro de pulso com alarmes
- Sistema para aspirar secreções
- Fármacos antagonistas: naloxona e flumazenil
- Sistema para fornecimento de oxigênio a 100%
- Fármacos para reanimação
- Sondas de aspiração
- Laringoscópios com lâminas de diferentes tamanhos
- Tubos endotraqueais
- Prontuário do paciente.

Registro em prontuário

No prontuário do paciente, deverão ficar registrados:

- Condições clínicas do paciente e tempo de jejum
- Consentimento para a realização do procedimento
- Sinais vitais antes, durante e após a sedação
- Tipo e dose dos medicamentos utilizados para sedação
- Eventuais intercorrências com a descrição do tratamento
- Condições de alta.

PROCEDIMENTOS ANTES DA SEDAÇÃO

Existem algumas medidas a serem tomadas antes da sedação, conforme descrito a seguir.

Seleção do paciente. Não se aplica a pacientes intubados ou que necessitem de intubação orotraqueal e ventilação mecânica, ou àqueles terminais em cuidados paliativos exclusivos com necessidade de sedação para terminalidade de vida.

Avaliação clínica. Deve ser feita para identificar comorbidades, medicações em uso, antecedentes alérgicos, eventos anteriores com sedação ou anestesia e tempo de jejum.

Termo de consentimento. O médico deve orientar o paciente e/ou seu acompanhante, com registro no prontuário, quanto a cuidados pré e pós-procedimento, complicações possíveis, esclarecimento de dúvidas e determinação da unidade para atendimento de eventuais intercorrências após a alta. Deve ser obtida a assinatura do paciente ou responsável no Termo de Consentimento específico. Para procedimentos de urgência/emergência, o Termo de Consentimento deverá ser preenchido com assinatura e carimbo pelo médico executante do procedimento e assinalada a opção "Sem possibilidade de Assinatura do Termo de Consentimento (Urgência)". Na primeira oportunidade, o médico responsável prestará os devidos esclarecimentos aos familiares e/ou paciente, de acordo com as Resoluções CFM nº 1.886/2008, item 4, que dispõe sobre as Responsabilidades médicas, e a CFM nº 1.670/2003.

Jejum. Os tempos de jejum preconizados seguem os parâmetros a seguir:

- Alimentos sólidos: mínimo de 6 horas
- Líquidos claros (até um volume de 200 mℓ): 2 horas. Definição de líquidos claros: chá, água, refrigerante, suco coado, contraste
- Preparo de cólon com manitol por via oral: 3 horas.

SEDAÇÃO

Para a sedação, são necessários os seguintes procedimentos:

- Monitorização obrigatória: cardioscopia contínua, pressão arterial não invasiva com medidas periódicas (pelo menos a cada 10 min) e oximetria de pulso contínua
- Monitorização opcional: monitor de hipnose (BIS®), capnografia via cateter nasal
- Manutenção da ventilação: deve ser realizada a avaliação clínica contínua por meio da observação do padrão ventilatório e da responsividade do paciente a estímulos verbais e táteis. A ausência de resposta aos estímulos verbais e táteis pode indicar aprofundamento do nível de sedação. Recomenda-se oferta suplementar de oxigênio através de cateter nasal ou máscara facial
- Medicações: as sedativas devem ser administradas de maneira titulada, respeitando a variabilidade interindividual na resposta aos fármacos. Pacientes idosos requerem doses menores que pacientes jovens. As medicações e diluições devem ser padronizadas pelos diversos setores que utilizam sedação. A enfermagem, de posse dessa padronização, está autorizada a preparar as medicações. A administração dos fármacos pode ser feita pelo médico ou por profissional de enfermagem, com orientação do médico (Tabelas 53.1 e 53.2).

Tabela 53.1 Medicações e posologias sugeridas para uso por via intravenosa.

Medicação **Diluição** **Com necessidade de analgesia**
Fentanil 10 μg/mℓ
Dose de fentanil; 0,3 a 0,5 μg/kg em procedimentos pouco dolorosos Dose de fentanil: 1 a 2 μg/kg em procedimentos mais dolorosos
Associar midazolam 1 mg/mℓ Doses tituladas de 1 mg 1 a 2 mg a cada 2 a 3 min
Ou propofol 10 mg/mℓ Em doses tituladas com bólus de 20 mg 20 mg a cada 2 a 3 min
Observar a responsividade do paciente a cada 2 a 3 min

Tabela 53.2 Uso de antagonistas.

Observações Diluição recomendada Dose preconizada
Flumazenil: antagonista específico para benzodiazepínicos Administração rápida causa mal-estar e agitação. Duração da ação do midazolam é maior que a do flumazenil 1 ampola = 0,5 mg = 5 mℓ Dose "segura": até 0,3 mg
Naloxona: antagonista específico para opioides Reverte depressão respiratória e analgesia, mas pode causar agitação, dor e edema agudo de pulmão 1 ampola = 0,04 mg Diluir em 10 mℓ
Administrar lentamente a cada 1 ou 2 mℓ

Em caso de associação de medicações, a dose de cada fármaco deverá ser reduzida. Em caso de sedação pelas vias oral (p. ex., midazolam), inalatória (p. ex., óxido nitroso), retal (p. ex., hidrato de cloral) ou nasal (p. ex., midazolam), deve-se seguir os mesmos cuidados relacionados à sedação por via intravenosa.

DISPONIBILIZAÇÃO DAS MEDICAÇÕES

As medicações deverão ser retiradas em *kit*-farmácia padronizado e com lacre, ser disponibilizadas pela farmácia e controladas pela farmácia e enfermagem. Cada paciente deverá utilizar um *kit*-farmácia; havendo necessidade de itens adicionais, a equipe de enfermagem poderá retirá-lo de posse de receita médica específica. Os cascos de medicação deverão ser devolvidos à farmácia dentro do próprio *kit*-farmácia. Ao término do procedimento, deve-se validar a retirada e a utilização das medicações, preencher e assinar o receituário de medicamentos controlados (psicotrópicos) e inseri-lo(s) dentro do *kit*-farmácia, lacrando-o em seguida com lacre vermelho. Fármacos de reanimação deverão estar disponíveis na unidade.

PERÍODO PÓS-SEDAÇÃO

Após a sedação, alguns cuidados devem ser tomados:

- Recuperação da sedação: os pacientes deverão ser mantidos em observação, com monitorização dos sinais vitais, da oximetria de pulso, da pressão arterial não invasiva e da eletrocardiografia até apresentarem-se estáveis e totalmente despertos, sem necessidade de oxigênio suplementar

- Critérios de alta: O paciente tem condições de alta com pontuação igual ou maior que 9 (nove) na escala de Chung (Tabela 53.3), que deve ser acompanhada e registrada pela equipe de enfermagem
- Resultados esperados: segurança durante procedimentos de sedação realizados por médicos não anestesiologistas
- Abrangência: setores onde se realizam procedimentos diagnósticos ou terapêuticos com a necessidade de sedação por médico não anestesiologista
- Procedimentos com duração prevista superior a 60 min deverão ser realizados por médicos anestesistas.

Tabela 53.3 Escala de Chung.

SINAIS VITAIS	
Até 20% dos valores pré-operatórios	2 pontos
De 20 a 40% dos valores pré-operatórios	1 ponto
Mais de 40% dos valores pré-operatórios	0 ponto
DEAMBULAÇÃO E CONDIÇÃO MENTAL	
Bem orientado e com andar firme	2 pontos
Bem orientado ou com andar firme	1 ponto
Nenhum	0 ponto
NÁUSEAS E VÔMITOS	
Mínimos	2 pontos
Moderados	1 ponto
Intensos	0 ponto
DOR	
Mínima	2 pontos
Moderada	1 ponto
Intensa	0 ponto
SANGRAMENTO CIRÚRGICO	
Mínimo	2 pontos
Moderado	1 ponto
Grave	0 ponto

BIBLIOGRAFIA

American Society of Anesthesiologists. Resolução do Conselho Federal de Medicina nº 1.670/03: sedação profunda; Resolução do Conselho Federal de Medicina CFM 2.174 / 2017 cirurgia ambulatorial; Resolução SS-169, de 19/06/96: procedimentos ambulatoriais. Disponível em: www.asahq.org.

Resolução do Conselho Federal de Medicina no 1.670/03. Sedação profunda.

Resolução do Conselho Federal de Medicina CFM 2.174/2017. Cirurgia ambulatorial.

Resolução SS-169, de 19/06/96: procedimentos ambulatoriais. Disponível em: www.asahq.org.

Índice

A

Ablação
de tumor
hepático guiada por tomografia, 77
pulmonar guiada por tomografia computadorizada, 53
renal guiada por tomografia, 65
por etanol, 78
por radiofrequência, 77
Acetazolamida, 280
Acidente vascular isquêmico, 98
cerebral, 127
Acinesia das pálpebras, 284
Agentes anestésicos, 43
intravenosos, 44
volátil, 43
Alfentanil, 179
American Society of Anesthesiologists (ASA), 22
Anatomia ocular, 278
Anestesia
ablação de tumor
hepático guiada por tomografia, 77
pulmonar guiada por tomografia computadorizada, 53
renal guiada por tomografia, 65
angioplastia(s)
de carótida, 91
ilíaca e femoral, 225
biópsia
de próstata guiada por ultrassonografia, 163
de tireoide guiada por ultrassonografia, 167
e ablação por radiofrequência de osteoma osteoide guiadas por tomografia, 83
hepática guiada por tomografia, 71
ósseas guiadas por tomografia computadorizada, 87
pulmonar guiada por tomografia computadorizada, 47
renal guiada por tomografia, 59
broncoscopia, 263
captação de folículos ovarianos, 257
cardioversão elétrica sincronizada, 177
cateterismo cardíaco, angiografia e angioplastia coronariana, 193
colangiografia transparieto-hepática e trocas de dreno, 141

colangiopancreatografia retrógrada
endoscópica, 243
colocação do *shunt* portossistêmico
intra-hepático transjugular, 147
colonoscopia, 237
eletroconvulsoterapia, 271
embolização
de aneurisma cerebral, 95
de má-formação arteriovenosa
cerebral, 101
de meningiomas, 117
de mioma uterino, 153
de nasoangiofibromas, 135
de paragangliomas, 111
de tumores de cabeça e pescoço, 121
endoscopia digestiva alta, 231
estudo eletrofisiológico, 171
exame do potencial evocado auditivo do
tronco encefálico, 253
fechamento de comunicação interatrial
por via percutânea, 205
geral, 218, 268, 281
versus sedação consciente, 130
implante
de cardioversor desfibrilador
implantável, 183
de endoprótese vascular periférica, 209
de marca-passo, 187
valvar percutâneo, 199
litotripsia extracorpórea por ondas de
choque, 247
local com sedação, 220
locorregional, 282
má-formação da veia de galeno, 107
procedimentos oftalmológicos, 277
radioterapia, 33
regional, 218
ressonância magnética, 157, 158
tomografia diagnóstica, 39
tópica, 233
tratamento endovascular de aneurisma
de aorta, 213
trombectomia cerebral, 127
Anestesiologista, 21
Aneurisma(s)
cerebral, 95
de aorta, 213
intracranianos, 95
Angiografia, 193
Angioplastia(s), 194
coronariana, 193
de carótida, 91
ilíaca e femoral, 225
Antagonistas, 305
Anti-inflamatórios não esteroidais
(AINE), 83
Aterosclerose, 209
Avaliação
cardiovascular, 7
clínica, 303
da função hepática, 8
da função renal, 8
de pacientes, 5
pré-anestésica dos pacientes, 6
respiratória, 8

B

Biópsia
de próstata guiada por
ultrassonografia, 163
de tireoide guiada por
ultrassonografia, 167
hepática guiada por tomografia, 71
ósseas guiadas por tomografia
computadorizada, 87
por radiofrequência de osteoma osteoide
guiadas por tomografia, 83
pulmonar guiada por tomografia
computadorizada, 47
renal guiada por tomografia, 59
Bloqueio
do nervo facial, 284
episcleral, 284
extraconal, 283

medial da órbita, 283
peribulbar clássico com dupla punção, 283
retrobulbar intraconal, 282
subtentoniano, 284
Brainstem Evoked Response Audiometry (BERA), 253
Braquiterapia, 33
Broncoscopia, 263
Broncospasmo, 30

C

Captação de folículos ovarianos, 257
Cardioversão elétrica sincronizada, 177
Cardioversor desfibrilador implantável, 183
Cateterismo cardíaco, 193, 194
Cetamina, 179, 268
Cirurgia
de catarata, 277
endovascular, 209
com internação de curta permanência
contraindicação, 6
Classificação de Child-Pugh, 8
Colangiografia transparieto-hepática, 141, 142
Colangiopancreatografia retrógrada endoscópica, 243
Colonoscopia, 237
Complexos para procedimentos com internação de curta permanência, 1
Comunicação interatrial, 205
Consultórios médicos, 1
Convulsão, 31
Crioterapia, 78
Critérios de Lee, 7

D

Defeito
do septo interatrial, 205
na formação do *septum primum*, 205
Dexmedetomidina, 44, 268
Diazepam, 235
Disponibilização das medicações, 307

E

Edema
laríngeo, 30
pulmonar, 31
Eletroconvulsoterapia, 271
Embolização
de aneurisma cerebral, 95
de má-formação arteriovenosa cerebral, 101, 102
de meningiomas, 117, 118
de mioma uterino, 145
de nasoangiofibromas, 135
de paragangliomas, 111, 112
de tumores de cabeça e pescoço, 121, 122
Endoprótese vascular periférica, 209
Endoscopia digestiva alta, 231
Epistaxe, 136
Equipamentos de anestesia, 17
Equivalentes metabólicos da tarefa (MET), 7
Eritema difuso, 30
Escala de Chung, 306
Estabelecimentos de saúde, 1
unidade tipo I, 2
unidade tipo II, 2
unidade tipo III, 2
unidade tipo IV, 3
Estudo eletrofisiológico, 171
Etomidato, 179
Exame do potencial evocado auditivo do tronco encefálico, 253

F

Fase de transferência, 295
Fechamento de comunicação interatrial por via percutânea, 205
Fentanil, 179, 235, 267
Flumazenil, 307

H

Hidrato de cloral, 44
Hipnóticos, 179

Hipoglicemia, 31
Hipotensão, 31
Hormônio
  estimulante da tireoide, 167
  tireoidiano, 167

I

Implante
  de cardioversor desfibrilador
    implantável, 183
  de endoprótese vascular periférica, 209
  de marca-passo, 187
  valvar percutâneo, 199
Índice de risco cardíaco revisado, 7
Infertilidade, 257

J

Jejum, 7, 303

L

Lesão renal induzida por contrastes radiológicos, 28
Litotripsia extracorpórea por ondas de choque, 247

M

Má-formação
  arteriovenosa cerebral, 101, 102
  da veia de Galeno, 107
Manejo anestésico do paciente pediátrico, 42
Marca-passo, 187
Máscara laríngea, 268
Medidas em caso de incêndio, 289
Meios de contraste, 27
Meningiomas, 117, 118
Metas hemodinâmicas, 130
Midazolam, 179, 235, 267
Migração do material de embolização, 98
Monitorização dos pacientes nos procedimentos de radiologia vascular intervencionista, 24
  de radioterapia, 24
  de ressonância magnética, 23

N

Naloxona, 307
Nasoangiofibroma, 135, 136
Nefropatia diabética, 8
Nódulos palpáveis de tireoide, 167

O

Opioides, 179
Órbita, 278
Osteoma osteoide, 83
Ostium primum, 205
Ostium secundum, 205

P

Padronização dos equipamentos, 17
Paragangliomas, 111, 112
Período pós-sedação, 307
Potencial evocado auditivo do tronco encefálico, 253
Pressão intraocular, 279
Procedimentos
  anestésicos fora do centro cirúrgico, 21
  oftalmológicos, 277
  radiológicos, 11
  realizados fora do centro cirúrgico, 1
Propofol, 44, 179, 235, 267
Proteção
  contra radiação ionizante, 11
  na área de ressonância magnética, 13
  nos procedimentos radiológicos, 11
  renal, 28
Punção folicular guiada por ultrassonografia, 257

Q

Queimaduras em pacientes submetidos a procedimentos com fonte de oxigênio suplementar, 287

R

Radiação ionizante, 11
Radiologia vascular intervencionista, 24
Radioterapia, 24, 33
Raios X diagnósticos, 11
Reações adversas a contrastes radiológicos, 29, 30
Reflexo
  de piscar, 279
  esternutatório vagal, 279
  oculocardíaco, 278
Remifentanil, 179, 267
Ressonância magnética, 19, 23, 157, 158
  proteção na área de, 13
Ruptura de aneurisma durante o procedimento, 97

S

Sangramento do aneurisma após o procedimento, 98
Sedação, 304
  leve, 234, 302
  moderada, 234, 302
  por médicos não anestesiologistas, 301
  profunda, 234, 302
Seio
  coronariano, 205
  venoso, 205
Seleção dos pacientes, 5, 303
Sevoflurano, 43
Shunt portossistêmico intra-hepático transjugular, 147

T

Técnica do *feed and swaddle*, 42
Termo de consentimento, 303
Termoterapia por micro-ondas, 78
Tomografia diagnóstica, 39
Transporte de paciente crítico fora do centro cirúrgico, 291
Tratamento endovascular de aneurisma de aorta, 213
Trocas de dreno, 141, 142
Trombectomia cerebral, 127
Trombose, 98
Tumores de cabeça e pescoço, 121, 122

U

Urticária, 30

V

Vasoespasmo, 98
Via aérea, 268

IMPRESSÃO:

PALLOTTI
GRÁFICA

Santa Maria - RS | Fone: (55) 3220.4500
www.graficapallotti.com.br